生物材料丛书

"十四五"时期国家重点出版物
出版专项规划项目

颌骨修复
技术与材料

Maxillofacial Bone Repair
Technology and Materials

刘凤珍　张　彬　编著

高等教育出版社·北京

图书在版编目（CIP）数据

颌骨修复技术与材料 / 刘凤珍, 张彬编著 . –– 北京：
高等教育出版社, 2023.6
（生物材料丛书 / 张兴栋主编）
ISBN 978-7-04-055772-5

Ⅰ.①颌… Ⅱ.①刘… ②张… Ⅲ.①颌骨疾病 – 修
复术 – 生物材料 – 研究 Ⅳ.① R782

中国版本图书馆 CIP 数据核字（2021）第 045525 号

HEGU XIUFU JISHU YU CAILIAO

策划编辑	刘剑波	责任编辑 柴连静	封面设计 王凌波	版式设计 杜微言
插图绘制	于 博	责任校对 胡美萍	责任印制 赵义民	

出版发行	高等教育出版社	网　址	http://www.hep.edu.cn
社　址	北京市西城区德外大街4号		http://www.hep.com.cn
邮政编码	100120	网上订购	http://www.hepmall.com.cn
印　刷	北京中科印刷有限公司		http://www.hepmall.com
开　本	787 mm×1092 mm　1/16		http://www.hepmall.cn
印　张	19.25		
字　数	360 千字		
购书热线	010-58581118	版　次	2023 年 6 月第 1 版
咨询电话	400-810-0598	印　次	2023 年 6 月第 1 次印刷
		定　价	129.00 元

本书如有缺页、倒页、脱页等质量问题，请到所购图书销售部门联系调换
版权所有　侵权必究
物 料 号　55772-00

《生物材料丛书》编委会

主　　编　张兴栋

执行主编　崔福斋

编　　委　（按拼音排序）

曹　阳　常　江　丁建东　付小兵

高长有　顾汉卿　黄　楠　仇志烨

沈星灿　王春仁　王秀梅　王迎军

王云兵　杨　柯　杨　磊　张先正

赵宝红

序

欣闻刘凤珍研究员、张彬教授所著《颌骨修复技术与材料》一书即将由高等教育出版社出版,深感欣慰。谨此恭表祝贺!

颌骨因肿瘤切除、炎症、创伤均可能造成缺损,不但会导致颌面部畸形,而且会严重影响咀嚼、吞咽和语言功能,致使患者生存质量下降。因此颌面部骨组织缺损的修复一直是临床工作的热点。同时,由于颌骨形态和功能上的复杂性,其缺损的修复也是临床工作的难点。所以,在治疗过程中,功能性和美观性对于颌骨修复重建是最重要的,良好的外貌恢复可大大降低患者将来心理疾病的发病率。早期因为条件限制,认识不足,骨缺损的修复只限于支架式的连接,修复的技术和材料也较局限。随着科技发展,生活水平提高,颌骨缺损修复技术与材料得到快速发展。骨缺损、畸形的修复方法以植骨为主,修复的材料来源不一,各有特点,因而了解和掌握不同修复材料的性能、修复方法,对于颌面部骨缺损修复材料的选择及临床运用有重要的指导意义。近十年来,单纯的颌骨缺损修复已发展到骨、肌肉、皮肤等多组织缺损的一次性修复,在美观、功能方面也达到了基本的要求,使修复更趋于完善化。

张彬教授是我国口腔颌面外科领域的知名专家,原泰山医学院口腔医学院院长兼口腔颌面外科教研室主任。他在口腔颌面肿瘤、先天及后天畸形的整复等基础与临床应用方面开展了具有重要影响的研究工作。他主持国家自然科学基金项目等10余项,获山东省科学技术进步奖一等奖、二等奖等奖励6项。刘凤珍研究员,清华大学博士后,聊城市人民医院生物材料学实验室主任,聊城大学医学院口腔材料学学科带头人,山东省高层次人才,哈佛大学医学院全球医疗管理青年领袖攀登人才,国家留学基金委资助美国哥伦比亚大学访问学者,研究方向为颌骨缺损骨组织再生修复与免疫调控。兼任中华医学会医学工程学分会干细胞工程学组委员、中华口腔医学会口腔材料专业委员会青年委员、中国生物材料学会整形及颅颌面生物材料及应用专业委员会委员、中国生物材料学会再生医学材料分会委员等。发表SCI论文30余篇,其中中文论文5篇,申请专利3项,主编中英文著作3部。承担及参与国家重点研发计划、国家自然科学基金、博士后科学基金、山东省自然科学基金、山东省医药卫生科技发展计划等省部级以上项目10余项。获山东医学科技奖三等奖、山东省自然科学奖三等奖等5项。担任聊城大学医学院、山东第一医科大学口腔材料学课程等教学任务，曾应邀参加第十二届国际再生医学与干细胞大会、中华口腔医学会第十一次全国口腔材料学术会议等多个国际国内会议并作学术报告。

《颌骨修复技术与材料》一书是作者根据颌骨修复技术及修复材料学的发展，结合实际临床工作和经验而写，具有较高的出版价值和积极的社会意义。该书较全面地阐述了颌面部修复的技术与材料，涵盖了口腔医学、材料科学、生物医学工程等相关领域的知识，将大大地推进颌面部骨组织再生材料及产品的相关研究，加速其临床应用的进程。同时，该书也对从事该领域的研究者、高等院校以及科研院所相关专业的教师和学生具有重要的参考价值。

王秀梅
清华大学

前　言

　　因肿瘤、创伤以及先天因素所造成的口腔颌面部缺损，目前可通过颌面外科及整形外科的方法通过植皮、植骨、皮瓣移植等进行修复，恢复或部分恢复患者的容貌及丧失的功能。自体骨和异体骨是当前颌骨缺损广泛采用的材料。自体骨易被患者接受，但会给患者带来新的创伤和痛苦；异体骨取材简便，但在生物安全上存在免疫排斥和疾病传播的隐患。所以临床上越来越多地采用人工材料作为颌骨修复材料。目前所采用的修复材料普遍存在生物活性不足、修复速度慢的特点，临床上迫切需要具有促进颌骨修复能力的材料问世。对承力颌骨的修复一直是临床上的一个难点，迄今仍没有比较理想的材料可以使用，临床上迫切需要一类具有优异生物学性能和力学性能的颌骨修复材料和制品。

　　颌骨修复是一个复杂的过程，纳米技术的发展为颌骨修复材料的设计构建提供了新的思路和手段。近年来，随着细胞生物学、分子生物学、生物材料学和外科学研究的突飞猛进，组织工程学和骨组织工程学的发展为颌骨缺损和缺失的修复重建开创了一条新的途径。2016 年科技部优先启动和实施的重点专项"生物医用材料研发与组织器官修复替代"，将产、学、研、医交叉结合，将引领口腔颌面部缺损修复技术的进步，有助于解决我国临床颌面部软、硬组织个性化修复的难题，为其他相关组织修复材料的设计和构建提供理论指导。颌面部修复技术与材料的研究，不仅具有重要的学术价值，同时也具有深远的社会意义和经济意义。我们相信，通过本书的介绍，读者可以对颌骨修复技术及材料的研究现状、意义及其对相关学科发展的影响有一个比较系统、全面的了解。同时，本书的出版也必将大大地推进新型组织再生材料及产品的相关研究，加速其临床应用和产业化的进程。

　　作为一门交叉学科，颌骨修复的相关参考书还比较少，本书愿意为材料科学、生物医学工程、医学等相关领域的科技人员提供一个选择。本书不仅可作为高等院校以及科研院所相关专业的教师和学生的重要参考书，亦可作为该领域研究工作者的参考书。希望本书能帮助广大读者启迪智慧灵感，开阔知识视野，激发求知欲望，探索创新精神，并推动交叉学科的发展，从而造福人类的健康。

　　本书引用了几百篇参考文献，相当一部分文献还来不及与各位作者联系，特别是国外学者、期刊和出版社，本书已经在各章节清楚标注。在此，作者向他们表示深深的感谢。在全书的编写过程中，李克义、于彦华、张玉珏、吕兆勇、姜莉铖、王媛媛等参加了文献收集、图表制作以及文字校对等大量工作，在此表示衷心的感谢。

在本书出版之际，我们衷心感谢《生物材料丛书》编委会对本书的指导，感谢高等教育出版社对本书出版的帮助。

限于编者的水平，书中难免会有许多疏漏甚至谬误，恳请广大读者提出宝贵意见。

刘凤珍　张　彬

目　录

第一章

概述

临床多见颌面骨因外伤、感染、肿瘤、发育障碍等所致的骨缺损、骨畸形。从 18 世纪开始，颌骨缺损、畸形的修复问题研究至今已有相当长的历史。实验和临床证明，对一定量的骨缺损，修复与不修复其骨的愈合结果是截然不同的，从而使人们去寻找和发现颌骨缺损修复的新材料。早期因为条件限制，颌骨缺损的修复只限于支架式的连接，修复的技术和材料也比较局限。随着科学技术发展，生活水平提高，颌骨缺损修复技术与材料也得以发展。口腔颌面部缺损一部分，可以通过颌面外科及整形外科的方法进行植皮、植骨、皮瓣移植等修复，恢复或部分恢复患者的容貌及丧失的功能。由于颌面部器官的特殊解剖形态及组织结构，许多口腔及颌面部缺损如眼球缺失、眶缺损、颌骨缺损等均难以采用外科方法及自体组织进行修复。近年来，单纯的颌骨缺损修复已发展到颌骨、肌肉、皮肤等多组织缺损的一次性修复，在美观、功能方面也达到了基本的要求，使修复更趋于完善化。颌骨缺损、畸形的修复方法以植骨为主，修复的材料来源不一，各有特点，因而了解和掌握不同修复材料的性能、不同修复技术，对于颌面部骨缺损修复材料的选择及临床应用、修复效果改善和功能恢复有重要的指导意义。

1.1　颌骨缺损的病因

颌骨是组成面部的骨骼，构成口腔上下部的骨头和肌肉组织，分为上颌骨和下颌骨。

1.1.1　上颌骨结构

上颌骨位于人体颜面中部，并突出于面部，左右各一，两块上颌骨在面部正中线相连，构成面中部的支架。每侧上颌骨由一个骨体和四个邻近骨相连的骨突起组成（图1.1）。骨体的上面构成眼窝的下壁，里侧面通连鼻道，内部有开口于里侧面的上颌窦（maxillary sinus）。在四个突起中，额突、颧突和腭突，各自和同名的骨块相连，额突与额骨相连，颧突与颧骨相连，腭突在腭中缝左右对连。牙槽突即牙齿所在部位的骨质，牙槽突有牙槽，其中有上颌齿。上颌骨由第一鳃弓的上颌突、侧鼻突和中鼻突共同发育而成；上颌骨与颅骨相连，主要向下、向前和向外生长以及三维（向）生长。人的上颌骨是由狭义的上颌骨和前上颌骨两者结合组成的，两骨之间有连系鼻腔与口腔的切牙管的开口。在进化上，这两块骨都是从硬骨鱼类开始出现的，在板鳃鱼类的上颌部，属于第一鳃弓的腭方软骨和脑颅存在着可动的连接。

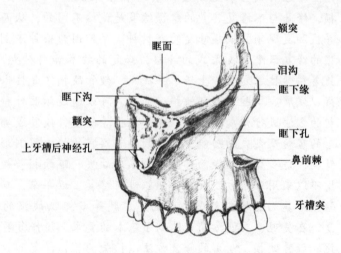

图1.1　上颌骨（外侧）示意图

上颌骨缺损是口腔颌面缺损中最常见、发生率最高的缺损。曾有口腔医学院修复科统计1987—1996年的门诊患者情况[1]，上颌骨缺损患者占整个颌面缺损患者的58.8%[2]。上颌骨是整个颜面部外形的支撑结构，同时也是咀嚼器官、语言器官、呼吸器官的重要组成部分，上颌骨的缺损除直接引起患者颜面部的畸形外，还引起患者严重的咀嚼、语言、吞咽等功能障碍，从生理和心理两方面给患者造成严重影响。因此，无论是从患者的广泛性，还是从缺损影响的严重性来说，上颌骨缺损的修复都是口腔修复学医师的一个重要的工作领域。

1.1.2 上颌骨缺损病因

上颌骨缺损可分为先天性缺损和后天性缺损两种。

1. 先天性

先天性上颌骨缺损主要是上颌骨腭突部及腭骨水平板的缺损，即硬腭裂，或上颌骨牙槽突的缺损，即牙槽突裂。国人发生率约为1‰。胎儿在胚胎发育的第7~9周，因某种因素导致腭突与鼻中隔或对侧腭突不连接，即形成部分或完全腭裂，如双侧上颌腭突不连接，则形成上颌骨裂，同时常伴有唇裂。先天性上颌骨缺损的原因可能有以下几方面。

（1）营养障碍

缺乏维生素是引起先天性畸形的一个重要因素。缺乏维生素A、D、E、B，以及钙、磷、铁，都可能导致先天性畸形发生。

（2）病毒感染

若母亲在妊娠的前3个月发生病毒感染，那么其胎儿面部畸形的发生率很高。如风疹病毒等，可通过胎盘进入胚胎，使患部血管发生异常而影响其发育。

（3）内分泌失调

内分泌失调的母亲，其胎儿面部先天畸形的发生率较高。曾有研究者发现，给家兔注射大量肾上腺皮质激素，会造成其与人相似的腭裂畸形。

（4）遗传因素

因遗传因素造成的颌骨缺损比其他原因造成的相同症状的颌骨缺损较难治疗。个体遗传表现的形式包括重复表现、断续表现和变化表现。重复表现即亲代的一些颅面特征在子代表现出来。断续表现即一代颅面特征在数代之间断续地表现出来，可以表现为隔代遗传等。变化表现是子代的缺损表现与亲代不同，但实际上其相关基因与亲代有关。对唇腭裂患者的家族谱系的调查表明，唇腭裂的发生的确与遗传因素有关。有确切报告表明，如父母一方为唇腭裂，则子女唇腭裂的发生率为5%，而父母双方均为唇腭裂，则子女唇腭裂的发生率为15%[3]。

由于口腔颌面外科学的发展，大部分先天性上颌骨缺损（腭裂、牙槽突裂）的患者，通常会在儿童期采用外科手术的方法进行腭及牙槽突修补术，特别是通过正确的语言训练及正畸修复治疗,很多患者都可以具有较好的咀嚼、语言、吞咽功能和外形。因而,先天性上颌骨缺损的修复不是上颌骨缺损研究和工作的主要对象。然而,由于我国是一个发展中国家,在农村及山区,缺医少药的状况依然存在,以致仍有不少患者成年后尚未进行腭裂、牙槽突裂的修补,这仍是修复学医师的工作对象。

2. 后天性

绝大多数上颌骨缺损属于后天性上颌骨缺损。后天性上颌骨缺损通常由肿瘤切除、创伤等引起,其中肿瘤切除最为常见。缺损的范围和部位依据肿瘤的部位、大小及创伤的损伤程度而有很大差异,可以为局部上颌骨缺损,也可为全上颌骨缺失。

(1)肿瘤切除

上颌骨肿瘤的发生率较高,除发生于上颌骨本身的肿瘤外,颌骨邻近组织器官,如牙龈、上颌窦、鼻腔、眼眶等处的肿瘤都可侵犯上颌骨,在手术治疗这些肿瘤时,通常伴随着上颌骨的部分切除,导致上颌骨的缺损。

1)上颌窦癌。

上颌窦癌起源于上颌窦内黏膜,进而侵犯骨壁并向四周扩展,以男性多见,平均发病年龄为51岁,以中度分化的鳞状细胞癌多见,未分化癌、腺样囊性癌等较少(图1.2)。上颌窦癌最初在骨腔内发展,不能直接看到,早期症状也不明显。常在肿瘤进一步发展出现明显症状时才被发现。肿瘤破坏上颌窦内壁后可侵入鼻腔,出现患侧鼻塞、鼻衄;破坏上颌窦下壁则侵入口

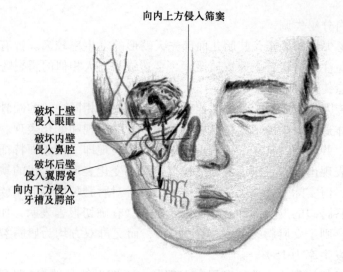

图 1.2 上颌窦癌示意图

腔，使该区牙齿松动、疼痛，在硬腭或牙槽突长出肿块或溃疡；破坏上颌窦前壁则侵犯面部软组织，导致面部肿胀；破坏上颌窦的上壁则侵入眼眶，使眼球突出并向上移位造成复视等；破坏上颌窦的后壁则侵入翼腭窝，导致张口受限；破坏上颌窦的外壁可侵及颧骨，导致颧区肿胀、疼痛。上颌窦癌如向上向后发展预后较差。如早期发现，采用综合治疗，可提高治愈率[4]。鳞状细胞癌对放疗中度敏感，因而术前放疗或术后放疗，均有助于提高治愈率。对上颌窦癌，国内最多采用的是一侧上颌骨切除术或包括波及组织的扩大的上颌骨切除术。

2）上颌骨癌。

上颌骨癌多为牙龈、颊、腭等部的口腔癌扩展而来，由于原发灶一般较表浅，表现为新生物、溃烂、牙齿松动、出现疼痛等，故通常发现较早（图1.3）。也有原发性的颌骨中心性癌，可能是由胚胎性剩余上皮恶变所致，这种癌可以较长期密闭在颌骨内而不被发现，当出现牙齿疼痛松动脱落时才被发现。上颌骨癌绝大多数仍为鳞状细胞癌，故可采用放疗和手术切除相结合的方法治疗。早期发现的上颌骨癌，可采用局部上颌骨切除的方法进行治疗，其上颌骨缺损较小，如发现较晚，肿瘤已侵及大部分颌骨，则亦采用一侧或扩大的上颌骨切除术。

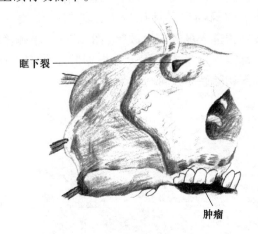

眶下裂

肿瘤

图1.3 上颌骨癌示意图

3）牙龈癌。

牙龈癌是口腔癌中很常见的，平均发病年龄为47岁，发病男性比例多于女性，好发于磨牙及前磨牙区的颊侧（图1.4）。大多为分化较高的鳞状细胞癌，也有黏液表皮样癌和未分化癌。牙龈癌发展则累及牙槽突，使牙齿松动脱落，进而侵犯邻近组织，上颌牙龈癌可侵及上颌窦。牙龈癌也需放疗与手术切除结合治疗。早期牙龈癌可采用上颌骨部分切除术，晚期牙龈癌则需采用一侧上颌骨大部分或全部切除术。

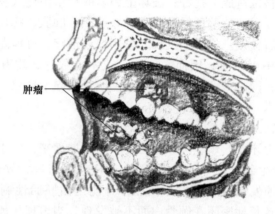

图 1.4　牙龈癌示意图

4）腭癌。

腭癌约占口腔癌的17%[5]，女性略多于男性，以来自小唾液腺的低度恶性肿瘤，如腺样囊性癌、黏液表皮样癌、恶性多形性腺瘤等多见，而鳞状细胞癌较少。这类肿瘤的局部侵袭性比较大，易超过中线，可侵犯牙龈、软腭、咽侧壁，穿破硬腭进入鼻腔或上颌窦（图1.5）。小唾液腺来源的肿瘤无论良性还是恶性，都需采用手术切除，可根据肿瘤范围选用局部广泛切除，包括大部分甚至全部切除硬腭及部分上颌骨。

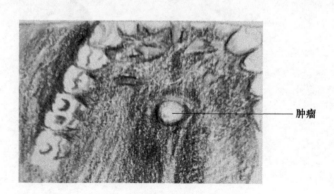

图 1.5　腭癌早期示意图

5）骨纤维异常增殖症。

骨纤维异常增殖症是骨内有化生成为骨组织能力的纤维组织异常增生，

并取代正常骨组织的一种良性病变,多发于肋骨、上下颌骨和颅骨。多见于20岁以下青少年,女性多于男性。病变多从儿童期开始,这时可停止骨发育,骨内病变发展也快;到成年期,骨内病变会停止发展。患者多无自觉症状,逐渐出现面部膨隆,颜面畸形,但很少有牙齿松动、移位或咬合异常,波及的牙齿可由牙根吸收。该病一般在成年后行手术治疗。一般可做部分切除或刮除,以减小面部畸形,骨质破坏严重者,也需将病变的颌骨全部切除。此病一般不采用放疗,以免引起恶变。

除上述几种主要疾病以外,造釉细胞瘤、牙瘤、恶性肉芽肿、骨化性纤维瘤、巨细胞瘤等都可发生于上颌骨,它们的手术治疗也都可引起上颌骨缺损。

(2)创伤

上颌骨是人面中部的支撑结构,日常或是战争时期都极易遭受损伤。除肿瘤切除之外,由交通事故、意外损伤、战伤等造成的颌面部创伤,也是上颌骨缺损的一个重要原因。从伤因上可将创伤分为火器伤和非火器伤两大类,日常多为非火器伤,而战时则多为火器伤。

1)非火器伤。

非火器伤多为撞击伤、钝器击伤、锐器戳伤、砍伤等,包括交通伤与工伤。在颌面外伤中,下颌骨创伤往往占据首位。而在导致颌骨缺损的外伤中,交通伤目前占首位。一般说来,非火器伤造成的上颌骨缺损通常较为局限,损伤的程度及引起的合并伤也较火器伤轻,因而上颌骨缺损范围也较小,通常为部分上颌骨缺损,特别是以上颌骨前部的缺损为主。但也有非火器伤引起上颌骨严重损伤的病例,曾有因车祸导致患者双侧上颌骨粉碎性骨折,后行全上颌骨切除术的案例。

2)火器伤。

火器伤通常指枪伤、爆炸伤等,多发于战争时期。随着武器的发展,颌面部火器伤的发生率呈上升趋势[6]:第一次世界大战时,颌面部伤仅占全部战伤的4.8%;而20世纪80年代后的统计则达到12%左右;根据海湾战争及科索沃战争的最新资料,颌面部火器伤已达到了15%。由于上颌骨为面颅中的主要支持骨,上颌骨损伤的概率也相应增加。由于枪弹、爆炸物、弹片等产生的冲击力损伤能量巨大,加之其致伤瞬间在组织中造成的空腔效应和随之带来的感染机会的增加,火器伤造成的颌面部损伤的程度、范围及合并伤,都远较非火器伤严重,所致上颌骨缺损的范围也更大,引起的颌面部畸形也更严重。许多患者需行大部分上颌骨切除或全上颌骨切除,同时由于其通常伴有邻近组织器官的严重损伤,修复的难度也明显增大。

1.1.3 下颌骨结构

下颌骨是颅面骨中最大和最粗壮的骨,形成面下 1/3 外观的骨支架,是人类容貌的重要组成部分。下颌骨是颞下颌关节的重要构件,通过髁突与关节盘、关节囊及相关韧带结合,组成了全身唯一的双侧联动关节。下颌骨是口腔颌面部多组开、闭口肌群及部分表情肌附着的主要部位,也是下颌牙齿生长发育的骨床,其参与人类的咀嚼、吞咽、咬合及呼吸等重要的生理活动。

下颌骨分为体部及升支部,两侧体部在正中联合。升支部上方有两个骨性突起,在后方者称为髁突,在前方者称为喙突(肌突),两者之间的凹缘称为乙状切迹。升支部后缘与下颌骨下缘相交处称为下颌角,升支部内侧面中部有一个孔称下颌孔,此孔在下颌骨内向下向前延伸的管道称下颌管。下颌管在第一、二前磨牙牙根之间向外穿出一孔,称颏孔。下牙槽神经、血管从下颌孔进入下颌管向前走行,在颏孔处分出颏神经及血管(图 1.6)。

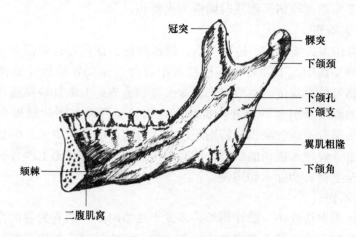

图 1.6 下颌骨内侧面示意图

1.1.4 下颌骨缺损病因

下颌骨缺损以后天性缺损为主,也曾有婴儿先天性下颌骨缺损的案例,但临床上极少见到此类患者,可能是由于先天性下颌骨缺损的患者因摄食困难等难以成活。因此下颌骨缺损通常即指后天性缺损。后天性缺损的主要原因有肿瘤切除和创伤两大类,具体如下。

1. 肿瘤切除

肿瘤切除是造成下颌骨缺损的主要原因,下颌骨为颌面部肿瘤的好发部位，其发生率约占颌面部肿瘤的25%[7]。除颌骨本身的肿瘤外，邻近组织和器官的肿瘤也都可侵犯下颌骨，如牙龈癌、舌癌、口底癌以及腮腺肿瘤等。这些肿瘤在手术治疗时，通常伴随着下颌骨的部分切除而导致下颌骨的缺损，具体如下。

（1）造釉细胞瘤

造釉细胞瘤是下颌骨肿瘤常见的一种，属牙源性肿瘤。多发病于20~40岁青壮年，无性别差异，有80%~90%的肿瘤发生于下颌骨，以磨牙区和升支部多见，肿瘤大小不一，大者直径可达10 cm，肿瘤生长缓慢，逐渐使颌骨膨大，多向唇侧膨出，形成明显畸形[8]。患者一般无自觉症状，当肿瘤侵犯牙槽骨时，可出现牙齿松动、移位甚至脱落；压迫下牙槽神经，则下唇可麻木，还可发生病理性骨折。该肿瘤虽然分类为良性肿瘤，但其呈局部浸润性生长，治疗不当很易复发，因而被认为是"局部恶性"肿瘤。其治疗方法是彻底切除，对较大的肿瘤进行根治性截骨术，对较小的肿瘤则可做局部切除术。这两种手术后均可即时植骨，这对后期进行的下颌骨缺损修复治疗是十分有利的。国内外均有术后即时植入带蒂骨并同期植入种植体而后行种植义齿修复的案例。

（2）牙龈癌

牙龈癌是口腔癌中最常见的一种，多为鳞状细胞癌，虽源于牙龈但可迅速侵犯牙槽突及下颌骨，早期癌可做局部方块形切除，晚期癌则需做部分下颌骨切除术，前者一般不需再植骨，创面愈合即可进行牙列修复，而后者则需做二期植骨，后方可考虑修复问题。

（3）下颌骨癌

下颌骨癌多由牙龈、口底、颊、舌等癌扩展而来，也有少数为原发性颌骨中心性癌。这种肿瘤可以长期密闭于骨内而不被发现，侵及牙齿可引起牙齿疼痛、松脱；侵及神经可引起疼痛或麻木，破坏皮层骨后，即可向周围软组织侵犯。下颌骨癌的治疗应做手术广泛切除，根据肿瘤的侵犯范围行部分下颌骨、半侧下颌骨或下颌骨大部分甚至全部切除术。术后的颌骨缺损暂不做植骨修复，但需注意余留下颌骨的咬合关系，待术后2~3年无复发现象后方可再植骨修复。

（4）舌癌

舌癌是口腔癌中最严重的一种，发生率在口腔癌中居第二，常发生于舌中1/2的边缘部分，多为鳞状上皮癌，或未分化癌。多病于男性，年龄段跨越30~60岁。临床上分为疣型、溃疡型、浸润型三种，前两者表浅，易发现，后者向深层浸润生长，成硬块状，恶性度最高。舌癌易向舌根、口底及下颌骨侵犯。治疗采用外科切除辅以放疗、化疗的综合治疗。在舌癌中晚期，通常需切除部分下颌骨，因而其也是造成下颌骨缺损的原因之一。而且术后通常需做二期手术植骨。由于有舌和口底相邻组织的切除，进而引起口腔组织结构大量破坏和改变，故由舌癌切除术引起的下颌骨缺损在修复中是较困难的。

（5）骨纤维异常增殖症

骨纤维异常增殖症也多见于下颌骨，此病虽为良性病变，但也有恶变成骨肉瘤和纤维肉瘤的可能。其治疗应采用外科手术切除。一般主张在成年后施行手术。通常情况下可做部分切除或刮除术，以纠正面部畸形和功能障碍，若骨质破坏严重，则将病变区的颌骨全部切除，术后即时植骨，也可在植骨块上同期植入种植体，为义齿修复做准备。

（6）颌骨囊肿

颌骨囊肿包括牙源性角化囊肿，牙源性钙化囊肿，以及非牙源性囊肿等。颌骨囊肿虽属良性，但也可呈进行性生长，且手术切除后易复发，如牙源性角化囊肿的复发率可高达58%[9]（图1.7）。颌骨囊肿一般仍采用手术摘除，一些大的囊肿也常采用颌骨截骨术进行根治，这也是颌骨切除的一个常见原因。术后可以即时植骨，可同期或二期植入种植体进行修复。

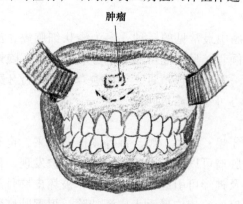

肿瘤

图1.7 颌骨囊肿示意图

除上述引起下颌骨缺损的主要疾病外，骨化性纤维瘤、骨瘤、颌骨肉瘤、尤因肉瘤等也可发生于下颌骨，其手术治疗也可引起下颌骨的缺损。

2. 创伤

下颌骨处于人体最易损伤的部位，无论是平时还是战时都易遭受损伤。因而，创伤（包括火器伤或非火器伤）也是导致下颌骨缺损的一个重要原因。由撞击、钝器及锐器打击等非火器伤造成的下颌骨缺损通常较为局限，程度也较轻，以下颌骨颏部缺损多见，修复治疗相对较易；而由枪伤、爆炸伤等火器伤造成的下颌骨缺损则在损伤范围、损伤程度、合并伤、面部畸形程度及修复难度方面，远甚于非火器伤所致之缺损，对修复学医师来说，常具有挑战性。

1.2 颌骨缺损的分类

1.2.1 上颌骨缺损的分类

由于上颌骨缺损的部位和范围不同，上颌骨缺损可有很多种形式，将繁多的缺损形式按一定规律进行科学归类，可使这个复杂的问题条理化、简单化，以便于记录书写病历，研究、讨论和进行学术交流和统计分析。国内外学者在此方面已做了许多工作，提出了多种上颌骨缺损的分类方法，有的根据缺损的病因和部位分类；有的按照软硬组织的缺损情况分类；也有的按照缺损修复的设计特点来分类。由于各自观察此问题的角度不同，因而至今国际上尚未形成一种统一的上颌骨缺损分类方法。在此将着重介绍几种在国内外影响较大，有一定代表性的分类方法。

1. **按照缺损的病因和部位分类**

首先将上颌骨缺损分为先天性和后天性两种，再具体分类。先天性缺损是指腭裂，分婴幼儿腭裂和成年人腭裂两类。后天性上颌骨缺损共分四类：第一类指硬腭缺损，且两侧均有基牙；第二类指硬腭缺损，且仅一侧有基牙；第三类指上颌缺损，上颌完全无牙；第四类是软腭缺损或软硬腭同时缺损。这种分类法优点是较为简单，但其虽然是按病因分类的，却并不能分出后天性上颌骨缺损的多种病因，而且其分出的后天性上颌骨缺损的四类过于笼统，不能包含许多种上颌骨缺损的情况，因而对上颌骨缺损的修复缺乏普遍的指导意义。

2. **FC 分类法**[10]

实际上这是一种上颌骨和面部同时缺损的分类方法。首先把缺损分为三类：第一类为眼眶上颌部缺损；第二类为鼻缺损；第三类为耳缺损。其中以眼眶上颌部缺损为最常见，而且缺损情况也较复杂。再细分为四个缺损区。

1）眼眶部：相当于整个眼眶。

2）眼眶下部：外侧从眼眶外侧壁到颧骨下缘连线，其下方到达鼻底，内侧以梨状孔为界。

3）颊部：位于眼眶下部缺损区的外侧，包括颧骨的缺损。

4）上颌唇颊部：主要指上唇及颊部的缺损，但不包括唇裂。

本分类可用字母和数字表明缺损的情况。首先，按照同时有无皮肤的缺损分别写上 F 或 C；皮肤有缺损以 F（facial skin defect）表示；皮肤无缺损而有凹陷者为 C(concavity)。然后依上述缺损部位进行编号,例如:眼眶部缺损同时又有皮肤缺损者写成 F1;颊部有缺损,皮肤也有缺损者为 F3;眼眶下部有缺损并有凹陷者为 C2;上颌唇颊部有缺损而皮肤无缺损,但有凹陷者为 C4;其他依此类推。这种分类仅说明缺损的部位和面部外形改变的情况,但对复杂的上颌骨缺损未能详细说明。在临床上最常见的是单纯上颌骨缺损,面部缺损如眼眶缺损、面颊部缺损等并不多见,至于上颌骨和眼眶同时缺损则更为少见。故本分类对上颌骨缺损情况的分析和对修复设计的指导,都缺乏临床意义。

3. HS 分类法[10]

这是一种上颌骨缺损的分类方法。首先根据缺损的部位和情况分为四种:

1)硬腭(hard palate)和牙槽骨缺损,用 H 表示。

2)软腭(soft palate)缺损,用 S 表示。

3)张口(dehisce)大小的程度,用 D 表示。

4)能获得固位的余留牙(residual teeth)数目,用 T 表示。

然后按程度的不同,用数字来表明。

对于硬腭和牙槽骨缺损,H1 指缺损局限在牙槽部;H2 指缺损局限在硬腭中部;H3 指单侧硬腭及牙槽骨缺损但不超过中线;H4 指半侧上颌骨缺损;H5 指硬腭及牙槽骨缺损,其缺损区位于前方和后方;H6 指缺损区超过中线;H7 指上颌骨全部缺损。

软腭缺损也可用数字表明缺损程度。S1 指软腭前方缺损,后方残留;S2 指局限于后方缺损;S3 指单侧缺损到达后缘;S4 指双侧软腭广泛缺损。

张口度以毫米计算,每 10 mm 为一级。例如:D0 表明张口不受限,张口度在 40 mm 以上;D1 是张口度在 30 mm 以上;D2 是张口度在 20 mm 以上;D3 是张口度在 10 mm 以上;D4 是张口度不足 10 mm;D5 是不能测量者。

余留基牙数目同样用数字来表明。T0 指有七个及以上基牙可供固位者;T1 指有五或六个者;T2 指有三或四个者;T3 指有一或两个者;T4 指无基牙可利用者。

这种分类法虽然记录较全面详细,能说明问题,但检查较麻烦,分类内容也难以记忆。

4. 樊森分类法[10]

根据上颌骨缺损的部位和范围、缺失牙数、修复设计的特点以及修复的难度来进行分类。首先根据上颌骨缺损情况的不同分为四类,然后按照缺牙区的部位,每类又分为四个亚类。但其中第四类是指两侧上颌骨缺损,已无余留牙,也无颌骨,故无亚类。在分亚类时,尽量按照统一的次序来分,以便记忆。下面所指缺牙区是包括颌骨缺损区和无颌骨缺损的一般缺牙区。具体的分类如下。

第一类缺损：部分牙槽骨或颌骨缺损，左右两侧均有基牙存在，包括口鼻腔有穿孔和无穿孔者。

第一亚类，缺损位于一侧后牙区。

第二亚类，缺损和缺牙区位于两侧后牙区。

第三亚类，缺损位于前牙区。

第四亚类，缺损位于前后牙区。

第二类缺损：一侧上颌骨缺损，基牙都在缺损的对侧。这一类缺损在临床上最为常见。由于基牙都在缺损的对侧，因此，在亚类中能体现缺损对侧的缺牙情况。

第一亚类，缺损对侧无缺牙。

第二亚类，缺损对侧缺牙位于后牙区。

第三亚类，缺损对侧缺牙位于前牙区。

第四亚类，缺损对侧缺牙位于前后牙区。

第三类缺损：部分上颌骨缺损，上颌无牙。这一类的亚类只体现颌骨缺损的情况。

第一亚类，缺损位于一侧后牙区。

第二亚类，缺损位于两侧后牙区。

第三亚类，缺损位于前牙区。

第四亚类，缺损位于前后牙区。

第四类缺损：两侧上颌骨缺损，无亚类。

5. Aramany 六类分类法

Aramany 等（1978 年）根据缺损的范围和部位将上颌骨缺损分为六类[10]。

Ⅰ类为上颌骨硬腭部缺损；Ⅱ类为 1/4 上颌骨缺损；Ⅲ类为上颌骨前部缺损；Ⅳ类为上颌骨后部缺损；Ⅴ类为一侧上颌骨缺损；Ⅵ类为上颌骨大部分缺损。

这种分类法侧重缺损与修复设计及修复效果的联系，其有简洁明了、便于记忆的特点，具有较高的临床应用和指导价值。但此分类未考虑余留颌骨的余留牙问题和双侧上颌骨缺失的问题，此为这种分类法的缺陷。

6. 八类分类法

赵铱民（1996 年）提出[10]：余留牙的有无，对颌骨缺损修复的设计和修复效果具有重要影响，因而应将无牙颌上颌骨缺损独立列为一类，而双侧上颌骨缺失则为上颌骨缺损中最特殊、最严重、修复也最困难的一种，也应独立列为一类。因而，可在 Aramany 六类分类法（图 1.8）的基础上，吸收樊森分类法亚类的优点，再将 Aramany 的六类按修复难度排列，由易到难，提出上颌骨缺损的八类分类法。

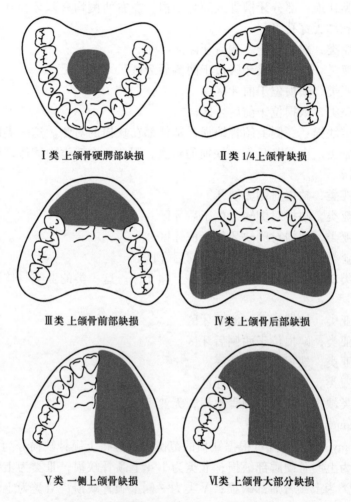

图 1.8　上颌骨缺损的 Aramany 六类分类法

Ⅰ类为上颌骨硬腭部缺损。

Ⅱ类为一侧部分上颌骨缺损，分前后颌，缺损在颌骨前部为Ⅱ类第 1 亚类，记为Ⅱ1，在颌骨后部为Ⅱ类第 2 亚类，记为Ⅱ2。

Ⅲ类为上颌骨前部缺损。

Ⅳ类为上颌骨双侧后部缺损。

Ⅴ类为一侧上颌骨缺损。

Ⅵ类为双侧上颌骨大部分缺损。

Ⅶ类为无牙颌上颌骨缺损，再按其缺损的部位和范围，定为相应的六个亚类，分别为Ⅶ1，Ⅶ2，Ⅶ3，Ⅶ4，Ⅶ5，Ⅶ6。

Ⅷ类为双侧上颌骨全部缺损。

此分类法涵盖了上颌骨缺损的各种情况，表述准确，便于记忆，经临床推广应用，证明其对上颌骨缺损修复具有指导意义。缺点是仍不够简洁，特别是在第Ⅶ类，即无牙颌上颌骨缺损类，当缺损范围为1/4范围上颌骨，缺损部位或前或后时，记录较为烦琐，可分别记为Ⅶ2.1和Ⅶ2.2，1表示前部缺损，2表示后部缺损。

而有具体资料表明，第Ⅴ类缺损，即一侧上颌骨缺损比重较大，说明一侧上颌骨切除术仍是我国颌骨肿瘤治疗中最常应用的治疗方法，而第Ⅴ类缺损的修复也是需要重点研究解决的问题。第Ⅵ和第Ⅶ类上颌骨缺损，即双侧上颌骨大部分缺损和无牙颌上颌骨缺损各占5.86%，此比例虽不算大，但缺损区大，余留支持组织和固位的结构少，是上颌骨缺损修复中较为困难的问题。第Ⅷ类双侧上颌骨全部缺损仅占2.07%，比例虽小，却由于完全失去支持和固位组织，修复治疗的难度最大，能否对此类情况进行成功的修复治疗，紧密关系到患者的生存问题，因此也是修复学医师必须研究和解决的关键问题。

1.2.2 下颌骨缺损的分类

关于下颌骨缺损，国际上尚无一种公认统一的分类方法。一些学者根据自己的经验和习惯，分别提出了按病因分类、按部位分类或按修复体设计分类，方法众多，繁简不一。其中在国内有一定影响的有下述几种。

1. 四区分类法

王文崔等根据下颌骨的解剖部位，将一侧下颌骨分为四个区[11]，即由中切牙近中至第二前磨牙远中为A区，由第二前磨牙远中至第三磨牙远中为B区，第三磨牙远中至1/2升支为C区，余留的升支及髁突为D区（图1.9）。这种分类方法简单明了，记述方便，但仅是简单地按部位标志分类，与临床上的实际情况有较大差异，而且分类与缺损修复的设计也没有密切的联系，因而较适用于外科做缺损记录，却不适用于缺损修复。

2. 樊森分类法

樊森（1993年）为了统一上下颌分类方法，便于记忆，并结合下颌骨缺损的特点和修复体的设计，将下颌骨缺损分为四大类，然后按缺损区的位置，每一类又分为四个亚类[10]。

3. 二类法分类

下颌骨缺损后是否进行植骨（或植入骨代用品），是否恢复了下颌骨的连

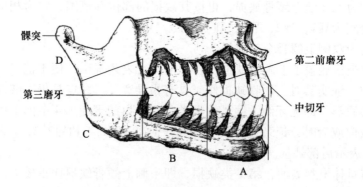

图 1.9　下颌骨缺损四区分类法

续性,是下颌骨缺损修复中的关键问题。若缺损未植骨,即下颌骨余留骨段有活动性,其修复的重点应在颌骨缺损的修复,其次才是牙列缺损修复;而若已植骨,则下颌骨具有连续性,此时修复的重点则为牙列缺损。两者间的修复方法、修复设计、修复效果都有很大差异,因而,是否植骨恢复了下颌骨的连续性,可作为下颌骨缺损分类的重要依据。按照此观点,将下颌骨缺损分为已植骨和未植骨两大类,而后再依据缺损的具体部位和特点,将两大类分别分为四个和两个亚类,此即二类法分类。

第Ⅰ类,未植骨类,无论哪种原因、哪个部位范围的下颌骨缺损,凡未行植骨,恢复下颌骨连续性,包括植骨术失败者,均属此类。

第 1 亚类为下颌骨前部缺损,双侧余留骨段均有活动性(含假关节形成及错位愈合)。

第 2 亚类为下颌骨后部、一侧或大部分缺损,一侧余留骨段没有活动性。

第 3 亚类为无牙颌下颌骨缺损,包括下颌骨前部、后部或一侧缺损。

第 4 亚类为全下颌骨缺失。

第Ⅱ类,已植骨类,含采用各种植骨方式已恢复了下颌骨的连续性,恢复或部分恢复了双侧髁突功能者以及仅有部分牙槽嵴缺损而无下颌骨本体缺损者。在此类中,下颌骨主体的缺损已得到恢复,缺损主要为牙列的缺损和牙槽嵴的缺损,因此,其亚类即可按牙齿的缺失情况进行分类。

第 1 亚类为下颌牙部分缺失,包括个别牙缺失至大多数牙缺失。

第 2 亚类为下颌牙全部缺失。

这种分类的特点是,利用了下颌骨缺损后是否植骨修复这一关键特征,密切结合其修复及治疗方法进行分类,对临床的修复方案具有直接的指导意义,同时可以覆盖下颌骨缺损的各种情况,分类也较简洁,便于记忆。其不足是一些亚类的覆盖面仍较大。鉴于下颌骨缺损的情况远比上颌骨复杂,有已植骨、未植骨、缺损部位、缺损大小、正常愈合、错位愈合、有牙列、无牙列等多种问题交织在一起，如欲将各类情况均分得很清楚，则会使分类繁多，难以记忆和使用，从而失去分类之意义。本分类的记述方法为，大类以罗马数字标出，亚类以阿拉伯数字标出，如第Ⅰ类第2亚类记作Ⅰ2。

4. HCL 分类法

1989 年，Jewer 等[12]在分析 60 例下颌骨缺损与重建病例的基础上，提出了 HCL 分类法：H 型缺损(hemi-mandible defect)，半侧下颌骨缺损，自中线-下颌体-下颌角-下颌支，包括髁突的单侧下颌骨缺损；C 型缺损(central defect)，中心性缺损，包括下颌两侧尖牙的颏部缺损；L 型缺损(lateral defect)，一次下颌骨缺损，自颏中线-下颌体-下颌角-下颌支，不包括髁突的单侧下颌骨缺损。在临床应用上，Jewer 又将缺损分为两类八型。单纯类：H 型、C 型、L 型。复合类：LC 型、HC 型、LCL 型、HCL 型、HH 型。

5. CRBS 分类法

1991 年，Urken 等[13]在分析 71 例下颌骨缺损与重建病例的基础上，按解剖部位、功能、外形三个方面的因素，将下颌骨缺损按区域进行了分类：C 型缺损(condyle defect)，髁突缺损；R 型缺损(ramus defect)，升支缺损；B 型缺损(body defect)，下颌体缺损；S 型缺损(symphysis defect)，颏部缺损，包括两侧尖牙之间的下颌骨缺损(图 1.10)。如，右侧下颌髁突到对侧下颌体缺损的表示方法为 CRBSB 缺损。以上是根据下颌骨的解剖结构，以英文单词的首字母来表示不同类型的下颌骨缺损，比较具体。

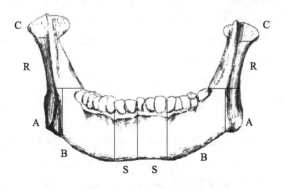

图 1.10　下颌骨缺损 CRBS 分类法

6. Hamada 分类法

2002 年，Hamada 等在研究下颌骨节段性缺损对颞下颌关节(temporal-mandibular joint，TMJ)功能的影响时，针对关节端残留下颌骨的情况提出分类[14]：Ⅰ类，TMJ 尚保留包括部分下颌体在内的大段下颌骨的缺损；Ⅱ类，TMJ 仅保留髁突或升支的缺损；Ⅲ类，TMJ 已无髁突的缺损。这种分类方法对观察下颌骨节段性缺损给 TMJ 带来的影响较有意义。

7. 国内的分类

王志平等[15]参照 Jewer 分类方法，将下颌角分界线移至下颌孔，将下颌骨缺损分为七型，其基本分型为 A、B、C。其中 A 代表下颌孔以上缺损；B 代表下颌孔和同侧颏孔之间的缺损；C 代表双侧颏孔间缺损。三种基本分型再相互组合成 AB、BC、BCB、ABC 四型；加上 A、B、C 共七型。

张益等在钛板修复下颌骨缺损的研究中，将下颌骨节段性缺损也分为 A、B、C 三个基本类型。A 代表包含关节离断的骨缺损；B 代表保留髁突和（或）升支的骨缺损；C 代表双侧下颌角之间的骨缺损。根据缺损是否过中线或过对侧下颌角，分为 Aa、Ab、Ac；Ba、Bb、Bc；Ca、Cb 等亚型。

竺涵光等在研究血管化游离腓骨瓣再造下颌骨时，参照 Jewer 分类法，将下颌骨缺损概括为八类[14]：Ⅰ类为一侧下颌体缺损；Ⅱ类为一侧颏部及下颌体缺损；Ⅲ类为双侧颏部及一侧下颌体缺损；Ⅳ类为一侧下颌体及升支缺损；Ⅴ类为双侧下颌体及颏部缺损；Ⅵ类为双侧颏部缺损；Ⅶ类为一侧下颌骨缺损；Ⅷ类为一侧下颌骨及双侧下颌体缺损。

近几年来，国内学者张庆福等利用解剖标志点做节段性缺损记录，提出一种下颌骨缺损的分类记录方法[16]：以 R、L 分别代表左、右侧；A 代表髁突，B 代表双层牙弓以远不包括髁突在内的侧方下颌骨，C 代表牙弓所在部位的下颌骨；Bm（mandibular notch，下颌骨下颌切迹）、Br（ramus，下颌支）、Ba（angle，下颌角）分别代表下颌骨升支的乙状切迹平面、下颌孔平面和下颌角截面；C 加牙位代表截骨线所在牙位。牙位记录采用国际牙医师学院的记位方法。记录下颌骨节段性缺损采用线段叠加法，如右侧下颌角以远包括髁突在内的节段性缺损表示为 RABa，缺损范围为右下颌角到右侧第二前磨牙则表示为 RBaC45，保留髁突的右侧下颌骨截骨缺损表示为 RBmC41 等。此法在亚类方面记录略显复杂，但能精确了解缺损涉及的范围，利于书面交流。

在临床上，下颌骨的缺损也会伴有周围皮肤及软组织的缺损，Boyd 等参照 Jewer 分类法，并在此基础上报道了 HCL 和 oms 分类法[14]：o（osteal）表示单纯骨缺损，不伴有皮肤和黏膜缺损；m（mocosal）表示骨缺损伴有黏膜缺损；s（skin）表示骨缺损伴有皮肤缺损。通过它们的组合来表示下颌骨的各类伴随缺损。

虽然上述列举的几种分类方法在临床研究中有其针对性作用，但在实际应用时容易造成混淆。例如，当临床交流中提及 A 类缺损时，很难理解其出自哪篇文章的 A 类缺损。国际上 HCL 和 CRBS 两种方法(即用英文首字母来表示缺损类型)相对比较具体,有一定的引用率,但略显烦琐,对于非英语国家的医师来说不容易理解和记忆。

8. 新分类方法的提出

下颌骨从功能角度考虑可以分为三种功能部分。第一为殆区,即含有牙齿的下颌体,包括一侧磨牙后区到对侧磨牙后区的"U"形全下颌体;第二为肌区,即提颌肌群附着的下颌骨部分;第三为关节区,即髁突、髁突颈部及其下方骨组织。

常见的下颌骨缺损主要发生于下颌体,其次是下颌支,较少发生于髁突。张陈平等根据缺损的发生频率,将颌骨缺损分为三大类。

Ⅰ类缺损:局限于下颌体(即殆区)的缺损。

Ⅱ类缺损:肌区-殆区缺损。

Ⅲ类缺损:髁突-肌区-殆区缺损。

以上三大类只反映了缺损梯度等级,为了进一步反应临床上各种类型的下颌骨缺损,对此三大类进行了亚类分类。

Ⅰ1:牙槽部缺损。

Ⅰ2:殆区节段性缺损。

Ⅱ1:喙突区缺损。

Ⅱ2:肌区节段性缺损。

Ⅲ1:髁突缺损。

Ⅲ2:髁突及肌区缺损(牙位表明殆区缺损)。

对近年间在中国人民解放军第四军医大学口腔医学院进行修复治疗的 132 例各种下颌骨缺损病例进行统计分析,得出了各类下颌骨缺损的分布趋势[17]。第Ⅰ类缺损占缺损总数的 67.4%,而第Ⅱ类缺损占总数的 32.6%,第Ⅰ类显著高于第Ⅱ类,这表明,在我国,下颌骨切除术后的植骨修复率还不高,这就严重地影响着患者最终的修复效果和患者的生存质量。

1.3 颌骨缺损的影响

颌面部暴露于外界,是构成人正常面部外形和容貌特征的重要部分。上颌骨是整个颜面部外形的支撑结构,同时也是咀嚼器官、语言器官、呼吸器官的重要组成部分,所以上颌骨的缺损除直接引起患者颜面部的畸形外,还引起患者咀嚼、语言、吞咽功能障碍,从生理、心理两方面给患者造成严重影响,如严重的心理创伤,甚至使患者对生活丧失信心等。下颌骨是颜面部最大的骨骼,是颜面部外形的主要支撑结构,也是面部唯一可动性骨。下颌骨是咀嚼与语音功能的主要承担部位,参与咀嚼、吞咽及咬合等主要功能,它的缺损无疑将造成患者生活质量的下降。因此下颌骨缺损的修复一直是临床普遍关注的问题,颌面缺损患者对修复的要求也更为迫切。以下将分几个方面叙述颌骨缺损的影响。

1.3.1　咀嚼功能

咀嚼是人体获取营养的主要方式之一,也是人类赖以生存的基本功能。咀嚼功能的完成,依赖牙齿、唇颊、舌等整个口颌系统的协调动作。颌骨缺损,必伴随牙列的缺损,同时破坏固有口腔的完整性,特别是口鼻腔有交通时,食物会由交通部位进入鼻腔,影响咀嚼功能的完成;当唇颊部有洞穿性缺损时,口腔成为一个开放性结构,非但不能很好地咀嚼,还会使食物流出口外,缺损越大,外流越多。舌运动受阻或张口运动受限,均可使咀嚼功能发生一定程度的减退;舌体有缺损时,运送食物的作用减低,当然也影响咀嚼功能。特别当下颌骨有缺损时,由于失去拮抗肌的作用和口底瘢痕组织的牵拉,下颌骨往往向缺损侧偏移,常使上下牙列间失去正常的咬合关系。因此,虽然有时仅仅是部分下颌骨及牙列缺损,但咀嚼功能却丧失殆尽。咀嚼功能又是消化过程中的一个重要环节,颌面部缺损,特别是颌骨缺损,对整个消化系统和全身的健康状况都有很大的影响。

1.3.2　语言功能

口鼻腔间的相对封闭,口腔与鼻腔形态及大小的适应,唇、颊、舌、牙齿的密切协同,是语言功能的基础。颌面部缺损使原有的口鼻腔形态结构及口鼻腔的封闭性发生改变,因而,必然给语言功能带来严重影响。颌面部发生缺损时,共鸣腔遭到破坏,所发之音也随之改变,使原来清晰可辨的语言,一下变得模糊不清,甚至无法理解。语音是由元音和辅音两个部分组成的。当发元音时,软腭上举向后以封闭咽腔和鼻腔的通道,以免气流进入鼻腔。上颌骨或腭部缺损时,口腔和鼻腔完全相通,破坏了原有的封闭性,使发出的元音都带有浓厚的鼻音。缺损较大时,口腔和鼻腔连成一个大腔,语音改变更为严重。影响发辅音的有唇、舌、腭、牙以及颊部等。牙齿的缺失,特别是前牙的缺失,对齿音、唇齿音和舌齿音影响较大。唇缺损者,因上下唇无法紧闭,使双唇音发生改变而夹杂"丝"的声音。下颌骨缺损者,由于缺损侧颊部组织内陷,健侧又向缺损侧偏移,显著地缩小了口腔的范围,使舌的正常功能受到阻碍,也会影响语言功能。此外,舌的缺损对发音的影响也是很大的。

1.3.3 吞咽功能

吞咽是人们摄食过程中的重要一环，是由一系列连续的反射运动组成的运动过程。此功能完成的基础是口鼻腔间通道的封闭和口、咽、喉、颌、面及颈部的神经肌肉系统共同发挥的共济作用。食物经过咀嚼在口内形成食团后，由舌肌收缩将食团向后下方移动，此时软腭及咽部肌肉收缩，封闭口腔与鼻咽腔间的通道，使食物进入食管。如果口咽腔与鼻咽腔间不能完全封闭，则会造成吞咽功能障碍。当上颌骨、腭部或颊部有缺损穿孔时，由于口鼻腔贯通或口内外穿通，食团难以形成，即使部分形成也不能沿着正常的途径进入咽部，往往通过缺损处蹿入鼻腔或流向口外，使患者难以下咽，或只能咽下部分食物。特别当饮水或流质时，患者必须将头部后仰，依靠地心引力才能使液体进入咽部而后下咽，否则，液体将从上颌缺损处经鼻腔流出鼻孔外，患者非但无法下咽，还会喷呛难受。这类患者都伴有吞咽功能障碍。

1.3.4 吮吸功能

吮吸也是口腔的一个重要功能，尤其是对哺乳期的婴儿来说，更为重要。上颌骨、腭部、面颊或唇部有缺损穿孔时，口腔不能形成一个完全封闭的环境，吸气时，口腔内也就不易产生负压，从而影响吮吸功能，缺损范围较大者，吮吸功能可能会全部丧失。完全性唇腭裂的婴儿，由于自己不能吮吸母乳或奶瓶，只能用滴管或汤匙灌入，不但增加了喂养的困难，同时也影响了婴儿的营养摄取和生长发育。因此，需要制作一个临时性的腭托板，以帮助其吮吸，一直到手术为止。

1.3.5 呼吸功能

颌面部既是消化道的起端，又是呼吸道的起端，鼻和口腔都参与呼吸功能的完成，颌面部缺损也会对呼吸功能造成影响。在正常呼吸时，特别是吸气时，外界空气经过鼻腔，得到鼻黏膜的过滤、润湿和加温后，再进入咽喉和肺部。上颌骨缺损者，口鼻腔已成为一体，鼻黏膜也有相应的缺损，吸气时，外界混浊的冷空气得不到过滤、润湿和加温，而直接抵达咽喉进入肺部，使患者易得气管炎、肺炎等疾病。对于面颊、唇、鼻等缺损的患者，口鼻腔直接暴露于空气中，引起口鼻腔干燥，同时鼻咽腔的黏膜也易受到刺激引起炎症。

1.3.6 面部外形

颌面部是人体外貌的"风景区"或"第一视觉点"，是容貌特征最重要的部分，也是最敏感的部分，该部分的任何变化都会引起人们的注意，这也是颌面部缺损患者迫切要求修复缺损的主要原因。颌面部的正常结构和外形是维持面容的基本条件，面部各器官间位置关系协调，比例适当，左右器官对称，丰满度适宜，又是面部美容的基本条件，颌面部缺损则可不同程度地破坏这种正常结构和协调关系，导致面部畸形。眼、眶、鼻、耳的缺损会破坏面部的完整性、对称性；颌骨缺损会造成面颊、唇部等软组织的塌陷；面颊部等缺损可使口鼻腔的内部结构直接暴露，特别是一些大面积缺损者，其畸形更为严重，让患者本人和社会都难以接受。

1.3.7　精神情绪

颌面部缺损可为患者带来上述各种影响，造成患者严重的生理和心理障碍，特别是面部外形破坏造成的严重畸形，语言功能的基本丧失，咀嚼吞咽功能的降低，全身健康状况的下降，这一切都可使患者产生悲观失望，对生活、对社会、对自己都失去信心，产生严重的失落感、自卑感，容易自我封闭，拒绝与他人、与社会交流，精神抑郁，甚至完全绝望。因此，及时对颌部缺损患者进行修复治疗，不仅可恢复或部分恢复已丧失的功能和损毁的面容，更重要的是解除患者的心理障碍，重建患者的生活信心，帮助他们走向新的生活，这应当为口腔修复学医师的责任。

参考文献

[1]　麦合甫孜·艾山. 中空式赝复体修复上颌骨缺损的临床疗效评价[D]. 乌鲁木齐：新疆医科大学，2009.

[2]　石旭旭，姜海英，贾绍玉，等. 改良软衬式赝复体修复上颌骨缺损后咀嚼效率的测定[J]. 中国实验诊断学，2008，12(7)：916-917.

[3]　宋儒耀，柳春明. 唇裂与腭裂的修复[M]. 4版. 北京：人民卫生出版社，2003.

[4]　GIRI S P, REDDY E K, GEMER L S, et al. Management of advanced squamous cell carcinomas of the maxillary sinus[J]. Cancer, 1992, 69 (3)：657-661.

[5]　王树臣. 腭部高分化鳞癌颈部淋巴结早期转移误诊1例[J]. 肿瘤基础与临床，2014，27(3)：273.

[6]　李慧丽，钱火红，陈静. 颌面颈部火器伤院前急救护理预案设计与分析[J]. 海军医学杂志，2017，38(6)：568-570.

［7］ 邱蔚六．口腔颌面外科理论与实践［M］．北京：人民卫生出版社，1998．

［8］ 韩科，彭东．口腔修复工艺学［M］．北京：北京大学医学出版社，2009．

［9］ ALI M, BAUGHMAN R A. Maxillary odontogenic keratocyst：A common and serious clinical misdiagnosis［J］. Journal of the American Dental Association，2003，134（7）：877-883.

［10］ 赵铱民．颌面赝复学［M］．西安：世界图书出版西安公司，2004．

［11］ 廖贵清，苏宇雄．下颌骨缺损分类［J］．广东牙病防治，2008，16（2）：57-59.

［12］ JEWER D D, BOYD J B, MANKTELOW R T, et al. Orofacial and mandibular reconstruction with the iliac crest free flap：A review of 60 cases and a new method of classification［J］. Plastic and Reconstructive Surgery，1989，84（3）：391-403，404-405.

［13］ URKEN M L, WEINBERG H, VICKERY C, et al. Oromandibular reconstruction using microvascular composite free flaps：Report of 71 cases and a new classification scheme for bony, soft-tissue, and neurologic defects［J］. Archives of Otolaryngology-Head and Neck Surgery，1991，117（7）：733-744.

［14］ 蔡志刚，张杰，张建国，等．下颌骨缺损的修复与重建［J］．中国耳鼻咽喉头颈外科，2004，11（5）：285-287.

［15］ 王志平，吴汉江，朱兆夫．下颌骨缺损的外形修复与功能重建［J］．口腔颌面外科杂志，2002，12（1）：61-63.

［16］ 张庆福，吕春堂．下颌骨节段性缺损的分类和修复重建［J］．口腔颌面外科杂志，2006，16（3）：270-273.

［17］ 张雅博．钛网成型自体颗粒骨复合骨修复材料修复兔下颌骨缺损的实验研究［D］．西安：第四军医大学，2011．

第二章
颌骨修复概论

2.1 颌骨的解剖生理特点

众所周知，局部解剖学是外科学的基础之一。因此，只有熟知上、下颌骨及其周围组织的形态、标志、特点及毗邻关系，才能在临床上对颌骨的修复和重建做出合理的治疗计划及治疗方案，手术操作及术后愈合才能顺利完成。

颌骨、牙齿及其周围组织的正常比例关系，是生理功能和面部和谐美观的重要因素。例如上、下颌骨之间的关系，其与颅底的关系，牙齿在颌骨上的位置，牙齿与口唇的关系，上、中、下面部软组织之间的比例。恢复这些部位的和谐是正畸、颌外科手术的主要目的，因此必须熟悉它们的正常范围。颌面部的神经血管分布、颌骨及其周围软组织的血运供给对颌骨损伤修复与重建手术来说尤为重要。了解其解剖位置、走行、毗邻关系，在术中可避免损伤重要的神经血管，减少手术出血。更重要的是，只有确知血管的走行分布、吻合情况、侧支循环，才能进行颌骨血流动力学研究。开闭口肌群及颌骨周围其他肌肉、颞下颌关节都参与下颌运动，与咀嚼、语言、吞咽、表情等生理功能密切相关，必须熟知其附着部位、长度、作用方向、结构，对这些组织器官在术后可能发生的变化必须有足够的认识，对这些变化对颌骨生长发育及多种生理功能的影响，也必须给予充分的考虑。

2.1.1　上颌骨的解剖生理特点

上颌骨由一体、四突组成，左右各一，与中线合成梨状孔，上颌骨与颧骨、颧弓是形成面中部轮廓的重要支架。

1. 上颌体为倒锥形，有四个面，即上面、内面、前面、后面

（1）上面（眶面）

上面自后外向前内有眶下沟、眶下管经过，为眶下神经血管的通路。上面与前面相交处形成眶下缘的一部分，此处骨质致密且厚，为上颌悬吊固定常选择的部位之一。

（2）内面（鼻面）

内面有中鼻甲、下鼻甲附着，其间的中鼻道有上颌窦的自然孔。上颌骨内壁通常很薄，手术时欲截断此壁，仅需用薄刃骨凿轻加力即可。在鼻侧壁的后份、上颌窦开口的后方，有由上额骨翼腭沟与腭骨垂直板形成的翼腭管。其方向由后上斜向前下，管内有腭降动脉和腭神经通过。行 Le Fort I 型截骨术时，保留腭降动脉的完整可增加被移动骨段腭侧瓣的血供，在一定程度上促进骨创的愈合（图 2.1）。因此在截断上颌骨内面后份时，操作要准确轻柔，尽量保持血管的完整。去除骨段移动的骨干扰而必须截断腭降动脉时应给予结扎或电凝。翼腭管的下份在翼上颌联合稍前方。Le Fort I 型截骨术离断上颌结节与翼板的连接时，准确细致的操作将不会损伤腭降动脉。

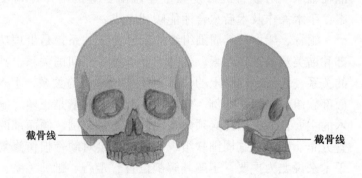

截骨线　　　　　　　　　　　　　　　　　　　截骨线

图 2.1　Le Fort I 型截骨术示意图

（3）前面（脸面）

前面上界为眶下缘，内界为鼻切迹，后界借颧突伸向上颌第一磨牙颊侧的颧牙槽嵴与后面分界。眶下缘下方 0.5~0.8 cm 处有一椭圆形的眶下孔，

开口向前向内，有眶下神经血管通过。术中应注意保护眶下神经，以免造成术后麻木及感觉异常等不适。眶下孔的下方，骨面凹陷，称尖牙窝。主要位于双尖牙根尖的上方。此处骨壁常较薄，截骨时操作需谨慎，以免骨壁破碎。梨状孔边缘及颧牙槽嵴附近的骨质致密而厚，是上颌悬吊固定理想的部位。梨状孔下缘正中有一向前突出的骨棘，称鼻前棘。此棘不但是正颌外科手术的一个主要标志，而且在手术方案设计和技术评价所用的头颅侧位 X 线片上是一个经常选用的标志点，因为其在头颅侧位 X 线片上容易辨认，多次头影测量描绘可准确重复绘制[1]。严重上颌前突特别是伴有过小的鼻唇角的患者，手术时可修正或切除鼻前棘。骨骼发育及上颌突发育可有明显个体差异，因而上颌骨骨壁的薄厚也可以有较大的变化。有些患者的骨壁薄若纸。上颌骨前壁的截骨线是维持被移动骨块正确位置及术后形态的关键因素之一。过分薄弱的骨壁不易保持截骨线整齐完整，也没有足够的力量承受骨内栓丝、悬吊及微型钛板螺丝钉固定，给手术带来一定困难。薄弱的骨壁截断移动后，骨接触面小，这也是术后骨不愈合的原因之一。

（4）后面（颞下面）

该面与前面交界的颧牙槽嵴在上颌手术中是一个重要标志。上颌骨后面呈圆凸状。手术中靠骨膜下潜行剥离暴露此面。其中部有数个小孔，称牙槽孔。向下导入上颌窦后壁之牙槽管，有上牙槽后神经、血管通过。上牙槽后血管是供应上颌骨后部被移动骨块血运的重要营养血管之一。在结扎腭降血管后，该血管尤为重要。手术保持上牙槽后血管完整，并尽量保持唇颊侧牙龈软组织瓣与骨面附着，是保证血运使伤口顺利愈合的重要因素之一。后面的下部有粗糙的圆形隆起，称上颌结节，翼外肌浅头起于此处。

上颌后面的下部借翼上颌连接与蝶骨翼突相连[2]。上部与翼板之间有一裂缝，称翼颌裂。翼上颌骨血运主要来自颌内动脉，它经翼颌裂进入翼腭窝，将进入翼腭窝时先发出上牙槽后动脉，入窝后再分支为眶下动脉、腭降动脉、蝶腭动脉。颌内动脉在翼腭窝内的位置，距翼上颌连接下端 25 mm，翼上颌连接的高度为 14.6 mm，欲移动上颌骨必须离断翼上颌连接。需在颌内动脉下方离断，并保持一定的安全界限，否则有大出血的危险。因此上颌骨后面的截骨线不可过高，如病情需要，上颌骨前面需在较高的位置截骨。可在颧牙槽嵴处做一台阶，降低后面截骨线高度以策安全。截开的上颌骨后面与翼突紧邻，因此上颌骨后移是有限的。要使上颌有较大量的后移，需在上颌结节处除去有干扰的骨质。盲目横断翼突切除其下份骨质是危险的，可导致意外的颅底损伤或严重出血。

2. 上颌体内之空腔称上颌窦，呈锥体状，与上颌体的外形大致相似

窦壁衬以黏膜，Le Fort Ⅰ型截骨术或上颌骨后部根尖下截骨术，需截开

上颌窦骨壁，此时上颌窦黏膜亦被切开，一般可顺利愈合，不需特殊处理。通常，上颌第二双尖牙至第三磨牙的牙根位于上颌窦底的下方，发育很好的上颌窦前方甚至可达单尖牙根尖上方。上颌窦底与牙槽窝之间骨质的厚度有很大差异，有的骨质较厚包含皮质骨和松质骨，有的骨质很薄，甚至根尖上方没有骨质，仅为上颌窦黏膜所覆盖。根尖与窦底的情况对水平切口的设计有临床意义。一般认为骨切口至少需在根尖上 3~5 mm 才能保持术后牙髓活力。

3. 上颌支四突为额突、颧突、腭突及牙槽突

1）额突。

额突位于上颌体内上方，与额骨、鼻骨和泪骨相连，组成眶内缘及鼻背的一部分。

2）颧突。

颧突自上颌体伸向外与颧骨相连。

3）腭突。

腭突自上颌体与牙槽突的移行处向内侧伸出之水平骨板，与对侧腭突相连形成腭中缝。腭中缝与两侧单尖牙连线的交点处有切牙孔（腭前孔），向上通入两侧切牙管，内有蝶腭血管及鼻腭神经的终末支通过。该血管出切牙孔向后与腭大动脉的分支吻合。在 Le Fort I 型截骨术及上颌骨前部根尖下截骨术中，此蝶腭动脉的终末支及上牙槽前动脉均被切断，则保留上牙槽后动脉与腭大动脉，对血供及促进伤口愈合有临床意义[3]。腭突后方与腭骨垂直板相连，组成硬腭，形成口腔顶及鼻腔底。腭突下面之后外近牙槽突处有纵行之沟或管，容纳腭大动脉及腭前神经。腭中缝处骨质厚且覆盖的腭黏膜薄，两侧的骨板薄而覆盖的腭黏膜较厚。因此，纵行截断硬腭骨板时应选在中线两侧，这样容易截开骨板且不易穿破腭黏膜。而且较厚的腭黏膜有比较好的伸展性，利于骨段移动。截骨线应避开腭大动脉的走行方向，以保持其不受损伤。在 Le Fort I 型截骨术及大多数上颌矫正手术中，保证腭黏膜蒂的完整有重要的临床意义。

4）牙槽突。

牙槽突自上颌体向下伸出，为上颌骨容纳牙根的部分。前部窄、后部宽，两侧牙槽突在中线结合成马蹄状的牙槽弓。牙槽突的基底即其与上颌体连接部，骨质厚。Le Fort I 型截骨术向下方移动需骨移植以增加上颌骨垂直高度时，上颌骨前面的水平切口应尽量靠下，以增加移植骨块与骨床的接触面，促进骨质愈合，增加其术后稳定性。但要照顾到与牙根尖之间的距离，不可太近，以免影响牙髓活力。

牙槽突容纳牙根的部分称牙槽窝，其形态、大小、数目与所容纳的牙根

一致。尖牙的牙槽窝最深,磨牙的牙槽窝最宽。牙槽突的游离缘称牙槽嵴。健康的牙槽嵴有皮质骨包围。两牙之间的牙槽骨称牙槽间隔。多根牙各牙根之间的牙槽骨称牙根间隔。牙槽骨腭侧及外(唇颊)侧均为皮质骨形成的骨壁,内有松质骨。上颌牙槽突外侧骨壁较薄松,有多数小孔通向内部的松质骨。来自牙龈黏骨膜的血管通过这些小孔与骨内血管吻合。上颌第一磨牙颊侧骨壁因有颧牙槽嵴而加厚。牙槽窝的内壁称固有牙槽骨,包于牙周膜的外围,为致密骨板。其在 X 线片中向上呈白色线状阴影,又称硬骨板。该骨板有多数小孔,故又称筛板。牙槽血管甚至来自软组织的血管通过筛板上的小孔与牙周血管甚至牙髓血管吻合成网状结构。根尖截骨术应在两侧筛板之间进行。截骨线超过此界限进入牙周膜间隙,不但容易使术后牙周组织丧失,继发牙周病;而且可损伤牙根或造成根吸收,甚至有增加牙髓活力丧失的趋势。如果两牙根相邻过紧,可做术前正畸,使两根尖分开。牙槽骨为全身骨骼系统中变化最显著的部分,随着牙齿的发育和萌出、乳恒牙交替、恒牙脱落、咀嚼及牙齿的移位等变化,牙槽骨不断地改建,即破骨与成骨活动相互平衡的过程。这是牙齿正畸治疗的生物学基础。

上颌骨的血液供应来自颌内动脉的分支:上牙槽后动脉、眶下动脉、上牙槽前动脉。腭降动脉与蝶腭动脉相互吻合,血运丰富。Le Fort I 型截骨术(特别是在腭降动脉节段时)要尽量保持颊侧软组织蒂中上牙槽后动脉的完整性,以利于组织愈合。

2.1.2 下颌骨的解剖生理特点

1. 下颌体

下颌体似"U"形,以上、下缘为界可以分为内、外侧面。

在下颌体前外侧面的上份有一份微隆起的正中骨嵴,这一结构在有些个体不甚明显,此为两侧胚胎颏骨的联合。正中骨嵴向下分开并包绕一个三角形的突起,称为颏隆突。颏隆突的基底部中央稍凹陷、两侧略升起,称颏结节。颏隆突及颏结节构成了解剖学的颏部。颏孔及颏神经血管束穿行的孔道位于下颌双尖牙之间的下方,或第二双尖牙的下方。颏孔的后缘相对光滑,颏神经由此向后、外侧方向出孔。外斜嵴由每侧的颏结节开始向后上方延伸,绕过颏孔的下方。此前骨嵴不甚明显,此后外斜肌逐渐明显并延续为下颌支的前缘。

下颌体的下缘是从颏部正中联合的下缘向两侧后外方向延伸至下颌第三磨牙后方的下颌支下缘。两侧近中线下颌体下缘各有一个表面略显粗糙的二腹肌窝,此为二腹肌前腹的附着之处。二腹肌窝向前下颌下缘变得厚实、圆滑,并呈一前后方向的向下隆起,逐渐过渡到下颌支前的局部凹陷,因此下颌下缘并不是一条直线，而是一条近似前凸后凹的曲线，研究显示其近似于一条抛物线。

下颌体的上缘即下颌牙槽部包含有 16 个可以容纳下颌牙列牙根的牙槽窝。牙槽窝由颊、舌侧板鼓以及牙槽间隔和牙根间隔构成。下颌第二、三磨牙颊侧牙槽骨板因外斜嵴的经过而异常增厚，类似于上颌骨。下颌牙槽窝的深度和形态与下颌牙列牙根的形态密切相关。通常，下颌切牙、尖牙、双尖牙的牙槽窝含单个牙根，而磨牙牙槽窝含两个牙根。下颌磨牙颊侧的牙槽骨外侧面有颊肌的附着。事实上，有众多面部表情肌附着于下颌骨的外侧面。

在下颌骨的内侧面，下颌舌骨肌线(下颌舌骨肌的附着之处)是一重要的解剖标志。下颌舌骨肌线从下颌第三磨牙后距下颌上缘 1 cm 处开始延伸至颏联合。该结构在近下颌磨牙区比较鲜明，前部则不甚分明。位于下颌舌骨肌线下方的是稍显凹陷的下颌下腺窝。似三角形的舌下腺窝则位于下颌舌骨肌线的上方。在舌下腺窝的上方，下颌骨的内侧面由口腔黏膜覆盖，向后延伸至下颌第三磨牙处。在下颌舌骨肌线前端的上方，相当于下颌骨后联合处有一个小的骨性突起，通常可分为上、下两部分，称为颏嵴。颏嵴的上部是颏舌肌的附着处，下部是颏舌骨肌的附着处。在下颌舌骨肌线后端的上方，相当于下颌第三颗磨牙后，是咽上缩肌、颊肌的磨牙后区肌束以及翼下颌缝的汇合之处。在下颌骨内侧面的后部、下颌支的内侧面，下颌舌骨肌沟位于下颌舌骨肌线的后下方并向下、向前延伸。此处容纳下颌舌骨肌神经、血管。在颏嵴的上方，大多数的下颌骨有一个侧舌小孔，内有舌动脉的一个分支穿行。迄今为止，对它的生长发育的了解甚少。有时在下颌舌骨肌线的上方、下颌磨牙牙根的内侧骨板可见下颌隆突的生长。

2. 下颌支

下颌支似四边形，有内、外侧两个面和四条边(上、下、前、后)以及两个突起(喙突和髁突)。外侧面可见外斜嵴在其下部走行。内侧面的中心稍上方有一个不规则的下颌孔，是下颌管的入口。下颌管位于下颌体，向下、向前走行出颏孔。下颌孔的前内侧是一菲薄的三角形下颌小舌。在下颌小舌的后方，下颌舌骨肌沟向前下走行。下颌支的下缘是下颌体下缘的延续与下颌支后缘在下颌角部的汇合。男性下颌角部略显外翻，而女性稍显内收。下颌支的上缘是边缘锋利的下颌切迹，下颌切迹的前方是三角形扁平的喙突，后方是髁突。下颌支后缘从髁突延伸到下颌角部，是一条上凸下凹的曲线，坚实而圆滑。下颌支前缘上方菲薄而锋利，延续为喙突，下方厚实与外斜线相连。颞嵴为喙突内侧一骨嵴，从喙突的顶端延伸到下颌第三磨牙后方。颞嵴与下颌支前缘之间的凹陷区域为磨牙后窝。喙突向上、向前突起成一三角形骨板。它的后缘形成下颌切迹，前缘延续为下颌支的前缘。颞嵴为一个位于喙突内侧、自喙突顶点向下走行的骨嵴。

下颌髁突在大小和形态上变异颇大，从上方看，髁突是一个椭圆形轮廓，前后径约为内外径的一半。髁突的内侧面较外侧面宽。它的长轴并不与下颌支表面呈直角关系，而是向后偏离冠状平面，因此，髁突的外极较内极稍靠前方。假如延长两侧髁突的长轴，它们会在枕骨大孔前相交成145°的钝角，髁突的关节头通过薄弱的髁突颈部与下颌支相连。在髁突颈部的前面关节面的下方有一小的骨性凹陷，称翼肌凹，为翼外肌的附着之处。髁突是由位于其中心的骨松质和覆盖其表面的一层骨密质所构成的。在髁突生长发育期间，有一层透明软骨形成，紧密地位于髁突的纤维软骨关节面的下方。下颌支和它的两个突起为四对咀嚼肌提供了附着：咬肌附着于其外侧面；翼内肌附着于其内侧面；颞肌附着于喙突；翼外肌附着于髁突。蝶下颌韧带附着于下颌小舌。

3. 下颌骨外侧下弧线

下颌骨外侧下弧线是下颌骨外形线的重要组成，它的建立对临床下颌骨缺损修复、重建下颌骨的框架结构具有重要的指导意义。同时，对它的研究也是下颌骨外形线相关性研究的基础。

下颌骨外侧下弧线即颏前点和两侧下颌角点构成的平面与下颌骨相交的外侧弧线，应该是一条下颌骨外形下缘最大的弧线（图2.2）。

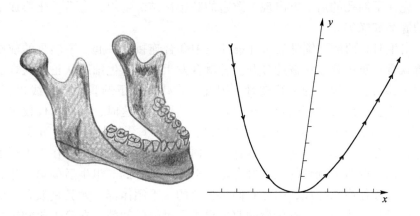

图2.2 下颌骨外侧下弧线示意图

研究证明，下颌骨外侧下弧线为一条以颏前点为原点、着正中矢量轴为对称轴的抛物线（$P<0.01$，方程均具有显著意义，$y=kx^2$，k均值为$0.26\pm0.030\,1$）[4]。这与通过下面宽（下颌角间距）及下颌体长（下颌联合下缘与下颌角间连线中点的连线）推算得到的下颌骨外侧下弧线方程（$y=kx^2$）无显著差异（$P>0.05$）。下颌骨外侧下弧线的研究阐明了下颌骨外形的规律。研究证明，可以用数学的方法通过下颌体长及下面宽来推算下颌骨外侧下弧线的形态，具体量化了下颌骨外侧下弧线。应该指出的是，下颌骨外侧下弧线存在着地域及种族的差异。谭建国等通过对 60 例中国人下颌骨的测量分析得出下面宽、下颌体长以及下颌联合高度的人体学测量数据，发现下面宽、下颌体长、下颌联合高度间存在着两两相关关系（$P<0.05$）。不仅如此，之后研究还发现下面宽、下颌体长以及下颌支高度与颅颌面的线距指标间存在着相关关系（$P<0.05$）。因此，根据颅颌面形态统一性的理论，寻找并建立了下颌骨形态间及其与颅颌面形态间定量的相关关系，实现了通过三维的颅颌面结构来推测下颌骨外形的可能性，为临床大型下颌骨缺损重建、下颌骨的框架构建提供了理论指导[5]。

4. 下颌骨的增龄变化

下颌骨是由胚胎时期下颌突深部的组织发育而来的。首先在下颌突的中心形成一条下颌软骨，称 Meckel 软骨（麦克尔软骨）。胚胎第 6 周时，该软骨已完全形成，柱状弯曲呈弓形，其前端与对侧软骨以纤维组织连接，此阶段出现了下颌骨始基。胚胎第 7 周，下颌骨始基首先出现骨化。骨化从此中心开始，在下牙槽神经的下方逐渐向后扩展，沿切牙神经的下方向前扩展形成骨组织，同时骨化也在上述神经的两侧向上扩展，逐步形成下颌体的内、外侧骨板和下牙槽神经管及切牙神经管。下颌支是由另一个骨化中心产生的，先在下颌孔的后上方出现一致密的胚胎性结缔组织，之后骨化形成下颌支的髁突和喙突。

出生时，两侧下颌骨通过纤维性正中联合连接在一起。下颌骨的前端被附着软骨。正中联合将彼此分开。骨融合发生时，新生细胞从正中联合的纤维组织移行至下颌骨的被覆软骨。因此，骨化是从下颌骨侧向中线进行的。但骨化代替了纤维性颏联合，正中融合就发生了。这时，下颌体仅仅是一个"壳"状结构，包裹着尚未发育成熟的乳牙胚。下牙槽神经管十分靠近下颌下缘，颏孔位于第一磨牙的下方且开口向前，喙突高于髁突。在出生后的第 1~3 年内，两侧下颌骨的正中融合是自上而下进行的。出生后的第 2 年，牙槽突融合往往尚未完成，因此它们是分离的。下颌体部，尤其是颏孔后的下颌体的延长，为另外三颗牙齿的萌出提供了足够的间隙。在第 1 年和第 2 年内随着颏部的发育，颏孔的开口也改变了方向，从向前改为向后。和成人的下颌骨一样，颏孔神经的方向也发生了改变。尽管随着年龄的增长，下颌下缘也存在着骨的沉积，但是总而言之，下颌体部高度的增长主要伴随着牙齿的发育和萌出及牙槽突的形成。下颌骨的增长则是通过下颌支后缘的骨沉积以及前缘的代偿性吸收来实现的。下颌骨宽度的增长是下颌骨外表面骨沉积、内侧面吸收的结果。另外，随着出生后下颌骨的生长发育以及牙齿的萌出，下颌支相对于下颌体有较大的增长。

关于髁突软骨在下颌骨生长发育中所发挥的作用尚存在一些争议。一种观点认为，下颌骨长度与高度的增长主要是髁突软骨持续增生的结果，而另一种观点则认为，髁突软骨的增生是对下颌骨生长的一种反应，而不是自身的原因。成人下颌骨、牙槽骨和牙槽骨下的区域在高度上是相同的。颏孔位于上、下缘间的中点。下牙槽神经管几乎与下颌舌骨肌线平行。如果牙列缺失发生，牙槽突将被吸收，下牙槽神经管和颏孔将逐步接近下颌骨上缘，甚至使下牙槽神经管及颏孔结构消失，神经直接位于口腔黏膜下。

5. 颞下颌关节

颞下颌关节是由位于上方的关节窝和下方的髁突构成的。在矢状面上，关节窝是一个半椭圆形的结构，稍向前倾斜与殆平面呈 25° 夹角，构成了关节窝大部分关节面。关节突的长度变化较大，在无牙殆患者中变得扁平。有一横嵴位于关节突起的顶端，它向外侧延伸至颧弓的关节结节。颞下颌关节组织向前越过关节突起的顶点，向后延伸至鳞鼓裂。关节窝后结节（位于颧弓根部鳞鼓裂的前方）在人类头颅骨中发育不甚明显。下颌髁突的关节面略带弯曲，并向前倾斜，与殆平面呈 25° 夹角，类似于关节突，髁突关节面的斜度变化也较大。从冠状平面看，它表现为近似三角形的突起（硬食习惯人群较为明显），也可表现为近似水平状的突起（无牙殆人群）。尽管测量人类颞下颌关节面在咀嚼状态下的压力变化几乎是不可能的，但是根据牛顿力学原理，颞下颌关节是一承力关节。Osborn 的研究证明，单侧咀嚼运动时，非工作侧髁突的负荷要大于工作侧[6]。当左侧第一磨牙垂直殆力为 500 N 时，右侧髁突将负荷超过 300 N。这一现象可以解释为何髁突骨折患者选择骨折侧咀嚼。

（1）关节囊

人类颞下颌关节的下半部分由致密的纤维组织所包裹，将髁突与关节盘紧密连接在一起，而颞下颌关节的上半部分则由疏松的纤维组织将关节盘分别与颞骨和髁突相连接，形成两个关节腔。因此，关节盘分别与颞骨和髁突相连接，形成两个关节腔。关节囊（图 2.3）的上部向前附着于关节窝的前方，并沿关节窝的边缘向后至鳞鼓裂，关节囊的下部则附着于髁突颈部的四周。而关节囊内的长纤维可以直接附着于髁突与颞骨之间，起到加固颞下颌关节的作用。

（2）关节韧带

1）蝶下颌韧带。

蝶下颌韧带位于关节囊的内侧，与关节囊分离，为一扁平、菲薄的条状结构。蝶下颌韧带向上附着于蝶骨的颞下嵴；向下逐渐增宽，附着于位于下

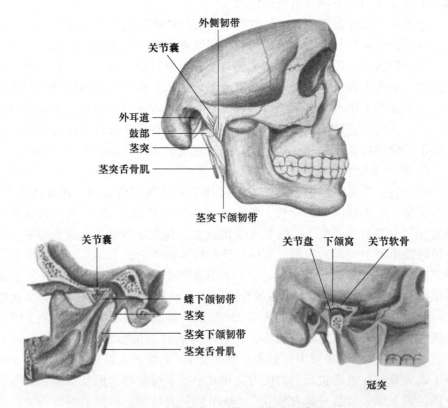

图 2.3　关节囊、韧带、关节盘示意图

颌骨前方的下颌小舌。部分纤维横跨岩鳞裂的内侧端，附着于前髁突。蝶下颌韧带是 Meckel 软骨背侧端的残余。在闭口位时，蝶下颌韧带有 5 mm 的松弛度，而半张口位时，其就呈拉紧状态了。翼外肌和耳颞神经位于蝶下颌韧带的外侧，鼓索支位于其上内侧，翼内肌则位于其下内侧。在翼外肌的下方，颌内动脉将蝶下颌韧带与髁突颈部分开。借下牙槽神经血管束与下颌支以及腮腺分开。

2）茎突下颌韧带。

茎突下颌韧带是起自茎突尖及茎突前部，附着于下颌角及下颌后缘，颈深筋膜增厚而形成的一根条状结构。闭口时，此韧带变松。下颌前伸时，此韧带紧张。所以其功能是防止下颌过度向前移位。

3）颞下颌韧带。

颞下颌韧带起自颞骨颧突根部的关节结节，向下、向后与水平面成 45°，附着于髁突颈部的后缘和外侧，位于腮腺的深面。无牙殆患者颞下颌韧带发育欠佳。它的功能是防止息止状态的髁突向后方移位。

（3）关节盘

在横截面上，椭圆形的关节盘主要是由致密的纤维结缔组织组成的。关节盘的下表面四周边缘呈环形隆起增厚，中央凹陷以容纳下颌髁突的关节表面。关节盘通过三种方式稳固地附着于髁突之上。其一，关节盘的边缘与紧密包绕在髁突颈部的关节囊下腔囊韧带相融合。其二，有明确的关节囊韧带将关节盘固定于髁突的内、外极。最后，关节盘四周边缘的环形隆起增厚，可以防止关节盘的滑脱。在矢状面上，关节盘可以分为较薄的中间带和增厚的前带、后带。其上表面凹凸有致，与颞骨的关节突起以及关节窝相适应。向后，关节盘附着于一个疏松的富含血管和神经组织的区域，它可以分成两层板样结构，因此叫双板区。双板区不像关节盘的其他结构，它的主要功能是提供区域让关节盘附着。上层板样结构由弹性纤维组成，附着于鳞骨裂；下层板样结构由非弹性纤维组成，附着于髁突的后部。双板区含有静脉丛，两层之间无血管结构。关节盘的胶原纤维平时是卷曲状的，当受到突然的牵张力时，它可吸收能量，保护关节盘免受撕裂。关节盘内的细胞尚可以分泌一种叫硫酸软骨素的物质，它在关节盘的中心含量较高，能给予关节盘软骨以更高弹性及压缩性。通常在 50 岁后，关节盘出现老化现象，包括磨损、变薄以及穿孔。

2.2 解剖生理与颌骨缺损修复的关系

下颌骨缺损不仅造成面部畸形，而且会造成语言、吞咽及咀嚼功能障碍。用于修复下颌骨缺损的复合瓣有带肌蒂的、带血管蒂的和吻合血管的游离骨移植。带肌蒂的有带单肌蒂和双肌蒂的游离骨移植等。在下颌骨缺损修复中，有关的应用解剖学研究非常重要。本部分以胸锁乳突肌蒂锁骨瓣修复下颌骨缺损为例，通过对胸锁乳突肌形态及血供的观察，以期为临床应用胸锁乳突肌蒂锁骨瓣提供相关的解剖学资料。在颌骨缺损修复，特别是上颌骨缺损后咀嚼功能重建中，具有很重要的意义。

2.2.1 锁骨的形态及血供

锁骨呈"S"形，骨干较细，内侧粗壮，占全长的 2/3，凸向前侧；外侧扁平，占全长的 1/3，凸向后侧。中 1/3 与外 1/3 交界处恰是锁骨从棱柱状变成扁平状骨处，最为狭窄。锁骨长为（13.9±0.7）cm，锁骨中部的平均直径为（1.6±0.5）cm，横径为（1.5±0.8）cm，外周径为（3.7±0.5）cm，中外1/3 交界（最窄）处矢状径为（1.2±0.4）cm。锁骨的血供丰富，为多源性，主要由肩胛上动脉、胸肩峰动脉和锁骨滋养动脉供应。锁骨肩峰端由胸肩峰动脉供应。与术式关系密切的内侧端则主要由甲状腺上动脉胸锁乳突肌支的骨膜支及其与颈横动脉或肩胛上动脉的锁骨支构成的丰富吻合支供应。

2.2.2 胸锁乳突肌锁骨头的形态及血供

胸锁乳突肌以锁骨头和胸骨头分别起始于锁骨内侧端和胸骨柄,从锁骨附着部和胸骨附着部至两束肌肉交叉点的长度平均为(10.1±0.5) cm 和(9.2±0.3) cm。两束肌肉在锁骨和胸骨上附着部的宽度分别为3~3.4 cm 和1.5~2 cm。胸锁乳突肌锁骨头较宽,以肌性起自锁骨内侧部,肌纤维斜向上,组成胸锁乳突肌深部,在肌中上 1/3 交界处与胸骨头相连并止于乳突和上项线。其起点宽(2.8±0.1) cm,中点宽(1.28±0.1) cm,中点厚(0.5±0.2) cm,中线长(19.87±0.1) cm,无损伤分离长度从锁骨附着部至两束肌肉交叉点为(8.1±1.3) cm。

胸锁乳突肌锁骨头的血供主要来源于甲状腺上动脉的胸锁乳突肌支,其由甲状腺上动脉起点处发出,起始处外径为(1.52±0.1) mm,肌肉外长度为(22.07±0.4) mm;肌支有一或二条伴行静脉。其入肌点相当于胸锁乳突肌前缘中下 1/3 的交界处,位置较浅。该血管自胸锁乳突肌后缘穿出至胸锁乳突肌胸锁两头之间,在距锁骨上缘(7.8±0.7) cm 处分为升支和降支。升支入肌与枕动脉、耳后动脉在肌内构成吻合,降支紧贴锁骨头后方下降沿途发出二至五条小肌支供养胸锁乳突肌胸锁两头,降支起始处外径为(1.1±0.2) mm,伴行静脉外径为(1.9±0.4) mm。此外,供应该处的血管还有颈横动脉、胸廓内动脉、肩胛上动脉。降支 92.5% 终支到达锁骨上方(1.5±0.1)cm 处,分出三至五条骨膜支呈爪形状分布至锁骨内侧端骨膜,仅有三侧降支未达锁骨,但均与颈横动脉(或肩胛上动脉)锁骨支构成吻合形成动脉网,营养锁骨内侧端。

2.2.3 以胸锁乳突肌锁骨头为蒂半片锁骨瓣转位模拟手术

体位及切口:仰卧位,头颈自然后仰(伸),于下颌骨下缘 1 cm,由颏下至乳突下方做弧形切口。逐层切开,暴露下颌骨,待植骨。另外从颏下切口乳突端向下沿胸锁乳突肌后缘延长至(稍过)锁骨,再沿锁骨下缘向内至胸骨做一切口,切开皮肤、皮下组织,充分显露锁骨及胸锁乳突肌锁骨头(图 2.4)。

切取以胸锁乳突肌锁骨头为蒂的锁骨瓣分离锁骨骨膜,但要注意勿损伤胸锁乳突肌附着部。在附着部的外侧,沿锁骨长轴中线纵行切开骨膜,切口大小依植骨长短而定,用电钻劈开锁骨。在锁骨的腹面中线沿长轴用镰状刀切开骨膜,两端用电钻横切至锁骨中线,后用骨凿劈下,此时锁骨瓣完全游

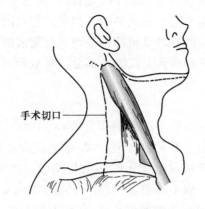

图 2.4　胸锁乳突肌及手术切口示意图

离，悬吊在胸锁乳突肌的锁骨头上。采用纯性剥离将胸锁乳突肌的锁骨头与胸骨头及深面的组织分离至舌下神经高度，以保存枕动脉的胸锁乳突肌支到肌肉蒂内的血运。此时便形成了以胸锁乳突肌锁骨头为蒂的半片锁骨瓣。将锁骨瓣植入下颌骨缺损区：修整锁骨片的两端与下颌骨两侧，将半片锁骨从胸骨端后方穿过，行经颈部下颌缘切口，向上提旋 180° 移植于下颌骨两侧残端之间做嵌贴式（或嵌插）结合，结合部位分别钻孔用钢丝牢固栓结和固定于下颌骨上，然后做分层缝合，加压包扎，关闭口外伤口（图 2.5）。

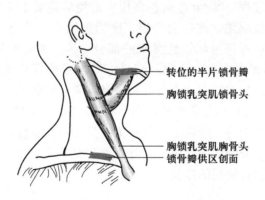

图 2.5　胸锁乳突肌锁骨头锁骨瓣转位修复下颌骨缺损示意图

2.2.4　胸锁乳突肌锁骨头锁骨瓣的解剖学基础

胸锁乳突肌锁骨头血供为多源性，由上而下主要来自枕动脉、耳后动脉、甲状腺上动脉及颈横动脉的分支，这些血管通过附着在锁骨上的胸锁乳突肌锁骨头，穿过骨膜供给锁骨部分营养。在正常情况下，锁骨的血供主要依靠其骨髓内的血管窦及毛细血管网。因此，当锁骨离断形成带蒂的骨瓣时，锁骨便失去了骨髓系统的血供来源，但仍可通过附着在锁骨瓣上的胸锁乳突肌锁骨头的血供获得营养以维持其活力。骨瓣成活能力明显优于游离骨块。另外，锁骨头仅是胸锁乳突肌的一部分，切取后对其功能影响不大。

2.2.5 解剖要点

切取以胸锁乳突肌锁骨头为蒂的锁骨瓣解剖要点：① 从颈右前外侧入路较安全，可避免误伤左侧的胸导管；② 术中应彻底清除受区病灶，并需显露其松质骨，以便骨块嵌入受压时接触松质骨，加快融合；③ 蒂的根部一般在乳突尖下 2 cm，以不超过舌神经主干经过的高度为宜，这样可保护枕动脉的胸锁乳突肌支到肌蒂的血供；④ 在切取锁骨瓣时，一定要保护好锁骨骨膜，在其周围形成一薄层包括肌腱和肌肉在内的软组织"套袖"以保证锁骨瓣的血供来源；⑤ 延长胸锁乳突肌锁骨头长度，加大肌的旋转弧，避免旋转移植后，由于肌紧张水肿造成对血管的扭曲、压扎，影响移植骨瓣的血供；⑥ 在胸锁乳突肌深面为颈动脉鞘，后缘有副神经通过，应注意鉴别并加以保护。

2.2.6 术式特点

① 植骨块自带血供，不依赖于受区的血液供给，移植后仍保持活力，并积极参与修复过程。② 半片锁骨移位，避免后遗肩下垂及肩关节运动受限，克服供骨部位塌陷，保持肩、锁、胸的连续性。③ 手术只截取胸锁乳突肌的锁骨头，仍可保留胸锁乳突肌的部分功能，避免术后出现"歪颈"后遗症。④ 鉴于锁骨有丰富的血供，有良好的自发修复功能，将锁骨作为供骨截取半片骨瓣，从生物力学方面分析，其有承受和代偿的能力，对肩关节的功能影响不大。⑤ 术式具有成活好、操作简单、一期愈合、取骨方便、供骨区无任何功能障碍、痛苦小、抗感染力强、能恢复较好的面部外形等优点。但由于锁骨本身的骨量有限，又基本上是皮质骨，可塑性较小，故不适用于对大面积下颌骨缺损的修复。

2.3 颌骨切除术的修复考虑

由于颌骨缺损后带给患者的严重的咀嚼、语言、吞咽功能障碍和面部畸形，颌骨切除术后必须进行缺损修复。颌骨的特殊部位、特殊组织结构使得植骨、组织瓣移植等外科重建方法的应用有很大的困难。迄今为止，口腔颌面外科医生尚未能建立一种很成熟的上颌骨重建的外科学方法，颌骨缺损修复仍然依靠修复体。而一个颌骨缺损的成功修复，必须依靠口腔颌面外科医生与修复学医师间的密切合作方可完成。一方面，这就要求口腔颌面外科医生具有较丰富的修复学知识，用以指导自己的手术设计，创造最佳的修复条件。另一方面，修复学医师也应具有一定的口腔颌面外科知识，以正确地提出手术要求，并充分利用颌面外科医生所创造的条件，使患者获得理想的修复效果。在颌骨切除术前，应由修复学医师参与会诊，从修复的角度提出手术方案，并与口腔颌面外科医生协商，找出最适方案，既可切除肿瘤组织，防止复发，又可达到满意的修复效果。这种协作的结果，远比由颌面外科做完手术，才来找修复学医师做修复体这样双方互不联系的结果好得多。

2.3.1 上颌骨切除术的修复考虑

1. 支持组织的保留

在上颌骨缺损修复中，通过戴用修复体，患者的语言功能、吞咽功能和面部外形大多能得到明显的改善或恢复，但缺损侧的咀嚼功能重建却较难实现，其主要原因是，一侧上颌骨切除后，缺损区失去了骨支持组织，因而不能有效地支持和传递殆力。对一侧上颌骨缺损修复后的患者来说，其咀嚼功能仍是依靠健侧的余留牙，而患侧仅有较小的殆力，只能吃一些稀、软的食物。解决这一问题的关键是要在缺损区保留或建立有效的支持结构。

经调查，国内各大医院中一侧上颌骨切除术占上颌骨切除手术的67%，表明这种手术为国内上颌骨切除的主要方法，而在美国此比例仅为43%[7]。出现这种差异的原因一方面是美国有发达的医疗系统，人们普遍具有较强的健康意识，因而能较早发现肿瘤，而国内患者发现疾病及手术时机常偏晚，以致手术范围扩大；另一方面则是这种手术比较经典，操作较其他变异手术更简单一些，因而更易为颌面外科医生所选用，这样就使一些原本不必采用一侧上颌骨全切除术的患者因此切除了全部上颌骨，造成其缺损侧支持组织的丧失。

有临床研究表明[8]，在缺损侧的远中保留一个牙位的骨组织，并将修复体的远中延伸到该部，即可使缺损区的殆力增加50%左右，使咀嚼效能提高一倍，这对患者的咀嚼功能恢复是非常有利的，因而在做上颌骨切除手术设计时，除患者病变必须要求切除全上颌骨之外，在满足切除肿瘤组织和防止复发的前提下，凡有可能保留一部分上颌骨的，均应采用变异的一侧上颌骨切除术，或部分上颌骨切除术。特别是对因外伤需做上颌骨切除术的患者，更应千方百计地保留一切可保留的上颌骨组织。即使是在必须切除全上颌骨时，也应争取保留较多的颧突。如缺损区保留较多的颧突，则可为日后的功能性修复打下较好的基础，修复学医师可在保留的颧突上植入一至两只种植体，作为修复体的支持和固位结构，即可显著改善患者的咀嚼功能。

2. 余留牙的保护

上颌骨切除术的设计中，还必须考虑余留牙的保护。颌骨缺损后，一方面，余留牙要作为修复体的基牙（abutment teeth），使修复体获得固位，并支持传递来自缺损侧的应力，保留的余留牙越多，牙周储备力就越大，可获得的支持力、固位力就越大；另一方面，作为直接咀嚼器官，承担大部分的咀嚼功能，余留牙越多，则咀嚼效能就越高。因此在手术设计时应尽可能地保留余留牙，不轻易拔除牙，即使Ⅱ度松动的牙齿或牙根也应予以保留。特别是对邻近缺损区的牙齿，更应注意保护。这些牙齿，在修复设计时通常被选作 A 基牙，设计直接附着体，在功能活动中所承受的应力很大。如果将切除线设计在紧邻牙根的部位，则会使这些牙远中或近中骨壁过于薄弱，在受到较大应力时很容易出现骨吸收，通常在 0.5~1 年的时间，使远中或近中骨壁缺损，进而引起唇、腭侧骨壁的斜向吸收，最终导致牙齿松动、脱落，这一点已被多年的临床观察所证实。因此，在手术设计时，应将切除线向缺损区移动半个牙位，以便使 A 基牙邻缺牙区侧有足够的支持骨壁。经临床随访证实，采用这种手术设计后的 A 基牙松动脱落率远低于那些采用常规上颌骨切除术后的 A 基牙。

3. 面部切口

上颌骨切除术大多采用上唇正中全层切开，自鼻小柱下方，向外绕鼻翼沿鼻外侧向上至内眦下方，而后沿眶下缘下方 1 cm 横行切开的手术切口（即韦伯式切口）。这种大的手术切口，在术后由于瘢痕组织的收缩牵拉，使得患者缺损侧颜面部凹陷，即使戴用了修复体，双侧颜面也不能对称，对于面部软组织较薄的患者来说更加明显。手术设计时，尽可能将切口设计在口内或减小面部切口，不做大翻瓣，对患者术后及修复后的面容恢复十分有利。因此，应尽可能采用此类切口设计。然而这会增加手术的难度，提高对颌面外科医生的要求。

4. 手术前、后的修复工作

必须强调的是，颌面缺损的修复是一个系列化的治疗过程，缺损修复的最终效果取决于整个过程而不只是最终的修复体。这个系统治疗包括以下四个步骤。

（1）术前设计及准备

上颌骨切除术前，颌外医生应与修复学医师一起会诊制定手术方案。修复学医师应根据病变的范围、程度以及修复体固位稳定功能恢复的要求，提出对术中切除范围、保留结构以及手术方法的意见，在此基础上由颌外医生制定出具体手术方案。手术方案确定后，修复学医师即可为患者制取印模，并按照预定的手术方案在模型上修去相应的部分，使模型恢复正常的腭部及牙槽嵴形态。在此基础上为患者制作预成的腭护板或低位阻塞器，腭护板和低位阻塞器可利用在余留基牙上设置的卡环进行固位，也可在基板边缘打孔做结扎固位，对于无牙颌或余留牙很少的患者，还可设计螺钉固位。通常采用透明自凝树脂制作腭护板，在软腭部，基板边缘应略超过缺损区。

（2）术中腭护板的应用

部分上颌骨切除后，在完成止血和皮片移植后，即可进行局部的敷料加压包扎，此时即需给患者戴入腭护板。用腭护板或低位阻塞器固定加压敷料，起到压迫止血作用。可用卡环将腭护板固定在基牙上，也可在基牙固位形不良时用钢丝将腭护板结扎固定在基牙上，还可用 10 mm 左右的螺钉将腭护板固定在无牙颌患者的牙槽嵴或硬腭上，务必使腭护板具有良好的固位。戴入腭护板的主要目的：通过在腭护板上填塞碘仿纱条和敷料，可对口内创面起到加压止血的作用；保护手术区创面，防止唾液及食物污染；保持原缺损腔范围，防止或减少创面愈合中的瘢痕组织挛缩，减轻面部畸形；封闭口腔，改善吞咽和进食；减轻患者的心理负担，增强患者的生活信心。

（3）术后暂时性阻塞器的戴用

上颌骨切除术后 7～10 天，应为患者取下腭护板清洁创面。而后将腭护板或原有义齿改制为暂时性阻塞器。通常采用在聚合过程中不产热、无刺激性的自凝树脂，逐层在腭护板式义齿上方，在患者口内直接成形，使进入缺损腔的阻塞器部分与缺损区组织完全适合，待树脂固化后，取出阻塞器，对有前牙缺失的患者还可排列上前牙，经抛光后即可戴入，暂时性阻塞器戴用 1～2 周后，可能因局部瘢痕收缩产生不适，可在此基础上进行磨改和衬垫。戴入暂时性阻塞器的主要目的：封闭口鼻腭，恢复腭部形态，改善发音和吞咽、进食；保持缺损腔范围，防止或减少创面愈后过程中因瘢痕挛缩造成的颌面部变形，为日后的最终修复创造条件；利于患者心理健康。暂时性阻塞器通常戴用 2 个月左右，即可为患者制作正式的修复体。需要强调的是，术后 2～5 周是软组织挛缩最严重的时期，在此时期，务必要求患者坚持戴用阻塞器，如患者感觉戴用阻塞器后缺损区局部胀痛，此为软组织收缩后与阻塞器摩擦所致，需磨改阻塞器局部，清除疼痛后，重新戴入阻塞器。经验表明，此期间若有 3～5 天不戴阻塞器，即可出现不可逆的固化软组织瘢痕收缩导致的面部畸形。因此，在此期间最好使患者处在医生的监控中，一旦有不适，应及时修改阻塞器，以达到最佳的防止面部畸形的目的。

（4）正式修复体的戴用

手术后 2 个月左右，缺损区的创面已基本愈合，炎症已消失，周围组织趋于稳定，此时即应为患者制作正式的修复体。可应用修复体恢复患者丧失的语言、咀嚼、吞咽等功能，恢复患者的面容。通过腭护板、暂时性阻塞器和正式修复体的系列修复治疗，通常能使患者的面部畸形减到最小，与未经系列治疗的患者相比，最终修复效果差异明显。同时还能使患者有较好的心理状态，实现最佳修复效果。

总之，上颌骨缺损患者的成功修复，必须依靠颌面外科医生与修复学医师的密切配合共同努力才能完成，而这种合作，目前在国内的许多医院中被忽略了，从而导致了平均修复水平较低，特别是不能满足患者的功能性修复的要求之现状。在此诚挚地希望，颌面外科医生与修复学医师之间加强联系，相互学习，密切合作，以实现提高患者生存质量这一最高目的。

2.3.2　下颌骨切除术的修复考虑

部分下颌骨切除术是下颌骨肿瘤及创伤治疗中最常用的一种方法。下颌骨切除的范围、部位以及切除术的设计，都直接关系术后下颌骨重建和修复的效果。在此从下颌骨重建和修复体修复的角度出发，对下颌骨切除术提出一些要求和建议。

1. 尽可能保留髁突

下颌骨为颜面部唯一的不与其他骨性结构形成骨性连接的游离骨。两端的髁突与颞下关节凹，通过肌肉韧带连接形成颞下颌关节，从而完成下颌骨的转动和移动，进而完成咀嚼、语言功能，在下颌运动中，髁突起着转动轴的作用，又起着支点的作用，故是下颌运动的关键。一旦一侧髁突被切除，则会使整个下颌骨的运动受到严重影响，出现下颌骨的偏侧运动，造成咀嚼、语言功能障碍。因此，在部分下颌骨切除中，在不违反肿瘤外科治疗原则的前提下，应千方百计地保留髁突，即使仅能留下 2~3 cm 的髁突及升支上端，对日后下颌骨的重建及修复都是非常有利的。下颌骨重建时可在游离的下颌骨端与保留的髁突间植骨，使其重新连接成为一个整体，由于髁突的存在，它仍在发挥其转动轴和支点的作用，保证下颌运动的正常进行。经验表明，凡是保留了髁突，再进行了下颌骨植骨重建的患者，其咀嚼功能恢复的状况优于切除了一侧髁突的患者。对于那些没有可能保留髁突的患者，行切除术时，也应尽力为下一步髁突的再造创造条件。

2. 即期植骨

临床观察表明，在下颌骨切除术后即期进行植骨，恢复下颌骨连续性的患者，特别是下颌骨一端切除的患者，其下颌骨很少出现偏斜，经后期修复，常能满意地恢复咀嚼功能，重建良好的颌关系；而大部分采用延期植骨手术的患者，在植骨后，由于长期单侧肌肉活动的牵拉，通常仍存在着程度不等的下颌骨偏斜，即使经修复也难以达到很满意的咬合关系。因此可以认为下颌骨的连续性恢复得越早，对后期患者的咀嚼功能恢复越有利，因而对于下颌骨良性肿瘤及创伤的患者，在下颌骨切除手术时，应尽可能选用即时植骨，或即时植入骨代用品的方式，使下颌骨能保持其连续性，无缺损期，从而使后期修复达到最佳效果。如采用髂骨移植，还可同时考虑种植体的植入。先按预定的位置在大髂骨块上植入种植体，而后再将骨块植入缺损区，4个月后，待植骨段与余留颌骨间形成骨性结合，即可行种植体的二期手术。许多学者的经验表明这是一种较好的修复方法。但近年来，也有学者提出，植骨同期植入种植体的方法，较难控制种植体的植入位置和方向[9]，因而给后期进行义齿修复带来一些困难，特别是在做固定式种植义齿修复时，难以获得准确的共同就位道和最适合的种植体位置，因而他们主张采用即期植骨，在骨结合完成后，二期按照严格的种植义齿设计，确定种植体的植入位置和方向，植入种植体，可以获得理想的修复效果。

3. 连接固定余留骨段

对于下颌骨恶性肿瘤及植骨床条件差的患者，切除术后通常不能行即期植骨。如不做处理，则会使余留骨段在肌肉的牵拉下，向近中及内下方偏移，使余留骨段上原有的咬合关系破坏，除使咀嚼功能完全丧失外，随时间推移，手术区组织的瘢痕挛缩，会使余留骨段的位置发生永久性改变。待二期植骨时，已很难恢复原来的位置，一方面难以实现正常的咬合关系，另一方面下颌骨段位置的改变还可能引起髁突位置的改变，进而引起颞下颌关节疾患。因此可主张在部分下颌骨切除术后，凡缺损区前后有骨组织的，即使不能即时植骨，也应采用钛板或不锈钢板将两骨端固定起来，以保持原缺损区的距离和间隙，并使下颌骨保持其连续性，使余留骨段上的牙齿与上颌牙齿间能保持正常的咬合关系。这样就为二期植骨创造了很好的条件，使植骨术更为准确和简单，同时为后期的义齿修复和实现最佳咬合功能打下了良好的基础，对最终的修复效果是至关重要的。

4. 保护余留牙

在下颌骨缺损时，绝大多数患者经过植骨后，骨缺损区可成为非游离端，修复术后，余留牙作为基牙承担的负荷较上颌骨缺损患者的余留牙小。即使如此，也应该尽可能保留余留牙及可利用的余留牙根和残冠，一方面，保留更多的自然咀嚼器，另一方面，为缺损修复提供更好的支持和固位。

5. 术前的修复准备

下颌骨切除术前，修复学医师应根据病变的范围、程度，从最利于达到最佳修复效果的角度，提出对保留范围、植骨形式及种植体的植入位置的意见。手术方案确定后，修复学医师应积极配合颌外医生进行术前准备。对一侧下颌骨切除又不能行即期植骨的患者，应制作上颌单侧翼状导板，以便术后即时戴入，阻挡余留下颌骨段向对侧偏移。对下颌骨前部大部分切除的患者，应制作上颌双侧翼状导板，以免双侧余留骨段向近中偏移。对于拟行颏部颌骨切除的患者，则应在术前取模，从模型上修去切除区的牙齿，在此模型上设计制作预成夹板式可摘部分义齿。与普通可摘部分义齿所不同的是，义齿的舌侧基板应较普通义齿有更强的抗力，义齿的舌侧和颊侧最好有铸造杆加强，卡环应较普通义齿多，以获得更好的固位。义齿的咬合应为小开𬌗，不承负大的𬌗力。颏部颌骨切除后，如为远期植骨，义齿则成为一可摘式夹板，通过卡环将双侧余留骨段连成一个整体，保持双侧骨段的联动。如为即期植骨，义齿则一方面作为夹板，辅助骨端固定钢板螺丝起到充分制动的作用，另一方面，又可作为骨愈合期的过渡性义齿，承担部分功能活动。待骨愈合完成后，再重新设计固定桥或可摘部分义齿。这种方式不仅有利于骨段的固定，口腔功能的恢复，还很有利于患者的心理健康。

2.4　颌骨修复前检查

颌骨缺损修复治疗前，必须对患者的全身情况，特别是口腔、颌面部情况做详细的检查，对患者情况有一个完整的了解，以便及时处理，尽可能消除不利的因素，并根据患者全身或局部的情况，提出最适合该患者的修复方案及治疗计划，以期获得最佳修复效果。

2.4.1　上颌骨检查

1. 全身检查

全身检查应包括颌骨缺损的病因、全身健康状况及精神状况，这些都是与修复治疗密切相关的。

1）应了解颌骨缺损的原因是属于先天性的、外伤性的还是肿瘤术后的。若为肿瘤术后之缺损，还应进一步弄清肿瘤是良性的、低度恶性的还是恶性的，有无复发趋向等，这与整个修复方案的制定，修复时间和修复方法的确定，以及口腔准备和消毒隔离等都有密切关系。对有复发趋向的患者应缓行修复治疗，首先考虑肿瘤治疗问题。

2）了解手术时间，检查术后创面的愈合情况。一般情况下，应在手术2个月后进行永久性修复，过早则缺损区创面愈合不全，过晚则不利于患者咀嚼、语言等功能的恢复及患者的心理健康。对术后创面愈合不好的患者，除进一步换药治疗外，应推迟修复时间。修复的前提是缺损区创面完全愈合。

3）对于恶性肿瘤的患者，尚需了解其是否在进行放射治疗及放射治疗的结束时间。因放射治疗在杀死肿瘤细胞的同时，也会间接地损伤邻近组织的正常组织细胞，致使缺损区及邻近组织的黏膜、骨组织的生长愈合能力受抑，组织也比较脆弱，易被损伤，易出血，且较难愈合，故在放射治疗期，一般不做修复治疗。一般在放疗结束2个月后，方可开始修复治疗。由于放疗后的骨细胞恢复较慢，因而如拟在缺损区及邻近部位植入种植体进行种植修复，种植体的植入时机应进一步延后。许多研究表明，在放疗结束0.5~1年后再进行种植体植入手术，同时辅以高压氧治疗，可以减少种植体的失败率。

4）了解患者有无全身系统性疾病。患者身体如极度虚弱，则难以配合医师完成修复治疗，需待体力恢复、健康状况好转后方可进行修复。患者如有明显精神异常，不能主动配合修复治疗，则不宜行修复治疗。患者若有心脏病、血液病、糖尿病、高血压、肾病、代谢障碍等疾患，则不宜采用种植式修复体。

2. 上颌骨颌面部检查

1）颌面部组织是否同时有缺损，缺损的部位和范围，与颌骨缺损有无关联，能否采用同一修复体修复。

2）颌面部的外形有无改变，唇颊部的丰满度如何，有无凹陷，左右是否对称，有无颜面部瘢痕挛缩，是否需做手术松解，能否用修复方法恢复面形。

3）下颌骨的位置正否，与上颌骨的关系如何，有无缺损、偏移，是否需做植骨手术。

4）张口是否受限，口裂有无缩小，后颊部的弹性如何，对取模和修复时的摘戴有无影响，是否需做瘢痕切除术或口裂扩大术。

3. 口腔检查

1）颌骨缺损的部位及范围。上颌骨缺损者口鼻腔有无交通，曾否做过植骨手术。颌骨骨折者，应仔细检查骨折断端愈合情况，有无错位愈合，是否需做复位手术。特别注意一侧或双侧上颌骨全切除的患者缺损区余留颧突的状况，以及有无可利用的支持组织(图2.6)。

2）缺损区的组织愈合情况。有无炎症、出血、化脓、肉芽组织等，必要时应请有关科室会诊处理。

3）上颌骨缺损者应特别注意鼻底、鼻咽腔、残留软腭、颊侧倒凹等的情况，以判断能否作为固位区。

4）余留牙的情况。检查余留牙有无残根、龋齿、错位牙、伸长牙及松动牙的情况。由于颌骨缺损后修复时的固位常存在一定的困难，故对余留牙一般均采取尽量保留的原则。龋齿应及时做充填治疗，必要时做人造冠保护。对牙槽骨吸收Ⅱ度以下的残根，均应尽可能保留，经过完善的根管治疗

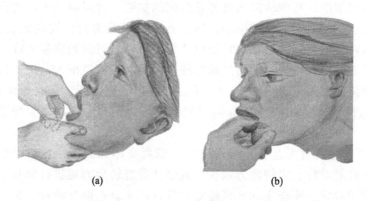

(a)   (b)

图 2.6 口腔检查示意图：（a）双手法；（b）双指法

后，做桩核、人造冠修复，即使不适于做冠修复整个牙齿的牙根，也应经根管治疗后，留做覆盖牙根，以增加修复体的固位和支持。对错位牙或伸长牙，经适当调𬌗后应尽量利用。对Ⅱ度或Ⅱ度以下松动的牙齿，有利于固位者也应考虑保留。Ⅲ度松动的牙齿，一般仍以拔除为好。

5）牙槽嵴的高度和宽度以及唇颊沟的深度如何，是否需做唇颊沟加深术。

6）颌关系是否正常，覆𬌗的程度，有无反𬌗、深覆𬌗、开𬌗等情况，后牙的咬合关系如何，上下颌有无早接触、少数牙接触或完全无接触等情况。

7）有无瘢痕挛缩、张口受限。张口度小于2.0 cm，将影响印模的制取和修复体的取戴。应嘱患者行张口训练，必要时辅以瘢痕松解术。

4. X 线检查

对缺损区相邻的牙齿常规拍牙片检查，观察其根周骨质情况，以便决定是否需要对基牙进行连接加强以及加强方法。对采用常规修复体不能达到良好修复效果的患者，应做颌骨的 X 线检查，可拍颌骨正、侧位片或曲面断层片，观察余留颌骨的高度和骨密度。对有足够高度、骨质为中等密度的颌骨，可以考虑植入种植体，作为缺损修复的固位和支持装置，骨质密度低、骨质疏松的颌骨，则不能考虑种植体植入。如颌骨高度低于10 mm，则应考虑植骨后再行种植体植入。余留颌骨有囊肿、炎症、肿瘤等病变者，也不宜考虑种植体植入。

2.4.2 下颌骨检查

如同上颌骨缺损修复一样，在下颌骨缺损的修复术前，也应对患者的全身情况和颌骨、口腔情况，进行详细认真的检查，从而依据患者的身体情况，提出最适合该患者的治疗计划和修复方案，以获得最佳修复效果。

1. 全身检查

由于下颌骨缺损的病因及对全身健康的影响，修复方式均与上颌骨缺损有很多的相似之处。因而全身检查的内容、要点及临床意义，基本上与上颌骨缺损相同，可详见上颌骨全身检查。

2. 下颌骨颌面部检查

1）颌面部组织，包括上颌骨是否同时有缺损，其缺损的部位与范围，缺损与下颌骨缺损的关系等。

2）颌面部外形有无改变，有无凹陷，有无偏斜，左右是否对称，有无瘢痕挛缩，是否需做手术松解，能否采用修复方法恢复面形。

3）下颌骨位置是否正常，与上颌骨的关系，是否处于正中位置，有无偏斜，下颌骨缺损的部位、范围，下颌骨是否有连续性，余留骨段是否游离，是否做过植骨手术。

4）张口是否受限，口裂有无缩小，后颊面及颈上部的弹性如何，对取模和修复体的取戴是否有影响，是否需做张口训练、瘢痕切除术或口裂扩大术。

3. 口腔检查

1）下颌骨缺损者有无颌骨偏位，下颌骨缺损的部位及范围，是部分缺损还是全部缺失，缺损区位于颌骨前段还是后段，有无升支和髁突的缺失。一般说来，同样缺损长度，下颌骨缺损区位于前段者的修复效果优于缺损区位于后段者，凡保留了升支及髁突的缺损，经植骨后的修复效果，远好于升支及髁突切除后的患者。

2）检查下颌骨的连续性，缺损区是否进行植骨，所植骨的方法、种类、性质以及植骨区骨的密度与高度。这一点对修复设计的选择是十分重要的，所植骨如为肋骨或异质材料，则不能考虑种植修复。如植骨为髂骨等，则可设计种植式修复体。如未行植骨，余留骨段间是否已行钢板固定，余留骨段间有无动度。缺损区小、缺损时间长又未行植骨者，应检查有无余留骨段间的错位愈合和假关节形成，对有明显错位愈合者，应考虑采用外科方法切断愈合处，并同期行植骨术或采用骨牵张术加以矫正，在假关节形成后，则应切除假关节面，再行植骨。

3）检查咬合情况，余留上下牙列间是否有广泛的咬合接触关系，有无跨𬌗、开𬌗及深覆𬌗，余留下颌骨的偏移程度，能否牵引复位恢复正常颌关系。

4）检查植骨区黏膜有无裂口，有无感染，有无骨组织或植入的下颌骨替代体暴露。在植入金属下颌支架，或生物陶瓷下颌骨的患者，较易出现植入区口内黏膜开裂，要特别予以注意，如有裂口、感染，应立即做局部外科处理，关闭裂口，以免因此引起植入术失败。

5）检查植骨区有无前庭沟及前庭沟的深浅，有无瘢痕牵拉，是否有足够的修复体的空间，触诊植骨区，有无明显骨尖骨嵴。进行髂骨移植的患者，其骨松质通常有部分吸收，而双侧骨皮质吸收速度则较慢，通常会出现较尖锐的骨嵴，如有尖锐骨尖、骨嵴应行修整术，或在义齿组织面设计软衬垫。无前庭沟以及瘢痕组织牵拉影响义齿位置者，应行前庭沟成形术。采用植皮等方法恢复前庭沟深度，留出义齿空间。

6）检查余留牙的情况，此检查与上颌骨缺损的检查基本相同。此外，还必须检查上颌余留牙的情况，余留牙有多少，有无松动、龋坏，有无足够的支持力，能否作为翼状导板的基牙或对抗基牙等。

4. X 线检查

X 线检查是下颌骨缺损修复中的重要检查项目，采用颌骨正、侧位片及曲面断层片，观察植入骨段的愈合情况。在植入骨段达到骨性愈合后，可考虑行种植体植入或行固定义齿修复。而在骨性愈合之前，则不宜行种植或固定修复。观察植入骨和余留颌骨的高度、厚度及骨密度，以判断能否行种植义齿修复。对于拟行钛网-松质骨植入修复和种植体植入的患者，应行螺旋CT 检查，以明确下颌骨的三维立体形态。

2.5　上颌骨缺损修复中的余留牙

颌骨缺损通常伴有牙齿的缺失和损伤，缺损越大则余留牙就越少。由于牙齿仍然是上颌骨缺损修复中修复体的主要支持与固位结构，所以余留牙的数量对修复体的修复效果有着直接的影响。相关研究表明，余留牙的数量与修复后患者的咀嚼效能呈正相关，与患者对修复体的满意率呈正相关。因而，无论是在颌骨切除手术设计中，还是上颌骨缺损的修复术中，都必须高度重视余留牙的保存与利用。另外，余留牙越少，每个基牙所担负的支持和固位作用就越大，也就越容易受到损伤。经随访观察发现，余留牙的保持时间与缺损的范围呈负相关，与余留牙的数量呈正相关，即缺损范围越大，余留牙越少，则余留牙保持的时间就越短。所以，在修复体的设计中必须高度重视对余留牙的保护。

在修复前检查与准备中，除Ⅲ度松动的牙齿和牙根必须拔除外，原则上应吸收在根中 1/2 以下的各种牙齿和牙根，经过适当治疗后，作为支持和固位结构。

1. 松动牙的保存

对松动或骨吸收在根中 1/2 以下的牙齿，有龋坏及牙髓、尖周病的应先予以治疗。对有牙周炎的患者行牙周治疗，控制炎症。在此基础上可采用烤瓷全冠联冠、金属全冠联冠和 3/4 冠联冠等方式来固定松动牙，使松动牙形成一个固定的"多根牙"整体，增加其支持力，前牙以烤瓷全冠联冠或 3/4 冠联冠为宜，后牙多以铸造金属联冠固定。对一些前牙松动而难以进行 3/4 冠基牙预备的患者，还可采用根管钉金属舌面背联冠的方法来固定松动牙，也可达到同样效果。该方法对各松动牙进行完善的根管治疗后，按共同就位方向预备根管，根管钉的长度达根长的 1/2 即可，分别做各牙的舌面预备，而后做口内根管钉和舌面背蜡型，或以硅橡胶印模料做根管注射取模，再在口外模型上制作蜡型，经铸造后黏固。需要强调的是，这种固定必须是可靠的，应采用永久性固定方式，而非临时性固定方式。不主张在颌骨缺损修复过程中，采用光固化或复合树脂加钢丝结扎的固定方法固定松动牙，因为这种方法不是永久性的，一旦松脱，则修复体无法继续使用，同时，这种方式还会带来一些并发症。此外，采用连续卡环的方式或可摘式夹板来固定这类松动牙也不可取，因为这种固定是不可靠的。

一般情况下，这种联冠不应少于三个牙位，联冠越长，则整体支持效果就越强，牙齿保存的时间也就越长，但联冠基牙预备和制作难度也会随之加大。采用这种方式可大大延长松动牙的保存时间，同时可达到更好的修复效果。有资料表明，对 46 例余留牙Ⅱ度松动的患者采用上述方式进行松动牙固定后，除 5 例病人失访外，其余 41 例患者的余留牙保持时间均已超过 3 年。这表明松动牙经固定后，在合理的修复体设计下，仍可作为基牙而长期使用。

2. 残冠的保存与利用

余留的残冠，若骨吸收在根中 1/2 以下，松动度在Ⅱ度或Ⅱ度以下，均应按前述方法予以保留。先将残冠进行完善的根管治疗，而后在余留牙体组织中打入牙本质钉，缺损多的残冠则应打入根管钉，而后以桩核光固化树脂修复原牙齿外形，再进行人造冠的基牙预备，根据修复体或美观要求，制作烤瓷全冠或金属全冠，必要时要在冠上设计支托窝等结构。如果残冠松动，则应用联冠将它与其他余留牙连接成整体。

3. 残根的保存与利用

对长度在 10 mm 以上，松动度较小的牙根均应进行完善的根管治疗，而后进行根管预备，制作铸造桩核或树脂桩核，在此基础上，再制作全冠或联冠。在磨牙残根，可以采用下述方法制作金属桩核。

（1）间接法

即牙根在进行完善的根管治疗后，选择其中两支方向接近一致的根管，将它们进行根管预备，使两者具有共同就位道，而对另一支方向差异大的根管，则按其原根管方向进行预备。用精细印模法制取全部根管印模，在模型上以具有共同就位道的两根管作为就位方向，制作桩核。蜡型完成，在核上打一个与另一根管方向一致的孔。再制作一支贯通整个蜡型的根管，铸造抛光后，将铸造桩核黏固于磨牙根上，再用黏结剂将铸造的根管钉经金属核上的孔，插入斜向根管，使其黏固在根管中，即可使根管桩核获得良好的固位，在此基础上再制作全冠。

（2）直接法

即在根管中各拧入一枚直径 1.3~1.5 mm 的螺纹根管钉，钉的尾端在根面上 3~5 mm，采用银汞或光固化复合树脂充填，包裹冠钉，制作银汞核或树脂核。在其上制作人造冠或联冠，即可使残根得到重新修复，并成为修复体的基牙。对于较短的牙根，在经根管治疗后，应做根面预备，制作铸造钉盖帽，将其黏固于根面，以防止继发龋，则此牙根即可留作覆盖牙根，用以增加对修复体的支持，如无条件制作铸造钉盖帽，也可在根管口制作固位洞倒凹，再以银汞或树脂充填覆盖根面，做成银汞帽或树脂帽，也可达到同样效果。对一些粗大、稳固、有足够支持骨的牙根，则可在牙根上设置附着体，为修复体提供固位和支持。

常用于上颌骨缺损的附着体为两类，一类为机械式附着体（mechanical attachment），另一类是磁性附着体（magnetic attachment）。常用的机械式附着体有两种，一种是杵臼式附着体（mortar and pestle attachment），另一种为杆卡式附着体（bar-clip attachment）。设置机械式附着体的牙根应不松动，无明显骨吸收，长度应在 15 mm 左右。这类附着体在修复体功能活动中所受的侧向力较大，因而对牙根本身的要求较高。

1）杵臼式附着体。

其设置方法是，在牙根进行了完善的根管治疗之后，以与附着体杵部根管部直径相同的根管钻，按钉的长度预备根管，再以车针修磨牙根表面，使杵插入根管后，杵的盖基部分能与牙根面密合，必须强调的是，杵臼式附着体的设置方向应与修复体的就位道方向完全一致，否则将影响修复体的戴入。磨改完毕，以聚羧酸锌水门汀、玻璃离子或树脂型黏结剂等非溶解性黏结剂，将杵黏固于牙根上。

这种附着体主要用于前牙和前磨牙的牙根，在牙根多的情况下，可单纯采用这种附着体作为上颌修复体的固位方式，但附着体一般不应少于三个。在余留牙极少，而仍有余留牙齿的情况下，可将附着体与卡环等其他附着体联合使用共同实现上颌赝复体的固位。

2）杆卡式附着体。

主要用于有 2 个以上牙根的情况。其同样需要在经完善的根管治疗后的牙根上进行，以根管钻将根管预备到直径 1.2 mm 以上，长度不小于 10 mm，要求几个牙根具有共同就位道，再将根面磨改至与牙龈缘平齐。以硅橡胶注射法制取牙根局部印模，再以普通法制取上颌印模。于模型上制作根管钉和钉帽蜡型，也可在患者口内制作蜡型，将成品杆卡式附着体的塑料杆弯成适当弧度，以蜡固定于蜡型的顶嘴，使杆的底部与牙龈黏膜保持 2 mm 间距。取下蜡型，常规包埋、铸造、抛光后，以非溶解性黏结剂，将与杆相连的根管钉黏固入根管中，形成以根管钉固位的杆卡式附着体。在许多情况下余留的牙根之间都是不平行的，根管预备也很难使各根管钉间获得共同就位道，这种情况可采用下述方法。按前述方法分别做牙根的根管预备，而后取模，选择一牙根方向较正又便于操作的牙根，制作根管钉及钉帽蜡型，而在另一倾斜牙根上只做基台状蜡型，高度与根面至杆架表面的距离相同，不做根管钉蜡型，再将成品杆固定于带根管钉的钉帽上，另一端用蜡连接在基台状蜡型的近中，并可据固位要求，在基台远中再连接杆。按倾斜牙的根管方向，用热探针在基台状蜡型上烫出根管钉的孔道，孔道应成楔状，下小上大孔径与根管内径相延续。杆架铸造完成后，将其准确插入模型上，再制作杆架与倾斜牙根管的固位钉蜡型。铸造根管钉完成后，先将杆与相连的根管钉黏固入根管中，再在另一牙根的根面与杆的基台间，加玻璃离子水门汀或复合树脂，封闭间隙，用水门汀将固位钉沿杆架孔与根管钉道的方向黏固入牙根管，使杆架牢固地固定于牙根上。这种方法虽制作过程较麻烦，但可达到很好的固位效果。

设置磁性附着体的牙根条件，可较机械式附着体的宽，凡牙根长 10~12 mm，松动度在 II 度以内，骨吸收在根比 1/3 以内者，都可设置磁性附着体，磁性附着体有多种衔铁形式可以选用，因此，可达到满意的效果。一般说来，牙根较短、牙根较粗者，宜使用铸造式钉帽状软磁合金衔铁，或铸接式衔铁，特别是在磨牙根，应以这两种衔铁形式为主，一般的牙根，特别是较长的牙根，都可采用预成的钉帽状衔铁，直接黏固于经根管治疗后的牙根中。

4. 基牙的保护

颌骨缺损后，口腔内具有支持能力的组织减少，缺损区内所受的𬌗力和修复体本身的重量，都将以一种侧向力的形式传导作用于余留牙上，加重余留基牙的负荷，特别是这种侧向力形式，对基牙的损伤尤为严重，当缺损侧的修复体受到咀嚼力作用时，若缺损区上方无支持组织，则修复体会以余留腭边缘为支点，向缺损腔方向移动，而设在健侧基牙上的卡环则会向𬌗面方向移动，若卡环与基牙间有好的卡抱作用，则卡环会带动基牙一起向舌𬌗方向移动。另外，由于上颌骨缺损区通常较大，修复体均有一定的重量，从而具有沿重力方向向下的趋势，这种重力传递到健侧基牙上，也就成了一种作用于基牙的侧向力，推基牙向颊𬌗方向移动。在这两种力的长期作用下，即使很健康的基牙也会出现松动、脱落。

有资料显示，诊治的 18 例无牙颌上颌骨缺损患者中，只有 2 例是原发性的无牙颌上颌骨缺损，而另 16 例起初都为有牙颌的上颌骨缺损，由于戴用设计不当的上颌修复体，导致基牙以每年一两个的速度相继脱落，在戴用上颌修复体后的 4~7 年时间里成为无牙颌患者[10]。此外，在 200 例同样采用常规中空式修复体修复 2 年以上患者的基牙状况调查中[11]发现，凡经加强处理基牙的患者，其基牙松动发生率显著低于未行基牙加强处理的患者；基牙松动发生率与缺损大小呈正相关，缺损范围越大，则基牙松动的发生率就越高；所采用基牙数量与基牙松动的发生率呈负相关，基牙数量越少则基牙松动发生率越高；围基牙松动最多发生在紧邻缺损区的基牙上。

上述结果反映了基牙与上颌骨缺损修复的关系及基本规律，提示我们在制定上颌骨缺损修复治疗计划时，必须考虑基牙的保护问题。基牙的保护和加强，通常采用在后牙上应用全冠联冠，在前牙采用烤瓷联冠以及 3/4 冠联冠的方式，保护的重点是应力最集中的紧邻缺损区的基牙。即使是健康基牙也应常规采用如联冠、金属舌面背固定夹板等形式进行加强，使负荷最大的基牙加强成为更加稳固的"多根牙"，有足够的力量对抗各种损伤力矩的作用，防止基牙出现松动、脱落。缺损状况较严重的，最好采用联冠形式，将紧邻缺损区的两三个余留牙连接在一起。最好将所有余留牙均连接在一起，以获得最大的支持力与抗力。

在一侧上颌骨缺损修复中，健侧的中切牙通常为设置卡环的首选基牙，对义齿的固位稳定十分重要。但中切牙受到的侧向扭力很大，因此，在所有随访的此类病人中，上中切牙在戴用修复体后出现松动的概率最高。可将健侧中、侧切牙(有时还包括尖牙)用 3/4 冠、金属舌面背或烤瓷联冠等形式进行加强，通过在余留的尖牙、侧切牙间设铸造支托和中、侧切牙上设置连续卡环等方法，减少中切牙所受扭力。同时也要在距缺损最远的部位，设置直接、间接附着体，特别是对各类游离端缺失，要争取最长的平衡距离，以达到稳定义齿，保护基牙的目的。

2.6　下颌骨的植骨修复

与上颌骨缺损的修复不同，由于下颌骨作为游离的可动性骨的特殊性，它的缺损修复及功能重建，仅依靠修复体是不行的。而必须先通过植骨的方式，恢复下颌骨的连续性，只有在此基础上，修复体才能发挥作用。因此，植骨即是下颌骨缺损修复的基础。

通过植骨修复下颌骨缺损，至今已有近 200 年的历史，经过颌面外科医生们的艰辛努力和不懈探索，骨移植修复下颌骨缺损从理论研究到临床技术，都已成熟，现已形成了多种骨移植修复下颌骨缺损的技术。此外，还发展了异体骨移植、异种骨移植、异质材料植入修复下颌骨缺损的一系列新技术，为下颌骨缺损的修复开辟了更为广泛的途径，在此介绍几种最常用的下颌骨缺损的植骨修复方法，以便修复学医师了解下颌骨缺损修复的颌面外科技术，以及与修复体修复间的关系，为患者制作更为有效的修复体。

2.6.1 自体骨移植

自体骨移植是目前临床上应用最多效果也最好的下颌骨植骨形式，其包括髂骨移植、肋骨移植、腓骨移植、下颌骨自身供骨移植以及骨髓-松质骨移植等。

1. 髂骨嵴游离骨移植

髂骨是采用最多的骨源，因髂骨有丰富的松质骨，能迅速血管化和成骨。髂骨能提供缺损修复所需的不同大小、形状的骨块。成人髂骨可提供 10 cm×5 cm 的骨块，可以取块状骨、片状骨、碎骨以及颗粒碎骨-松质骨。髂骨块还可以被修改成缺损部位所需的形状，髂骨嵴内板有轻度弯曲，适用于一侧下颌骨的修复。若为下颌骨前部缺损，则植入骨的弯曲弧度大，整体髂骨很难做成与之相一致的弯曲外形，可采用骨块嵌合、拼接的方法，也可采用髂骨嵴片状骨叠加的方法，来形成所需的弧度。为增加植骨块与余留下颌骨间的骨接触面，以及增加两骨间的稳定性，临床上常在两骨间制作形成类似榫卯结构，使移植骨与宿主骨间形成牢固的嵌合固定。髂骨嵴游离骨移植是目前下颌骨缺损中应用较多的方法，技术成熟，适应证广泛，可用于除髁突外，下颌骨各部分缺损的修复，而且植入的髂骨块有一定的厚度，所形成的下颌骨与自然下颌骨相近。可以在植骨同时做种植体植入，为种植义齿修复提供了较好的基础。但由于髂骨含大量的松质骨，因此植骨术后，松质骨区会有较明显的骨吸收，此外，取骨区创伤较大，可引起大腿外侧皮肤麻木和步态障碍等并发症。

2. 血管化髂骨游离移植

由于显微外科的发展，下颌骨缺损同时伴有软组织缺损，可采用血管化复合移植，即带血管的骨肌皮瓣进行修复。在众多的骨肌皮瓣中，髂骨肌皮瓣、肋骨胸大肌皮瓣或肋骨背阔肌皮瓣应用较多。带血管的骨移植，由于不中断骨组织血供，其中含有存活的成骨细胞或成骨前细胞，因而与正常的骨折愈合过程相同，不需经过吸收重建的爬行取代过程，故骨愈合期短。血管化髂骨，已成为目前最常用的下颌骨缺损修复的供骨来源，以带有旋髂深血管的复合髂骨肌皮瓣修复下颌骨缺损的成功率最高。取带有旋髂深动、静脉和部分腹内、外肌及腹横肌与相应区域皮肤的髂骨块，将其固定于下颌骨缺损处，将血管与邻近的面动、静脉，或舌上动、静脉吻合。这种方法由于移植骨本身有血供，因而愈合快，适应性广，可用于多种下颌骨缺损的修复，特别是较大范围骨缺损的修复，在一侧下颌骨切除后，还可与肋软骨配合，共同修复下颌体、升支和髁突（图 2.7）。

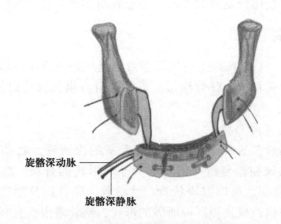

旋髂深动脉

旋髂深静脉

图 2.7　带血管髂骨移植示意图

此外，此方法还适用于肿瘤经放射治疗后或放射性骨坏死切除后的即期修复，对有慢性感染或瘢痕广泛的受植区，也应选用血管化的髂骨移植。

此方法具有以下优点：抗生素能通过植骨块自身血运，在手术区达到足够浓度，提高抗感染能力；供血充分，愈合能力强，供骨与受骨间能迅速结合；在义齿修复前，没有功能性压力的作用时，移植骨能保持原有的结构特征，在义齿修复后的咀嚼力刺激下，可发生功能性的应力反应，有利于下颌骨功能重建；移植的髂骨的宽度大、骨量充足，血供丰富；可在植骨时同期植入种植体，并形成良好的骨性结合，以便后期行种植义齿修复。

3. 肋骨游离骨移植

肋骨的弯曲度与下颌骨较相似，且有足够的长度，因此也广泛用于下颌骨缺损修复（图 2.8）。通常取第七、第八或第九肋骨作为供骨。为了更好地适应下颌骨缺损的外形，可在所切取的肋骨的一侧切出多个楔状的皮质骨，以使肋骨弯曲成一定的外形，为加强其牢固性，骨段内可穿一根克氏针。带有肋软骨的肋骨更适于下颌骨升支缺损的修复。可利用软骨部分做成髁突和升支。肋骨移植对于小段缺损的修复效果较好，对于下颌体部大段的连续性缺损的效果尚难肯定，由于肋骨体积细小，修复后的下颌骨并不能恢复原下颌骨的体积和形态，使后期义齿修复有一定难度，此外，细小的肋骨上不宜植入种植体，难以进行种植义齿修复。肋骨移植修复后，下颌骨的强度及支持力也都弱于髂骨移植。但肋骨移植所引起的供骨区并发症却较少。

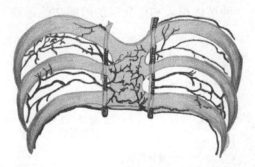

图 2.8　肋骨结构示意图

4. 血管化肋骨胸大肌(皮)瓣移植

肋骨胸大肌(皮)瓣可行血管吻合或带蒂移植(图 2.9)。带蒂移植主要用于下颌体缺损，仅能取肋骨而不能取肋软骨。如下颌体、升支及髁突同时缺损，则需切取肋骨和肋软骨修复下颌体、升支及髁突，这种情况下，就必须采用患者缺损侧对侧的血管化肋骨胸大肌(皮)瓣的游离植骨。血管化肋骨的血供主要靠胸肩峰动脉供血，属骨膜供血型，因而不如髂骨的骨髓血供丰富，因而其抗感染力也弱于髂骨，对植骨床的要求也更高，适应证也更严格。肋骨由于细小，也不能植入种植体。但它可一次性修复缺损的下颌体、升支和髁突，这一点又较髂骨移植更简单、方便。

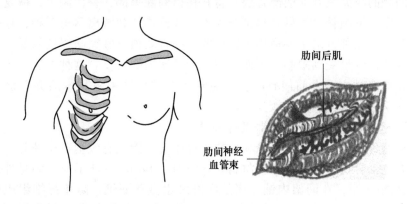

图 2.9　带肋间神经血管束骨移植示意图

5. 腓骨移植

腓骨移植分为两种：带血管蒂即带有腓动脉的腓骨移植，游离腓骨移植。在欧美国家，应用腓骨移植修复下颌骨缺损是最常见的修复方法，这可能是因为欧美人腓骨比较大（图2.10）。腓骨移植的最大优点是，取骨后不影响腿部的正常功能，减少因在其他部位取骨带来的并发症，且骨质密度大，不易吸收，利于种植体植入和植骨区的咀嚼功能重建。

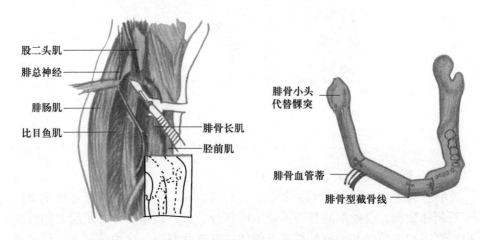

股二头肌
腓总神经
腓肠肌
比目鱼肌
腓骨长肌
胫前肌
腓骨小头
代替髁突
腓骨血管蒂
腓骨型截骨线

图2.10　带血管蒂、神经腓骨瓣移植修复下颌骨缺损示意图

6. 下颌骨自身供骨移植

下颌骨自身供骨移植，即从下颌骨自体取下部分骨，移植于缺损区上，修复缺损。当下颌骨颏部缺损时，可从邻近缺损区的下颌体部下缘，或下颌体部取下相应长度的骨块或外层骨板，将其移植于缺损区；当髁突缺损时，可取同侧的喙突及升支前部骨块，将其移植到髁突部，替代髁突，恢复下颌骨的高度。下颌骨自身供骨移植分为带蒂滑行移植和游离移植两种，疗效无明显差异。这种方法主要适用于较小的下颌骨缺损及髁突缺损的修复，由于下颌骨的供骨量受到限制，因而不适于大段缺损的修复。这种方法的主要优点是就地取材，手术简便省时，可免除患者供骨区手术和术后并发症之痛苦，在下颌骨缺损修复中较为常用。

7. 钛网-自体颗粒骨髓-松质骨移植

从髂骨嵴取得的带松质骨和骨髓的自体骨，能最有效地产生新骨，是唯一具有主动骨诱导形成的移植材料。1963年，Boyne设计了与下颌骨外形相似的钛网托[12]，在网架内铺一张醋酸纤维素微孔滤纸，防止纤维组织向内长入，然后取髂骨的骨髓-松质骨颗粒充满网架，将网托固定于余留下颌骨骨端植骨，即可使碎骨在缺损处得以保持。预制的网托能与下颌骨外形一致，并能在植骨端做充分的制动固定，达到功能与外形的一致，主要用于下颌骨大段骨缺损的修复（图2.11）。这种植骨方法已在国外被广泛用于下颌骨缺损修复中。

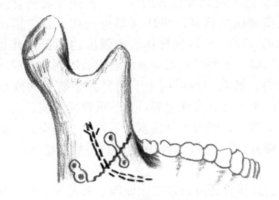

图 2.11 下颌骨钛网移植示意图

　　近年来，随着研究的深入和应用经验的积累，这种技术又得到了进一步的提升。首先通过模型复制技术，为患者制作一个与其下颌骨缺损区、原下颌骨形态相似的钛网，钛网分为底部和盖部两个部分。将钛网底部的两端，固定于下颌骨缺损的余留骨端，将所取的髂骨的骨松质研磨成颗粒，加压充填于钛网中，盖上网盖，通过网盖上的孔做进一步充填，使颗粒松质骨充满整个钛网腔。再常规缝合软组织，数月后，即可形成与原下颌骨外形、功能一致的下颌骨，在此基础上经种植体植入和种植义齿修复，即可恢复缺失的咀嚼功能。

　　这种方法较前述者更为简单，也更为成熟。钛网-自体颗粒骨髓-松质骨移植，用于下颌骨大型缺损的即时移植或延迟移植有下述优点：骨髓-松质骨颗粒可以避免并发症的发生；骨髓-松质骨颗粒易于成活，在网托内便于成型，抗感染力强，且较块状骨在缺损区的愈合更为迅速；跨越缺损区的新骨再生迅速，而且网托与宿主骨段的制动固定有效，因而可以缩短固定时间，减轻病人痛苦；预制的钛网托，可以满足恢复下颌骨缺损区功能和外形的要求；下颌骨再生愈合后，还可在钛网上方开窗，植入种植体行种植义齿修复。

2.6.2　异体骨移植

1. 脱钙异体骨移植

　　异体骨也是下颌骨缺损的修复材料。采用不同浓度的盐酸处理异体骨，使其部分脱钙或完全脱钙，去除其抗原性，使之更易于移植后的重建，最后能更快地骨化，并为宿主骨取代。20 世纪 60 年代，Urist 证实了异体脱钙，除具有骨传导能力外，还具有很大的骨诱导性，能诱发间质细胞形成骨组织[13]。这一发现促进了脱钙异体骨的应用。然而全脱钙骨强度差，支持力弱，难以用于大型缺损的修复，1991年马振国在报告中指出，将异体骨的钙含量降至原来的20%，仍可使异体骨的强度达到正常骨强度的60%[14]，这种强度完全可以满足下颌骨缺损修复的要求，因而部分脱钙骨作为一种较好的异体植骨材料，被较多地应用于下颌骨大型缺损的修复。其主要优点是，病人无供骨区手术及并发症之痛苦；骨重建速度快；有一定强度和支持力；如采用异体下颌骨，则可更好地恢复下颌骨的形态。一般术后6个月即可进行可摘义齿修复，2年后，植骨区即可行种植体植入。

2. 冻干骨植入

除脱钙骨外，异体骨还可通过冷冻处理，杀死活细胞，减少或去除异体骨的抗原性，但保留其余的骨结构。冻干骨内的骨基质作为骨移植的支架，内含骨诱导成分，植入体内后，其表面逐渐发生吸收，并有新骨长入，最后为宿主骨所取代。冻干骨的各种机械力学性能，除抗弯曲强度较低外，其余指标均与正常骨相近，因而可以满足修复下颌骨大型缺损的需要。其优点与部分脱钙骨相似，但骨诱导性较脱钙骨略差，有时还会有一些抗原性。但仍不失为一种较好的异体修复材料。

2.6.3 异质材料植入

除了同种骨移植外，异质材料如金属、生物、陶瓷、高分子复合材料等也可作为下颌骨缺损的修复材料。随着材料科学和基础医学研究的深入，异质材料已在颌骨缺损修复中占有越来越重要的地位。异质植入材料必须满足下述基本要求：良好的生物相容性，在体内无刺激性，不致敏、致癌、致畸，不引起炎症和排斥反应；高度的化学稳定性，即无毒性，无有机降解物，不受体内环境变化的影响，耐腐蚀；力学上有良好的物理机械性能，如有一定的硬度、强度、韧性、耐疲劳性及比重等；能加工成任意所需形状。钛和钛合金是异质植入材料中能满足上述要求，且目前应用最广的植入材料，其突出优点是，具有良好的生物相容性和化学稳定性，密度小，比重与人体骨骼相似，强度大，是理想的异质植入材料。为弥补纯钛在耐磨性方面之不足，近年我国又研制出性能更为优越的钛75(Ti-75)合金、钛锆(Ti-Zr)合金和利于组织长入的微孔钛。可将钛或钛合金铸造成成品下颌体、升支或髁突以及全下颌骨。

下颌骨缺损后，选择与缺损区最相似的成品钛制颌骨，将其固定在余留端。对下颌骨全切除的患者，则将钛制颌骨植入软组织床中，随着螺旋计算机体层成像(computed tomography, CT)技术的应用及计算机设计和制造技的发展，可以通过计算机辅助设计（computer aided design，CAD）和计算机辅助制造（computer aided manufacturing，CAM）技术，直接制作出所需的与健侧外形相同的钛制颌骨式钛网；也可应用铸钛技术，在术前设计制作钛制颌骨的蜡型，进行专门铸造，使植入的钛制颌骨更适合缺损区的外形及功能需要。钛和钛合金颌骨较多用于升支、髁突缺损和全下颌骨缺失的修复。钛制全下颌骨修复的主要缺点是后期的义齿修复难度较大，义齿的固位问题难以解决。

需要强调指出的是，从重建患者咀嚼功能，实现最佳修复效果的角度出发，无论采用前述哪一种植骨方法或异质材料植入方法，都不仅应恢复下颌骨的连续性，而且应恢复缺损的髁突，即使无法实现髁突再造，也应该恢复下颌骨升支的原有高度，从而恢复下颌髁突的双侧关节联动作用，使髁突能发挥其转动轴及支点的作用。只有这样，才能纠正一侧下颌骨缺损后，余留骨段在功能运动中所出现的偏移现象，恢复上下牙列间的良好咬合，实现重建其咀嚼功能的目的。

参考文献

［1］ 张力平，房伯君，孙家和，等．鼻中隔前端、中隔前颌韧带和鼻前棘复合体切除对兔面中部生长发育的影响［J］．中华整形烧伤外科杂志，1997，13（6）：407-409.

［2］ 皮昕．口腔解剖生理学［M］．北京：人民卫生出版社，1979.

［3］ 蔡恒星，龙星，杨学文，等．Le Fort I 型截骨术在唇腭裂正颌外科中的应用与评价［J］．中国口腔颌面外科杂志，2009，7（6）：487-490.

［4］ 王笃伦，朱新安．下颌骨外侧下弧线的初步研究［J］．广东解剖学通报，1988（2）：16-18.

［5］ 谭建国，曾效恒，陈胜华，等．国人下颌骨的测量及其相关分析的应用解剖学研究［J］．南华大学学报（医学版），2004，32（4）：447-449.

［6］ OSBORN J W. The disc of the human temporomandibular joint：Design，function and failure［J］. Journal of Oral Rehabilitation，1985，12（4）：279-293.

［7］ 王林．单侧上颌骨缺损重建与赝复体修复临床评价［J］．医药论坛杂志，2007，28（1）：26-27.

［8］ 赵铱民，刘宝林，袁井坼，等．上颌骨切除术与赝复体修复［J］．实用口腔医学杂志，1998，14（1）：41-43.

［9］　KENT J N, BLOCK M S. Simultaneous maxillary sinus floor bone grafting and placement of hydoxylapatite coated implants［J］. Journal of Oral and Maxilofacial Surgery, 1989, 47(3): 238-242.

［10］　JANECKA I P. Extended osteoplastic maxillotomy［J］. Archives of Otolaryngology -Head and Neck Surgery, 1994, 120(6): 676.

［11］　CARTER D R, HAYES W C. The compressive behavior of bone as a two-phase porous structure［J］. The Journal of Bone and Joint Surgery, 1977, 59(7): 954-962.

［12］　朱祖武, 叶茂昌, 李容新, 等. 颗粒状骨髓-松质骨移植并钛网成形修复下颌骨缺损[J]. 安徽医学, 2003, 24(1): 16-17.

［13］　URIST M R. Bone: formation by autoinduction［J］. Science, 1965, 150(3698): 893-899.

［14］　马振国, 周树复, 刘宝林. 不同脱矿时间对异体骨诱导能力的影响[J]. 实用口腔医学杂志, 1992, 8(2): 70-72.

第三章
颌骨修复的生物力学基础

　　如其他各种口腔修复体一样，成功的上颌骨缺损修复，必建立在正确的修复设计的基础之上。所谓正确的修复设计，即设计的修复体的固位、稳定、支持、连接结构、外形、功能等，都要与患者全身和局部的实际情况相适应，在不损害患者健康，保护余留组织的前提下，最大程度地恢复患者的功能和面形。也就是说颌骨缺损修复体的设计中，必须恰当地解决修复体固位、稳定载荷与机体组织间相互作用的力学问题，要阐述这一问题，需引入生物力学的概念。

　　生物力学(biomechanics)是研究生物体的力学，即生物体对力或运动的响应问题的科学。其内容包括：运用力学的基本理论和计算、实验、分析等方法，研究生命现象和力学机制，揭示论证生命运动的力学规律；研究人体的力学行为与生物学响应的关系，为防病治病、保健康复、体育运动以及安全防护等提供新的理论、方法和设备；应用力学的设计、实验、模拟等方法，为利用生物体系的功能，给社会提供服务。20世纪50年代起，生物力学就被引入了口腔修复学的研究领域，利用生物力学的理论与方法研究、分析口腔功能过程中的各种力学现象和力学过程，评价不同缺损条件下，各种修复体设计与口腔组织间相互作用的生物力学效应，优化选择出最佳修复设计[1]。生物力学已成为口腔修复学发展的基础和重要研究领域之一。

常用生物力学的研究方法包括弹性理论计算法、光测力学分析法、电测分析法、有限元法和显微硬度法等。其中，在口腔修复中应用最多的是光测力学分析法中的光弹性法和有限元法。虽然生物力学作为一种常用的研究方法，已被广泛用于固定桥、人造冠、可摘部分义齿、全口义齿以及种植义齿等多种口腔修复体，但应用此方法研究颌骨缺损的修复问题，筛选颌骨缺损后的种植修复设计，在国内外还鲜为报道。近年来，不少学者在此领域做了较深入的研究工作，得出了一些有益的结论。

3.1 上颌骨的三维生长

3.1.1 长度增长

上颌骨有四条骨缝，即额颌缝、颧颌缝、颞颧缝、翼腭缝，大致相互平行(图3.1)。此处沉积骨质可增加上颌骨的长度；上颌骨的唇侧增生新骨，舌侧吸收陈骨；在上颌结节后壁区增生新骨，使上颌骨长度大量增加；腭骨后缘有新骨增生，以维持后鼻棘的位置，使长度增加。牙槽骨的长度随上颌骨的生长而增加，但增长最多的是磨牙区。此区在新生儿约为5 mm，在成人则为25 mm。由新生儿到成人，上颌骨的长度约增加2.5倍。

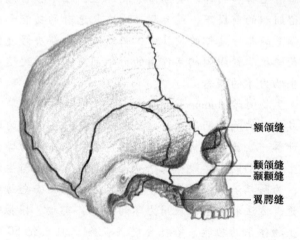

图3.1 上颌骨骨缝示意图

额颌缝
颧颌缝
颞颧缝
翼腭缝

3.1.2 宽度增长

1. 腭盖的宽度

婴儿出生后第 1 年，腭骨和上颌骨的表面增生新骨，使上颌宽度增加。因上颌缝在婴儿早期已经闭合，腭骨及上颌骨前部就不再增加，只有少许新骨在牙槽骨唇面增生。腭宽度的生长，主要为腭盖正中缝处增生新骨，因此主要为腭后部宽度的生长。至 4~5 岁时，正中矢向缝开始融合，腭骨宽度即较固定。但牙槽骨因恒磨牙的生长在颊面增生新骨而使腭盖加宽。

2. 颧骨的宽度

主要在颧颌缝及在部分颧骨侧面增生新骨，而使上颌宽度增加。

3. 上颌骨前部

乳牙和恒牙在牙槽骨唇舌向的位置变化，使上颌骨前部宽度增加。上颌骨的宽度增长较慢，从婴儿到成人，宽度仅增长 1.6 倍。

3.1.3 高度增长

上颌骨与鼻腭相连而固定于颅基底部分，因颅基底及鼻中隔的生长而向下向前生长，使高度增加；高度的增加大部分是因牙齿的萌出和牙槽骨的表面增生新骨而得；腭盖的表面增生新骨及鼻腔底面吸收陈骨，使腭盖下降。因牙槽突的生长速度大于腭盖，而使腭穹隆逐渐增高。由婴儿到成人，腭顶高度约增加 10 mm。有人认为鼻与上颌部软组织的扩张变化和呼吸道的生长在颅骨与颌骨的增长上起着重要作用。根据 Enlow 提出的 V 字形原理[2]，上颌牙槽弓呈向后方 V 字形扩大，内面骨质增生，外面骨质吸收，各自向其敞开的两端生长，从而使上颌牙槽弓向后方及下方移动，即长度及高度增加。

3.2 下颌骨的三维生长

3.2.1 长度增长

下颌体主要向后生长，向后生长可以使两侧下颌角的距离增加而向四周扩大。下颌外面增生新骨，里面吸收陈骨，使下颌体的长度增加。颏部随年龄增加而改变形状。下颌骨长度的增加主要是靠下颌支沿其前缘吸收陈骨后缘增生新骨，在维持下颌支宽度的情况下使下颌体的长度增加。

3.2.2 宽度增长

宽度一般在 1 岁之后增长，下颌的宽度只有向后生长，所谓向后生长，即下颌支前缘吸收，同时后缘增生。下颌骨的外侧面增生新骨，内侧面吸收陈骨及下颌支的前部表面增生新骨也可增加其宽度。但是下颌骨前部在乳牙萌出后，宽度就很少增加，下尖牙间宽度在 11 岁后不再增加。

3.2.3 高度增长

婴儿出生时，下颌支很短小。下颌支宽度的增加主要靠下颌髁突新骨的生长，下颌支的喙突同时生长，使下颌骨的高度增加。下颌体高度的增加主要靠下颌牙齿萌出时牙槽突的增高及下颌骨的下缘少量增生新骨。

3.2.4 下颌骨的生长特点

下颌角因人种、年龄、性别等而不同。新生儿的下颌角很钝，为 140°～160°，下颌支高度与下颌体长度之比为 35∶100。3 岁乳牙萌出后，下颌角为 130°～140°，12 岁恒牙咬合完成时，下颌角为 120°～125°。20 岁成年人下颌角为 125°，下颌支高度与下颌体长度之比为 65∶100。老年人牙齿脱落后下颌角又转为更大钝角。在性别差异上，一般女性比男性下颌角小。

颏部的突出也因人种而不同，一般白色人种颏部比较突出，黄色人种次之，黑色人种再次之。

3.3 下颌运动的平衡调控

下颌骨是颌面部诸骨中唯一能活动的骨骼。口腔的主要功能如咀嚼、吞咽等均有赖于下颌运动的参与。值得一提的是，下颌骨的运动功能建立在一个良好的"平衡调控"基础之上，包括神经肌肉的舒缩调控、韧带的悬吊调控以及咬合的诱导调控，这些生理性平衡调控在下颌的正常协作运动乃至口颌、颅颌系统的稳定维持中具有重要作用。

3.3.1 下颌运动平衡的神经肌肉舒缩调控

附着于下颌骨上的肌肉共有十二块。

1. 嚼肌

又称咬肌（图 3.2），分为浅、中、深三层。浅层较大，起自上颌骨颧突和颧弓下缘的前 2/3，向下后方走行，止于咬肌粗隆和下颌支外侧面的下半部。中层起自颧弓前 2/3 的内侧面以及颧弓后 1/3 的下缘，附着于下颌支中份。深层起自颧弓深面，垂直向下，止于下颌支外侧面上部和喙突。咬肌的主要作用是提下颌骨向上，并使下颌骨微向前伸，亦参与下颌的侧方运动，其神经支配为下颌神经前干的咬肌神经分支。

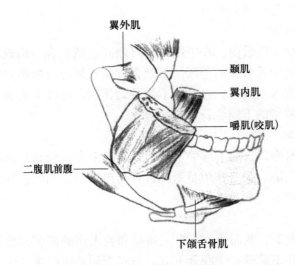

图 3.2 下颌骨上的肌肉群

2. 颞肌

呈扇形，起自颞窝及颞深筋膜深面，前份纤维几乎垂直向下；后份纤维向前下，逐渐聚拢，通过颧弓深面并形成肌腱。止于喙突及下颌支前缘，直至第三磨牙远中。颞肌的主要作用是提下颌骨向上，也参与下颌侧方和后退运动，神经支配为下颌神经前干的颞深神经分支。

3. 翼内肌

位于颞下窝和下颌支的内侧面，有深、浅两头。深头起自翼外板的内面和腭骨锥突，浅头起自腭骨锥突和上颌结节。纤维斜向后外，与咬肌纤维走行方向相似，止于下颌角内侧面和翼肌粗隆。翼内肌的主要作用是提下颌骨向上，亦参与下颌侧方运动，神经支配为下颌神经的翼内肌神经分支。

4. 翼外肌

位于颞下窝，有上、下两头。上头较小，起自蝶骨大翼的颞下面和颞下嵴。下头较大，起自翼外板的外侧面。肌纤维几乎呈水平向后外走行，小部分止于颞下颌关节的关节囊和关节盘，大部分止于髁突颈部的关节翼肌窝。翼外肌的主要作用是牵拉髁突和关节盘向前，使下颌前伸并下降，也参与下颌侧方运动。此外。翼外肌上头在闭口时收缩，有稳定关节盘的作用。翼外肌的神经支配为下颌神经前干的翼外肌神经分支。

5. 二腹肌前腹

位于下颌骨下方，前腹起自下颌骨二腹肌窝，向后下止于中间腱，后再由腱膜样结缔组织包裹，附着于舌骨体和舌骨大角的交界处。主要作用是牵拉下颌骨颏部向后下，参与张口运动。神经支配为下颌神经后干分出的下牙槽神经的下颌舌骨肌神经分支。

6. 下颌舌骨肌

起自外斜线,向后内,在中线处与对侧同名肌汇合,构成肌性口底,其最后部的纤维止于舌骨体的前面。下颌舌骨肌收缩时可抬高口底,压迫食物向后由口咽部进入喉咽部,也有降下颌骨的作用。神经支配为下颌神经后干分出的下牙槽神经的下颌舌骨肌神经分支。

7. 颏舌骨肌

位于中线两侧,舌的下方和下颌舌骨肌的上方,颏舌骨肌起自颏棘,向后止于舌骨体上部。主要作用是牵拉舌骨向前移动,当舌骨相对固定时,亦可降下颌骨。神经支配为舌下神经。

8. 颈阔肌

位于颈部皮下,宽而薄,起自三角肌和胸大肌的筋膜,越过锁骨向上走行。前部纤维在下颌骨正中联合下方,与对侧同名肌纤维交织,向上止于下颌体下缘;后部纤维越过下颌骨及咬肌后下部,附着于面下部皮肤,并与口角下部的肌纤维汇合。颈阔肌的主要作用是协助降下颌骨和牵拉下唇与口角向下。其神经支配为面神经颈支。

9. 颏舌肌

属于舌外肌,起自下颌骨颏棘,止于舌体,主要参与舌的运动,对下颌骨的运动亦有前后向调节作用,颏舌肌的运动受舌下神经支配。

10. 降口角肌

起自下颌骨外斜线,部分纤维止于口角皮肤,另一部分参与口轮匝肌的组成。起降口角作用,受面神经下颌缘支的支配。

11. 降下唇肌

起自下颌骨外斜线,行向上内,与对侧同名肌汇合,参与口轮匝肌的组成,止于下唇皮肤和黏膜。起降下唇作用,神经支配为面神经下颌缘支。

12. 颏肌

位于降下唇肌深面,起自下颌骨侧切牙根尖处骨面,向下止于颏部皮肤,使下唇靠近牙龈以及使下唇前伸,神经支配亦为面神经下颌缘支。

由上可见,嚼肌、颞肌、翼内肌、翼外肌、二腹肌前腹在下颌运动中发挥主要作用,下颌舌骨肌、颏舌骨肌、颈阔肌、颏舌肌则发挥辅助作用,降口角肌、降下唇肌以及颏肌仅附着在下颌骨上,起支配面部表情的作用,并未参与下颌的运动调控。嚼肌、颞肌、翼内肌、翼外肌、二腹肌前腹、下颌舌骨肌、颏舌骨肌、颈阔肌、颏舌肌这九块肌肉中,任何一组肌肉的活动都会直接或间接地影响另一组肌肉的张力和功能,下颌骨处在这些肌肉相互作用后取得的平衡力中。这种肌链不像身体其他某些骨骼肌那样只是单纯的主动肌和拮抗肌组成，而是组成一个复杂的立体肌网。各肌肉之间的平衡和协调是行使正常生理功能所必需的。在这个肌肉网中，任何肌肉功能失调都可能会影响下颌骨的位置，反之，下颌骨的失位又可逆向导致其附着肌肉的功能丧失，甚至结构紊乱。

3.3.2 下颌运动平衡的韧带悬吊调控

韧带来自胶原，是可弯曲的纤维样致密结缔组织，附着于骨骼的可活动部分，限制其活动范围，以免损伤。韧带连接骨与骨，相对地，肌腱连接的是骨和肌肉。参与调控下颌运动的韧带有四条，主要功能是悬吊下颌，限制下颌运动在正常范围之内。

1. 颞下颌韧带

颞下颌韧带位于颞下颌关节囊两侧，是颞下颌关节的侧副韧带，可分为浅层和深层。浅层起于颧弓，较宽，向下、向后呈扇形集中于髁突颈部的外侧和后缘；深层起于关节结节，较窄，水平向后，止于髁突外侧和关节盘外侧。颞下颌韧带的作用主要是限制髁突过度向后和向下运动。

2. 蝶下颌韧带

位于颞下颌关节内侧，起于蝶骨角棘，止于下颌小舌。当迅速张口、髁突向前滑动时，颞下颌韧带松弛。下颌主要由蝶下颌韧带悬挂。

3. 茎突下颌韧带

起于茎突，止于下颌角和下颌支后缘，部分韧带止于翼内肌筋膜。闭口时，茎突下颌韧带变松，下颌前伸时此韧带紧张。其功能为防止下颌过度向前移位。

4. 翼下颌韧带

由颊咽筋膜在颊肌与咽肌之间增厚而形成，其上端张于翼钩，下端附着于下颌舌骨线后端，有限制下颌过度向下运动的功能。

韧带的存在及其与颞下颌关节、咀嚼肌收缩的协同作用，使下颌向各个方向所能做的运动限制在一个最大的范围内，这个范围就是我们平常所说的下颌的边缘运动，通常以下颌运动中切点的运动轨迹进行表示。已有的测量数据显示，下颌由牙尖交错位做张口，前后侧方边缘运动的范围分别是：张口(48.0 ± 15.5)mm、前伸(10.5 ± 2.2)mm、后退 0.1 mm、左侧或右侧运动(10.0 ± 2.0)mm。当下颌做最大范围运动时，四种韧带都被拉紧以限制髁突过度移位。

3.3.3 下颌运动平衡的咬合诱导调控

𬌗也称咬合，是指上、下牙间的接触关系；颌位即下颌骨相对于上颌骨或颅骨的位置。下颌骨在静止或运动过程中，当上、下颌牙列处于不同的接触关系时，都会相对应地产生一个颌位。事实上，下颌骨在边缘运动范围内可以有很多位置关系，但最基本的、可以重复的、对于临床治疗有重要参考意义的并且相对稳定的下颌位置只有三个，即牙尖交错位、后退接触位和下颌姿势位。

1. 牙尖交错位

牙尖交错位又称牙位，是当上、下颌牙列达到最广泛、最紧密接触时的牙颌关系所确定的下颌骨的位置，牙尖交错位是许多下颌运动的起始点或终止点，在所有下颌位置中，该颌位的重复及稳定性最好（图3.3）。牙尖交错位具有正常的牙尖斜面引导作用，即当下颌自然闭口至上、下牙尖接触时，由于牙周膜本体感受器的反馈调节作用，咀嚼肌做相应收缩，下颌沿着上颌牙牙尖斜面的引导，很自然稳定地进入牙尖交错位。

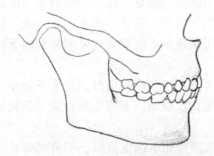

图3.3　牙尖交错位示意图

2. 后退接触位

从牙尖交错位开始，下颌还可以向后下移动少许（约1mm），此时，后牙牙尖斜面部分接触，前牙不接触，髁突位于其在下颌窝中的最后位置，即后退接触位（图3.4）。它是下颌的生理性最后位，因其由悬吊下颌的四条韧

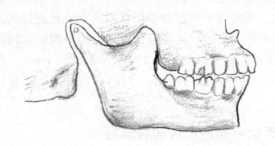

图3.4　后退接触位示意图

带的物理性能所维持，所以重复性好，可作为全牙列缺失时的修复重建参考标志。

3. 下颌姿势位

当人直立或坐正，两眼平视前方，头颈前后肌的紧张度保持平衡，此时下颌所处的位置称下颌姿势位。其形成的实质是附着的升颌肌对抗下颌骨本身重量所保持的一种非接触性颌位，因此又称肌位。下颌姿势位相对稳定，不以上、下颌牙的咬合为存在条件，亦可作为全牙列缺失时的修复重建参考标志。

由此，𬌗尤其是牙尖交错𬌗，具有引导下颌运动、协助下颌骨获取稳定位置的作用。在下颌骨的功能性重建过程中，我们必须要考虑到对咬合的重建，包括纠正𬌗位，恢复面部垂直距离，重新建立正常的生理性咬合关系，消除由异常𬌗或无牙𬌗所引起的口颌系统紊乱，尤为重要的是，通过咬合重建，恢复下颌骨上的牙列并获得良好的牙尖交错位，保持下颌骨缺损重建后的稳定平衡。

3.3.4 平衡调控在功能性下颌骨重建中的体现及应用

神经肌肉的舒缩、韧带的悬吊以及咬合的诱导，在下颌骨的生理性平衡维持中发挥了重要作用，保障了下颌骨在吞咽、语言、咀嚼等各种复杂运动过程中的良好协调性。当下颌骨因某种原因部分甚至完全缺损需要重建时，我们不但要考虑下颌骨本身的形态学重建，更要考虑其运动过程中平衡调控的重建，从而达到真正意义上的下颌骨重建。

1. 肌肉的失附着与再附着

大部分骨骼肌均通过附着于骨面而行使功能。在对下颌骨进行相关手术操作时，往往需要剥离附着于骨面的肌肉，使其处于失附状态，下颌骨的稳定性无疑会受到严重影响。因而，手术中应尽量减少这种"失附着操作"。对于必须剥离的肌肉组织，应尽量为其术后的再附着创造有利条件，包括对骨面采取一些粗糙处理(如骨孔或磨去表面骨皮质)，适当加强术后的下颌骨制动以及局部注射一些可以调节胶原合成的生长因子。有研究表明，肌-骨界面强度在术后是逐渐增强的，特别在前 4 周增加较快，至 12 周时基本稳定[3]。这与愈合的过程基本一致。但对于界面是否能完全重建以及完全重建的时间仍有不同看法。有报道认为，在术后 2 个月可获得 53% 的原界面强度，术后 1 年可获得 60%~80%。

2. 韧带悬吊的重建

韧带悬吊调控使下颌骨的运动限制在一个边缘运动范围内，对于下颌骨静止及运动状态下稳定平衡的维持以及重要解剖结构的保护缓冲均有重大意义。在下颌骨重建中，应当给予充分重视，手术中尽可能完整地保留悬吊下颌骨的韧带。对于无法保存而离断的韧带应重新连接恢复，对于完全切除的患者可进行自体或异体的韧带（如各种肌腱、肌筋膜等）获取，并进行相应的悬吊。一些新型生物工程材料如人工碳纤维（由相互连接的多元碳环组成的梯形结构）等具有良好的力学性能（包括高强度、抗疲劳、抗磨损、与骨骼相似的弹性模量等）以及良好的生物性能（组织相容性和血液相容性），可以在术中应用替代原有韧带的功能，这些在骨科和盆底外科中已得到证实。

3. 咬合关系的调整与重建

殆具有引导下颌运动及平衡就位的作用，因此对于下颌骨缺损的患者，我们不仅要恢复骨的形态及连续性，只要条件允许，应当尽量在重建的下颌骨上进行咬合重建。咬合重建主要依靠在移植骨的骨上进行种植钉植入，可同期，也可分期。在咬合重建的过程中，尤其是对上部结构及修复牙列，应当遵循以下三个原则：① 缓解不适当的殆力，通过咬合重建，合理分布殆力，避免殆干扰，使单位殆力处于牙周、颞下颌关节及肌肉的耐受阈值内，避免咬合创伤。② 形态与功能相协调，咬合重建后，新建的殆面形态，即牙尖的高度、斜度、沟嵴方向应与下颌的生理运动相适应，形成良好的横殆曲线和纵殆曲线，上、下咬合关系应形成尖窝相对的接触关系，建立稳定的咬合接触，正中殆和正中关系殆相协调，闭合时殆力的传导趋向牙体长轴方向。③ 咬合重建还应符合患者的美观要求，咬合重建后，可以通过 X 线检查、殆力检测、咀嚼效率测定、下颌运动轨迹检查、肌电图检查等手段去检测和评估重建效果。

4. 颞下颌关节的重建

在下颌骨的运动过程中，颞下颌关节像一个活动轴，颌骨肌收缩产生动力，牙、颞下颌关节、颌骨肌三者在中枢神经系统的调节下，按照一定的方式协调功能活动。各种原因导致的下颌骨缺损累及髁突时，必然会对下颌骨的运动性、稳定性产生较大的负面影响。因此，在下颌骨的功能恢复过程中，应当考虑到颞下颌关节的重建，可以采用自体骨软骨组织植入或非生物代用品植入，包括人工关节置换，以再造新的点面接触的假关节，一定程度地恢复颞下颌关节在下颌骨平衡调控中的辅助作用，从而最终达到重建下颌骨在三维方向的生理性位置，并维持其平稳运动的目的。

随着肿瘤手术、交通创伤以及其他伤害事故的增多，口腔颌面部骨性缺损患者尤其是下颌骨缺损甚至缺失的患者越来越多，运用现代医学科学手段，恢复及功能性重建下颌骨成为当前口腔颌面外科医生的一项重要任务。值得强调的是，下颌骨的功能性重建与目前所倡导的肿瘤综合序列治疗一样，应当是一系列的以静制动、由易到难的过程，包括最初的颌骨连续性及生理凸度的重建，进一步颌骨骨量的维持及牙槽突高度的重建，而后生理性上、下颌骨位置关系及运动平衡的恢复，直至植入骨结合牙种植体并进行种植体支持的牙列恢复，最终完成功能性下颌骨的重建。

3.4　下颌骨的生物力学特点

生物力学是结合生理学和工程学，用以研究解决与生物体力学相关的基础与临床问题的一门学科。其包含的领域相当广泛，小到细胞，大到组织器官，均为生物力学研究的重要范畴。

骨科生物力学的研究为生物力学领域中相当重要的分支，其以骨骼、肌肉系统的研究为主，基础科学涵盖了流体力学、静力学、动力学、生理学、解剖学和其他相关专业领域。相关的生物力学研究课题亦相当广泛。在宏观和微观领域内，皆有大量的学者和专家对生物力学进行了研究，但各自存在瓶颈需要突破。在宏观研究方面，计算机建模常需要通过简化来分析，无法模拟活体分析实际的效果，因此还需进一步研究。而微观的细胞受力分析虽已证明力学刺激对细胞活性的影响，但细胞如何将物理的力学刺激转化为化学反应，并精确地调控基因及蛋白的表达，目前仍不清楚。这些宏观、微观的研究都还有很长的路需要探索。

3.4.1　力学性能基础

1. 应力与应变

当材料在外力作用下不能产生位移时，它的几何形状和尺寸将发生变化，这种形变就称为应变(strain)。材料发生形变时内部产生了大小相等但方向相反的反作用力抵抗外力。或物体由于外因(受力、湿度变化等)而变形时，在物体内各部分之间产生相互作用的内力，这种内力可以使物体抵抗外部压力，并能使变形的物体恢复如初，以抵抗这种外因的作用，并力图使物体从变形后的位置回到变形前的位置。把分布内力在一点的集度称为应力(stress)，应力与微面积的乘积即微内力。

2. 弹性变形与塑性变形

在外力(载荷)的作用下，材料产生形状与尺寸的变化，称为变形，可分为弹性变形和塑性变形。若除去外力，材料完全恢复了原始形状和尺寸，则这样的变形称为弹性变形，应力-应变曲线为一直线。若外力除去以后，材料的内部产生了某种方式的损坏，形状和尺寸发生了永久改变，这种在外力作用下产生的不可恢复的永久变形称为塑性变形，此时应力-应变曲线不再是一条直线。对应于材料弹性/塑性变形转变的应力称为屈服强度，而材料被破坏前所能承受的最大拉伸应力称为抗拉强度。

3. 弹性模量与泊松比

弹性模量又称杨氏模量，是弹性材料的一种最重要、最具特性的力学性质，是物理弹性变形难易程度的表征，用 E 表示，其定义为理想材料有小形变时，应力与相应的应变之比。横向应变 ε_x 与纵向应变 ε_y 之比值称为泊松比 μ。在弹性工作范围内，μ 一般为常数，但超越弹性范围以后，μ 随应力的增大而增大，直到 $\mu = 0.5$ 为止。材料的泊松比一般通过物理实验测定，空气的泊松比为 0，水的泊松比为 0.5。

4. 各向同性与各向异性

材料的力学性能不大受加载方向的影响，表现为材料的各向同性。大多数骨科生物材料（金属材料、高分子材料、陶瓷材料）都是各向同性材料。然而很多材料在不同方向上的力学性能不一样，如生物组织材料、复合材料，这类材料具有各向异性。例如，骨皮质在沿骨的长轴方向具有与横向上很不一样的应力-应变关系。人体下颌骨骨皮质不论是在材料的微观层次，还是在宏观层次上，都与一般各向同性材料有很大区别，属于各向异性生物复合材料。其不同的方向或不同的加载方式所测出的强度都不同，轴向强度明显大于横向和纵向，拉压强度与纵、横向之比分别为 1.4、1.8。

5. 滞弹性

当材料的变形性能受加载的时间长短影响时，其特征称为滞弹性。骨组织具有滞弹性，当骨试样用不同的速率加载时，其应力-应变曲线不同，弹性模量与强度都随拉伸速率增加而增加。

3.4.2　应力对骨改建、生长的影响

1. Wolff 定律

1892 年，Wolff 提出机械应力与骨骼的结构有关，即 Wolff 骨骼改适定律[4]，认为骨小梁的厚度与数量，即骨骼质量的分布应与机械应力的量化分布相一致，而且骨小梁必须被轴向地压缩或牵拉。尽管现在知道 Wolff 定律中的许多基本原理是错误的，但是机械应力影响骨骼形成的观点得到了普遍的认同。大量的事实也证实了这一点。例如在失重环境下，可出现骨骼形成下降，矿物质含量和骨骼基质蛋白产量减少。相反，通过运动增加骨骼的负荷则表现出骨质增加。Wolff 定律描述了骨骼结构在骨骼质量和骨骼强度之间取得最佳平衡的趋势，但未阐明骨骼适应于机械应力的机制。

1964 年，Frost 提出的力学稳定性理论[5]逐渐被大家所接受，该理论独特之处在于可区别骨骼的构建和重塑过程，可提供激活层骨板或编织骨形成的应变阈值范围，并可应用于骨质疏松症的病因学解释中。Frost 首先定义

了骨骼生物学中的两个基本过程，即构建与重塑[6]。构建是指骨骼改变它的形态以适应其负载环境的过程；重塑是指骨骼被吸收或在原位被新骨取代的过程。

Frost 认为骨骼的构建与重塑过程是由反馈系统所控制的，这个系统中机械应变的变化驱动着这两个过程，并相应地调整骨骼的结构[7]。在这个系统中，骨骼应变不超过一个最小有效应变阈值范围时，骨骼的结构可以得到维持，这个最小有效应变阈值范围为 0.02%~0.1%。如果骨骼内的局部应变超过了该范围，骨骼将进行构建以改变它的结构，使局部应变归附于该范围内；如果低于此范围，骨组织将被吸收直至局部应变升高为止；当应变达到中度超负荷范围(0.1%~0.3%)，骨力学感受机制将激活骨构建的机制，增加板层骨骨量而抵消超强度外力负荷；当应变大于中度超负荷范围(大于0.3%)达到导致骨骼内微小损伤的最小应变阈值，超过"损伤阈限"的应变，骨构建将增加以修复损伤，并诱导编织骨的形成以快速增加骨量从而抵消巨大超强度外力负荷。

2. 应力遮挡

应力遮挡效应这一概念是从材料力学中演变出来的，即当两个或两个以上具有不同弹性模量的成分组成一个机械系统加载时，就会出现载荷及应力、应变的重分配现象，具有较高弹性模量的成分承受较多的载荷，使后者少承担或者不承担载荷，应变也相应减少，这就是应力遮挡。目前的研究结果表明，应力遮挡的程度与植入假体的刚度有关，假体刚度越大，应力遮挡越严重[8]。由于应力遮挡，置换术后假体周围骨量发生变化，其后果往往是假体周围骨质疏松，骨皮质变薄，假体松动。

3.4.3　力学信号在骨骼中的传导

骨骼按遗传基因的调控构建骨骼的雏形，并在骨的生长发育中根据所承受载荷的需要对自身不断进行改进和重塑，试图实现用最小的骨量达到最大的骨强度，这就是骨的功能适应性。研究证实，骨骼内的某些细胞能够感知生物物理信息(如力学信号、电信号等)，并加工整合这些信号将之转化为相应的骨骼结构变化，细胞的这一功能被称为信号转导功能。这表明在骨骼的功能适应性机制中，力学现象与骨骼的构建、重塑是通过细胞的功能性变化而直接联系起来的。力学信号在骨骼中的转导过程可以分为四个阶段。

1. 力学偶联

即作用在骨骼上的外部应力负荷转化为能被感受性细胞(骨衬细胞-骨陷窝-骨小管系统)所感知的内部生物力学信号。

2. 生化偶联

作为骨力学感受性细胞的骨细胞将这种生物力学信号转化为生物化学信号（如前列腺素和一氧化氮等），并最终影响基因的表达和蛋白的激活。

3. 信号传递

即信号通过缝隙连接传导至骨内表面，从而启动那里的力学效应细胞，后者将直接参与骨骼的构建和重塑。

4. 效应细胞反应

在受到有关信号的激活以后，骨构建和骨重塑机制被激活而启动，互相协调地改变相应骨组织的骨量与结构，以适应外界力学环境。

在力学偶联过程中，外力机械能量需要通过一种可被细胞感受到的形式进行物理传导。日常活动对长骨造成的载荷有弯曲和压拉等应力。它们可在骨骼表面产生较大范围的应变。人体日常活动导致的应变峰值范围为 0.02%~0.1% 微应变。在外力作用下，由于骨组织的变形，骨骼中分布于骨陷窝的骨细胞和附着于骨基质之上的骨衬细胞可产生相同量的牵拉变形，由应力产生的骨组织内的压力梯度也可引起骨小管和骨陷窝内的骨间液受挤压而迅速流动，与骨细胞突出表面的刷状微丝结构相摩擦而产生流体剪切应力。体外研究已表明，成骨细胞对流体剪切应力起反应，出现细胞水平三磷酸肌醇、环磷酸腺苷和前列腺素 E_2 的增加[9]。

那么，骨细胞在受到流体剪切应力的作用后，可以通过细胞膜离子通道与 G 蛋白偶联的磷脂酶 C 通路、细胞内钙离子和细胞骨架等途径参与细胞的力学信号转导。其中一条重要的途径为跨膜整联蛋白、细胞骨架和细胞核转录功能之间的直接联系，诱导型的环氧合酶的激活依赖于这条途径。研究已证实，整联蛋白-细胞骨架复合体是主要的力学信号转导位点，可以传递作用在细胞表面上的应力到细胞内各区[10]。整联蛋白是一种发挥信号受体作用的异性二聚体跨膜蛋白，一端在细胞外侧可与细胞外基质相连，另一端通过在细胞内的一些肌动蛋白相关蛋白质如黏着斑黏着蛋白、踝蛋白、桩蛋白和 α_2 辅肌动蛋白与肌动蛋白细胞骨架相连接，从而构成整联蛋白-细胞骨架复合体。细胞骨架由此构建成一个连接细胞外基质、胞质内成分及细胞核的框架性结构。

依附于骨骼的成骨细胞谱系细胞中，95% 是骨细胞和骨衬细胞。这些细胞通过缝隙连接相连，并可在体内对应力刺激做出反应。这些细胞是主要的力学感受性细胞。还有一部分感受性细胞是成骨细胞，它们作为力学感受性细胞，在骨的功能适应性变化启动之前，将力学信号整合加工，并通过缝隙连接和旁分泌的形式将相应的电、化学信号传给效应性细胞，影响骨骼的构建和重塑过程。效应性细胞主要是成骨细胞和破骨细胞，它们在接收到感受性细胞通过缝隙连接或旁分泌的形式传递来的信号后，可以被激活而进行相应的骨形成或骨吸收活动，从而对骨骼的结构进行改建。此外效应性细胞还包括骨衬细胞和骨前体细胞，在力学感受性细胞传递来的电、化学信号作用下，前者可分化为成骨细胞，后者可分化为成骨细胞或破骨细胞，在骨骼的构建和重塑中发挥作用。

3.4.4 下颌骨应力分布探讨

下颌骨是颌面中唯一可以活动的骨骼，与牙列、颞下颌关节共同作用传递殆力，行使咀嚼、吞咽等功能。下颌骨内骨小梁的排列与骨内主应力拱形轨道方向一致，避免了骨小梁承受剪力，降低了弯矩，使之处于承受轴向力为主的有利受力状态。这样，既减小了结构质量，又达到了承载效果。在骨皮质，组成骨单位（哈弗斯系统）的骨单元沿骨长轴平行排列，在与骨纤维走向垂直的截面上，较少承受剪力，从而最大程度地减少了骨纤维的切应变，避免了纵向撕裂。由此可见，骨皮质也是按优化承力结构组合的。

当下颌骨处于殆面静态负载条件下，骨内四条主应力轨迹线（肌力线）分别是：① 从下颌角向上沿升支到髁突；② 从磨牙下方经下颌体及升支到髁突；③ 从磨牙的牙槽嵴向上沿升支到喙突；④ 喙突后侧沿乙状切迹到髁突颈部[11]（图 3.5）。当下颌骨处于运动状态时，骨内应力轨迹相似于双侧下颌骨静态负载（中性闭合）状态出现的情况。应力集中程度在旋转侧和滑动侧有明显差别，在旋转侧髁突与髁突颈部应力增加，而滑动侧应力降低，髁突靠在关节窝内侧上起支撑作用，它所产生的应力主要沿升支后部分布。实验研究证实，下颌骨表层应力显著大于中间应力，而且应力多集中于髁突、

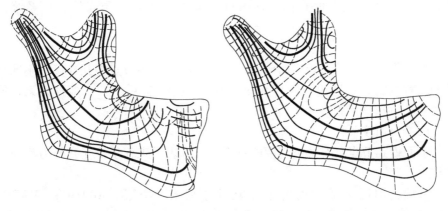

图 3.5 下颌骨处于殆面静态负载条件下骨内四条主应力轨迹线示意图

下颌角、磨牙区，其中第一磨牙区为应力密度最高点[12]。在牙槽窝周围，应力轨迹指向骨皮质板，表现为一种利于抵抗牙槽骨受力时下沉的分布结构。无论骨皮质还是骨松质，在正常咀嚼时所承受的外力强度远远小于其强度极限，在强度极限范围内，骨内应力轨迹线可出现轻度的波动。咀嚼肌力系对应力分布规律影响不大，可视为一种集中力。

3.4.5　生物力学模型的研究

生物力学的主要研究方法有两种，包括实验生物力学研究方法和理论生物力学研究方法。实验法就是用某种方法测定人体的相关数据，转化为电压、力学等信号，通过某种分析计算方法获得人体的生物力学性能。而理论法中，目前应用较多的是有限元法。有限元法是一种数值计算方法，在计算机上模拟人体的结构，并赋以与真实结构相当的生物力学特征，因而有其特定的优点，不受临床诸多复杂因素的影响，可提供实验手段不易得到的详细数据。

在工程领域内，常用的数据模拟方法有：有限元法、边界元法、离散元法和有限差分法。就广泛性而言，主要方法还是有限元法，它的基本思想是将问题的求解域划分为一系列的单元，单元之间仅靠节点相连。单元内部的待求量可由单元节点量通过选定的函数关系插值得到。由于单元形状简单，易于平衡及建立节点量的方程式，然后将各单元方程集组成总体代数方程组，计入边界条件后可对方程求解。

1. 有限元的基本构成

（1）节点

即考虑工程系统中一个点的坐标位置，它是构成有限元系统的基本对象，具有物理意义上的自由度，该自由度为结构系统受到外力后系统的反映。

（2）元素

元素是节点与节点相连而成的，元素的组合由各节点相互连接。不同特性的工程系统，可选用不同种类的元素，ANSYS 提供了一百多种元素，使用时应慎重选择元素型号。

（3）自由度

上面提到节点具有某种程度的自由度，以表示工程系统受到外力后的反应结果。

目前，国际上通用的有限元软件主要有 ANSYS、ABAQUS、MARC、ALGOR 等。各个软件的算法基本相同，但各有优点：ANSYS 总体功能强大，模块齐全，在我国的市场占有量也最大；ABAQUS 是最近几年进入中国市场的，它与 CAD 的接口通用性不如 ANSYS 效果好，对于复杂曲面模型从 CAD 转入 ABAQUS 时，模型往往会丢失大量几何信息，需要对模型进行反复的几何修补；MARC 软件在处理高度非线性问题时，具有明显优势，尤其是模拟橡胶等高分子材料时可以取得较好的结果，如轮胎的非线性分析；ALGOR 在国内则较少使用。

ANSYS 是一种广泛应用的商业套用工程分析软件，它包含了前置处理、解题程序以及后置处理，将有限元分析、计算机图形学和优化技术相结合，已成为现代化工程学问题必不可少的有力工具。使用该软件能够降低设计成本，缩短设计时间。自 20 世纪 70 年代，ANSYS 就被逐渐应用到口腔医学的许多方面，并取得了很好的可信度，颇受好评(图 3.6)。ANSYS 分析过程包含三个主要的步骤。

1）创建有限元模型：① 创建或从 CAD 系统读入模型；② 定义材料属性；③ 划分网络。

2）施加载荷并求解：① 施加载荷及设定约束条件；② 求解。

3）查看结果：① 查看分析结果；② 检查结果是否正确。

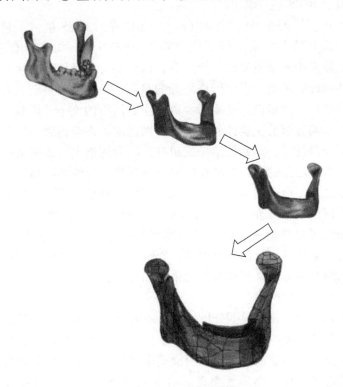

图 3.6　下颌骨 ANSYS 分析示意图

2. 有限元模型的建立

下颌骨是一种多相、非均质、多孔、各向异性的复合材料，它由骨皮质和骨松质构成，骨皮质致密而坚硬，而骨松质主要是骨小梁和骨板构成的多孔网状结构。严格意义上讲，骨皮质和骨松质都具有黏弹性和各向异性特征，并且其弹性模量因骨骼中矿物质的密度不同而不同，弹性模量与年龄、发育状态之间也存在一定的联系。在有限元中按照下颌骨确切的材料性能显然是不切实际的，文献中报道的所有颞下颌关节有限元分析模型均简化了下颌骨的材料参数，这种简化既简化了方程，又方便了计算，而且和许多实验与实践结果还是十分吻合的。因此，通常对下颌骨运用线弹性、各向同性的材料特征，但是，为精确起见，将区分骨松质、骨皮质和牙列。

研究中可先获取活体下颌骨 CT 图片，在 DI-COM 医学专用图像处理软件中将其转化为 CAD 软件可读取的 BMP 格式的图片，利用轮廓提取软件提取出骨松质、骨皮质和牙列的轮廓点，将这些点数据在反求工程软件如 Surfacer Powershape 中拟合曲线和曲面构建，并按照一定的重建原理进行自由曲面调整，使生成的曲面能够兼顾光滑和准确的特点，最后将已经调整好的线框模型以 IGES 格式输出。

ANSYS 提供了与 CAD 软件如 Pro/E、UG 等的 IGES 接口，利用这一接口，将完整建立的下颌系统线框模型转入 ANSYS 中，构造其有限元模型。网格划分是建模中非常重要的一个环节，网格划分的好坏将直接影响计算结果的准确性和计算进度。设定网格划分的参数，最主要的是定义对象边界元素的大小和数目。网格设定所需的参数将决定网格的大小、形状，这一步非常重要，将影响分析的正确性和经济性。网格细也许会得到很好的效果，但并非网格划分得越细，得到的结果就越好，因为网格太密太细会占用大量的分析时间。有时较细的网格与较粗的网格比起来，较细的网格分析的精确度只增加百分之几，但占用的计算机资源与较粗的网格相比，达数倍之多；同时在较细的网格中，常会造成不同网格划分时连接的困难。ANSYS 中的网格划分大部分可以自动完成。但下颌模型是由很多自由曲面构成的复杂模型，自动划分会造成大量的冗余网格，影响计算时间和精度，因此多采用自动与手动相结合的方式来划分有限元单元和节点，即人工输入有限元单元大小，由软件自动划分网格。

选择单元类型主要是根据分析计算对象的形状，选择合适的单元类型来描述。单元类型主要有质量、线、梁、实体、壳体等。在每种类型中都有很多详细的分类，具体要根据实体几何模型来确定单元类型。下颌骨形状比较复杂，不能选择梁或壳体单元类型。本研究选择实体 Solid72 单元类型，这是因为下颌骨在载荷的作用下会有空间变形，各个单元之间会有相应位移，而 Solid72 单元具有八个节点 3D 单元，具有六个自由度，可以很好地描述所研究对象的变形和受力情况。

研究所引用的材料力学性质：骨皮质弹性模量为 13 700 MPa，骨松质弹性模量为 1 850 MPa，牙根弹性模量为 8 620 MPa，泊松比均为 0.3。假设模型材料和组织为连续、均质、各向同性的线弹性材料。模型中采用 Solid72 体单元类型，其中骨皮质节点数为 14 565，单元数为 99 301；骨松质节点数为 7 259，单元数为 24 254；牙根节点数为 7 901，单元数为 29 805。

3. 边界条件的定义

选择与闭口及咬合运动有关的左、右侧各四组肌肉，共十二个肌力力量：嚼肌(分为浅层和深层)、翼内肌、翼外肌、颞肌(分为前份和后份)。根据人体骨骼和肌肉系统的解剖学特征，确定并标记各咀嚼肌附着部位，进行约束，以防模型转动，并限制下颌骨的刚性移动。研究采用在实体模型上直接加载的方式，这种加载方式独立于有限元网格，重新划分网格或局部修改网格不会影响载荷。基于以上模型和边界条件，利用三维有限元应力分析方法可以研究天然下颌骨的应力分布状态。

4. 下颌骨应力分布特点

分析计算得到的下颌系统位移及应力分布状态，即 Von-Mises(范式等效)应力分布。下颌内部各部位 Von-Mises 应力分布的趋势及应力水平差异较大，但两侧关于正中矢状面基本对称。可知下颌以承受拉应力为主。磨牙面、髁突前侧、髁突颈部、喙突后侧和下颌角上部受压；颏部、下颌角和下颌体下缘主要受拉；髁突外侧、喙突颈部、下颌支拉压并存，两侧应力各自均匀分布，颊侧应力值大于舌侧应力值。其中髁突颈部、喙突后侧、下颌角、磨牙区为应力集中区。骨皮质上最大应力为 105 MPa，骨松质上最大应力为 12.9 MPa，骨松质的应力水平明显低于骨皮质。牙根上最大应力为 22.7 MPa，应力主要集中在磨牙区，这与磨牙承受主要的咀嚼力有很大的关系。

下颌骨应力分布情况与其内部骨质结构密切相关，致密坚硬的骨皮质比相应部位的网状疏松的骨松质的应力值约大一个数量级，说明骨皮质在下颌骨承受负荷时发挥了主要的作用。刘路平、Vollmer 等的实验也有相类似的结论[13]。下颌骨是语言和咀嚼活动的杠杆，是肌肉收缩及咬合负载的间接承担者。与人体其他骨骼一样，下颌骨受到外力作用时，会引起自身变形，这些变形的性质和大小除取决于其自身的几何形状外，还取决于其力学性能。正是由于骨质结构对应力的影响，通过螺旋 CT 扫描所得的图像信息，将骨皮质和骨松质分别建模，力求更好地模拟实际情况，所用载荷根据需要直接加在牙列上，与实际情况基本吻合，整个模型的几何相似性、材料相似性和载荷相似性明显提高，这就使实验结果更真实、准确、可靠，能更确切地反映下颌骨的应力分布情况。

众所周知，有限元模型与原型的几何相似性至关重要，由于不同实验的建模方法及采用的简化等不同，所得的最后结果可能有所不同。正如前面提到的，所建的下颌骨三维有限元模型较好地模拟了原下颌骨的实际情况。结果显示，髁突颈部、喙突后侧、下颌角等部位为应力集中区。这与 Standee 的研究结果相类似，进一步说明了下颌内部结构对于应力的分布、传导所起的作用，证明其内部存在应力轨迹，且具有一定的分布规律。这与通过光弹法分析下颌骨应力分布结果基本一致[14]。

参考文献

[1] 李华方. 口腔生理学[M]. 2 版. 北京：人民卫生出版社，2008.

[2] 马绪臣. 口腔颌面医学影像学[M]. 北京：北京大学医学出版社，2006.

[3] 李永刚. 韧带重建术后腱骨愈合的基础和临床研究[D]. 南京：东南大学，2012.

[4] WOLFF J. Das gesetz der transformation der knochen[M]. Berlin：Hirschwald，1892：11-14.

[5] FROST H M. Skeletal structural adaptations to mechanical usage(SATMU)：1. Redefining Wolff's law：The bone remodeling problem[J]. The Anatomical Record，1990，226(4)：403-413.

[6] FROST H M. The laws of bone structure(The Henry Ford Hospital surgical monographs)[M]. Springfield：Charles C. Thomas，1964：35.

[7] FROST H M. A determination of bone architecturethe. The minimum effective strain[J]. Clinical Orthopaedics and Related Research，1983(175)：286-292.

[8] 俞银贤，马金忠. 影响 THA 术后股骨近端应力遮挡大小的因素[J]. 生物骨科材料与临床研究，2006，3(5)：29-31.

[9] 朱赴东. 成骨细胞中 NO-C-FOS 通路对流体剪切力的响应[D]. 杭州：浙江大学，2005.

[10] 薛霜，独军政，赵建勇，等. 整联蛋白结构与信号转导机制[J]. 动物医学进展，2010，31(1)：63-67.

[11] 窦尉尉，孙庚林，吴炜，等. 下颌角在外力加载下的应力分析[J]. 天津医科大学学报，2010，16(1)：131-133，170.

［12］　吴立军，廖进民，钟世镇，等．咀嚼肌牵动的下颌骨三维有限元建模与数值分析［J］．中国临床解剖学杂志，2004，22（4）：408-410.

［13］　张静．不同咬合接触面积对种植体周围骨组织应力分布的影响［D］．太原：山西医科大学，2014.

［14］　吴凌莉．下颌骨颏部受瞬间外力应力分布的三维有限元分析［D］．兰州：兰州大学，2011.

第四章
颌骨缺损修复的基础研究

4.1　颌骨缺损修复的机理

4.1.1　骨的结构解析

　　骨的基本结构包括骨膜、骨质和骨髓。骨膜由纤维结缔组织构成，含有丰富的神经和血管，对骨的营养、再生和感觉有重要作用(图4.1)。骨膜可分为内外两层。外层致密，有许多胶原纤维束穿入骨质，使之固着于骨面。内层疏松，有成骨细胞和破骨细胞，分别具有产生新骨质和破坏骨质的功能，幼年期功能非常活跃，直接参与骨的生成；成年时转为静止状态，但是骨一旦发生损伤，如骨折，骨膜又重新恢复功能，参与骨折端的修复愈合。如骨膜剥离太多或损伤过大，则骨折愈合困难。衬在髓腔内面和松质间隙内的膜称骨内膜，是菲薄的结缔组织，也含有成骨细胞和破骨细胞，有造骨和破骨的功能。骨质有骨密质和骨松质两种。前者质地坚硬致密，耐压性较大，布于骨的表层；后者呈海绵状，由许多片状的骨小梁交织而成，布于骨的内部。骨髓填充在骨髓腔和骨松质的空隙内，分为红骨髓和黄骨髓，红骨髓有造血功能。胎儿、幼儿的骨髓全是红骨髓。成年之后，长骨骨干内的红骨髓逐渐被脂肪组织代替，称黄骨髓，失去造血功能。失血时有的黄骨髓会转化为红骨髓，造血完后恢复。而在椎骨、髂骨、肋骨、胸骨及肱骨和股骨的近端松质内，终生都是红骨髓，因此，临床常选髂后上棘等处进行骨髓穿刺，检查骨髓象。

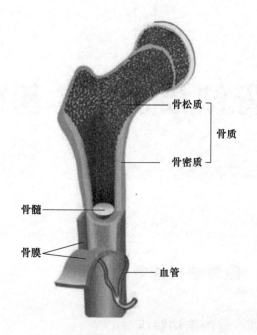

图 4.1　骨的结构解析

4.1.2　骨折愈合的原理及成功要素

骨折愈合是一个非凡的过程，它不像其他软组织形成瘢痕，其最终愈合的结果是再现骨的解剖结构和恢复其功能。骨折愈合分为两大类：一期愈合（直接的、皮质的）和二期愈合（间接的、自发的）。一期愈合需要坚强的稳定性，根据有或者没有骨折端的压缩，其又可分为间隙愈合和接触愈合，两者均能不通过外骨痂和纤维组织形成或者骨折间隙中的软骨形成而使骨连接起来。一期愈合很少见。二期愈合是在骨折部位没有坚强固定的情况下发生的自发性骨折愈合，这是一种较为常见的愈合方式。

1. 骨折愈合的原理

骨折的修复过程可以分为三个不同阶段：炎症阶段、修复阶段和重建阶段。每个阶段都有其特定的不同的细胞特征表现和细胞外基质成分（图 4.2）。

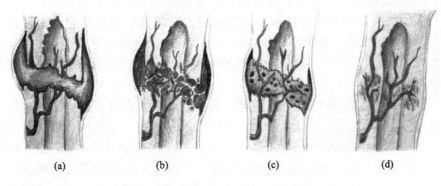

图 4.2 骨折愈合过程示意图：(a)血肿形成；
(b)纤维性骨痂形成；(c)骨性骨痂形成；(d)骨痂改建

（1）炎症阶段

在骨损伤后即刻进入炎症阶段，48 h 内达到高峰，并在 1 周后基本完全消失。炎症反应包括疼痛和肿胀，疼痛可使个体保护损伤部位，肿胀可静态防止骨折移动。在损伤部位，血管上皮破坏形成血肿，并激活补体瀑布式反应及凝血瀑布式反应，使中性粒细胞、淋巴细胞、血小板、单核细胞、巨噬细胞等聚集。早期的骨折环境以低氧和酸性为特点，最适合激活中性粒细胞和巨噬细胞。血肿的形成可作为血栓阻止出血，同时也担任信号分子来源，参与启动骨折愈合过程。这整个过程创造了一个代偿性肉芽，称外骨痂。

（2）修复阶段

修复阶段在最初的几天内就发生了，在炎症阶段消退之前，并持续集中几周时间。该阶段的结果是在骨折内及其周围形成一个骨痂，在外围加强骨折部位机械稳定性。在这个阶段，骨痂由纤维结缔组织、血管、软骨、编织骨和肋骨组成。当修复进展时，pH 逐渐转为中性及轻度碱性，变得适合碱性磷酸化活动及骨痂的钙化。早期的骨形成从骨膜的生发成细胞开始，修复组织的成分和修复速度可能不同，取决于骨折的部位、外周软组织的损伤、骨折部位的机械稳定性。

对修复阶段的深入了解集中在膜内成骨、软骨形成和骨膜下骨化。

1）膜内成骨开始在骨折最初几天，但 2 周后就停止增殖活动。在骨折部位附近的皮质对立的编织骨内有成骨细胞活动，该部位的骨形成是由前体细胞直接分化的成骨细胞完成的。在外骨痂内以这种方式骨形成的地方称为硬骨痂。

2）当膜内成骨发生时，软骨也在骨痂周围生成，那里存在低氧压。在骨折部位的肉芽内形成并扩散至骨膜和附近软组织的间充质或者未分化细胞，这些细胞变大，逐渐呈现软骨外形，并开始合成无血管碱性基质。这样一个纤维组织和新软骨细胞的区域被称为软骨痂，有时软骨可能取代所有的纤维组织。

3）到骨折愈合的第 2 周中期有大量的软骨覆盖在骨折部位，通过软骨下成骨开始钙化。增生的软骨细胞，首先分泌可以减少黏多糖的中性蛋白多聚酶，以降低黏多糖对骨矿化的抑制作用，然后这些细胞及后来的成纤维细胞释放膜来源、包含钙磷复合物的小泡进入基质。它们也携带可以减少富含蛋白多糖基质和水解高能磷酸酯的中性磷酸酶和碱性磷酸酶，为钙的沉积提供磷离子。随着矿化过程的进行，骨痂的钙化变得坚硬，骨折部位已经内制动了。来自邻近骨的毛细血管进入钙化的软骨内增加供养，接着是成骨细胞介入。骨痂偶尔也仅由编织骨组成，它连接着骨折两端，骨重建过程也随之开始。

（3）重建阶段

重建阶段是骨折恢复的最终阶段，由板成骨代替编织骨和多余骨痂的吸收开始。该阶段代表骨的正常重建活动，但它也可以在骨折部位持续加速达数年。当所有编织骨被取代后，骨折的修复重建还包含了破骨细胞吸收位置不当的骨小梁和沿着压力线形成新骨。重建阶段的结果是在机械负荷影响下，逐渐修饰骨折区域，直到达到最佳的稳定力，其骨皮质几乎能够完全与骨折发生前的结构一致。

2. 骨折愈合的影响要素

（1）全身性因素

1）年龄：儿童骨组织再生能力强，故骨折愈合快；老年人骨再生能力较弱，故骨折愈合时间也较长。

2）营养：严重蛋白质缺乏和维生素 C 缺乏可影响骨基质的胶原合成；维生素 D 缺乏可影响骨痂钙化，妨碍骨折愈合。

3）疾病：如糖尿病、血管功能不全、骨质疏松症、贫血、激素缺乏等。

（2）局部因素

1）局部血液供应。

如果骨折部血液供应好则骨折愈合快，如肱骨的外科颈上端骨折；反之，局部血液供应差者骨折愈合慢，如股骨颈骨折。骨折类型也和血液供应有关。如螺旋形或斜形骨折，由于骨折部分与周围组织接触面大，因而有较大的毛细血管分布区域供应血液，愈合较横形骨折快。

2）骨折断端的状态。

骨折断端对位不好或断端之间有软组织嵌塞等都会使愈合延缓甚至不能接合。此外，如果骨组织损伤过重如粉碎性骨折，尤其骨膜破坏过多时，则骨的再生也较困难。骨折局部如出血过多，血肿巨大，不但影响断面的接触，且血肿机化时间的延长也影响骨折愈合。

3）骨折断端的固定。

断端活动不仅可引起出血及软组织损伤，而且常常只形成纤维性骨痂而难有新骨形成。为了促进骨折愈合，良好的复位及固定是必要的。但长期固定可引起骨及肌肉的失用性萎缩，也会影响骨折愈合。

4）感染。

开放性骨折即骨折处皮肤及软组织均断裂、骨折处暴露，时常合并化脓性感染，延缓骨折愈合。骨折愈合障碍者，有时新骨形成过多，形成赘生骨痂，愈合后有明显的骨变形，影响功能的恢复。有时纤维性骨痂不能变成骨性骨痂并出现裂隙，骨折两断端仍能活动，形成假关节，甚至在断端有新生软骨被覆，形成新关节。

4.1.3 骨免疫学

骨免疫学是研究骨骼系统和免疫系统相互作用的一门学科。骨免疫是指骨质、软骨、滑膜等对疾病的抵抗能力，即人体骨组织自然保护的天然屏障，或者说机体对骨病的反应程度和抵抗能力。免疫系统与骨骼系统两者间的相互作用参与调控骨改建的动态平衡过程。免疫细胞活性异常和破骨细胞过度活跃是引起炎症性牙槽骨吸收的病理基础。骨形成和骨吸收之间的平衡调节着骨内环境的稳定，主要通过成骨细胞（osteoblast, OB）和破骨细胞（osteoclast, OC）间的相互协调[1]。尽管破骨细胞是骨吸收的主要功能细胞，但其本身又受到局部微环境调节。免疫功能异常将影响骨内环境稳定，T淋巴细胞异常活化会导致破骨细胞过度活跃，从而使骨吸收速度远远超过骨形成速度。因此免疫系统与骨骼系统两者间的相互作用受到密切关注。

目前骨组织工程研究的热点集中在种子细胞、支架材料、生物活性因子三个方面[2]。常用的支架材料作为外来移植物，植入有机体内后必然带来移植免疫问题。人体是一个系统组织工程，其免疫系统对人体器官的正常功能与组织再生起着至关重要的调节作用。对传统骨生物材料的研究忽略了如何通过生物材料调控人体免疫反应，从而进一步调控生物材料在体内的骨修复与重建这一关键问题，故有必要深入探讨研究。理论上，由组织工程方法在体外构建的组织工程骨植入体内与大体组织器官移植不同。由于前者不包含血管和结缔组织等复杂成分，其免疫反应主要是介导基因种子细胞引起的，在程度上要轻得多，以 T 淋巴细胞介导的细胞免疫为主，不会引起超急性免疫排斥反应，但异种细胞外基质材料在处理过程中，没有完全也不可能完全消除细胞膜及细胞核成分，残留细胞和异种蛋白成分同样会引起宿主免疫应答。Th1 和 Th2 淋巴细胞介导宿主对组织工程骨产生免疫应答，激活的 Th1 淋巴细胞能产生白介素-2、干扰素-γ、干扰素-β 等细胞因子，然后激活巨噬细胞产生补体结合抗体，促使 CD8[+]细胞向细胞毒型分化，与免疫排斥相关。激活的 Th2 淋巴细胞能产生白介素-4、白介素-5、白介素-6 和白介素-10 等细胞因子，主要产生非补体结合抗体，与免疫耐受相关(图 4.3)。为了克服免疫排斥反应，许多学者尝试像器官移植一样采用免疫抑制剂。Tsuchida 等将同种异体骨髓间充质干细胞复合多孔羟基磷灰石(hydroxyapatite，HA)植入小鼠皮下，4~8 周组织学检查发现，经免疫抑制剂 FK506(藤霉素)处理组有新骨形成，而未使用免疫抑制剂组无新骨形成[3]。Yoshikawa 等采用异种大鼠骨髓间充质干细胞与珊瑚转化的羟基磷灰石复合植入大鼠皮下，一组同时运用免疫抑制剂 FK506(1 mg/kg)，另一组不用免疫抑制剂，4 周时免疫抑制剂组有活跃的骨形成，没有明显的炎性细胞聚集，8 周时仍可见较高的成骨指数、碱性磷酸酶活性和骨钙素 mR-NA 表达，而不用免疫抑制剂组无新骨形成[4]。

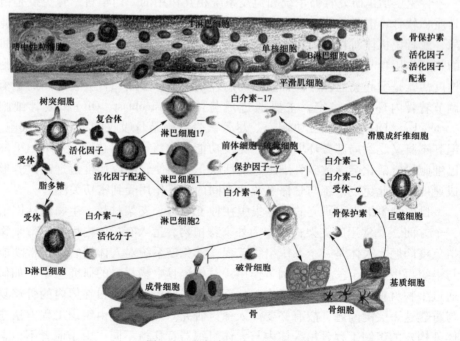

图 4.3　骨免疫形成机制示意图

生物材料纳米表面结构引导骨再生是当前骨替代修复材料领域一个新的研究方向及研究热点。目前的研究主要集中在纳米表面结构对成骨细胞系成骨分化的调控机制，而对成骨微环境中免疫细胞的调控作用研究甚少。中山大学附属口腔医院陈泽涛副研究员与中澳组织工程与再生医学中心团队肖殷教授在《ACS Nano》杂志发表合作研究成果，揭示纳米表面性能对骨免疫的调控机制[5]，系统比较了巨噬细胞对不同纳米颗粒大小和不同表面化学成分的纳米表面结构生物材料的免疫应答差异，发现纳米表面结构可以改变巨噬细胞的形态，将胞外的理化信号转入胞内，激活自噬反应，从而调控免疫微环境，影响间充质干细胞的成骨分化。该研究从骨形成免疫微环境的角度提出了"纳米表面引导成骨"的新机制，提示通过精准控制生物材料的纳米表面结构，可靶向调控免疫细胞，营造有利于骨形成的免疫微环境，最终实现纳米成骨，为纳米骨生物材料的研发提供了新的策略。

4.2 口腔颌面部骨组织再生的研究与应用

由先天畸形、外伤、肿瘤、炎症、慢性疾病等所致的颌骨缺损和缺失可以使面部外形发生显著变化。人们一直在探索一种简单易行损伤小且效果显著的方法来恢复组织的缺损。

4.2.1 颌面部骨组织战伤的早期救治

颌面部处于暴露部位，在高爆武器普遍使用的现代战争中，致伤机会较多。据近现代几次战争的统计[6]，第一次世界大战中，法国和俄国军队的颌面战伤占全身伤的 4.6%；第二次世界大战中，苏联军队的颌面战伤占3.4%；在抗美援朝战争中，中国人民志愿军的一组资料中报道颌面战伤占6.7%；近些年来，有资料显示，伤员中颌面战伤占全身伤的 8.79%。颌面部骨组织战伤占颌面战伤总数的 16.87%。颌骨损伤可粗略地分为四个基本类型，即粉碎型、线型、洞穿型和混合型，其中以粉碎型为最多(74.51%)，且伴有骨缺损。

1. 颌面部骨组织战伤的早期急救

战伤救治经常是在激烈的战斗和频繁而紧张的伤员后送的情况下进行的，各专科根据自己的任务必须抓住主要矛盾急救，才能提高生存率，降低死亡率和残废率。颌面部骨组织战伤，局部伤情多较重，周身合并伤的比例也较高。威胁伤员生命的主要问题是上呼吸道阻塞(窒息)、局部大出血(颌面部血管极为丰富)及脑、胸、腹和四肢、脊柱严重合并伤所引起的休克。在紧急情况下止血，处理周身严重合并伤和抗休克的原则与一般外科相同。

然而，保持呼吸道的通畅则是颌面部骨组织战伤急救的首要任务。上颌骨损伤的水平断离下塌，下颌体及颏部损伤所致的舌后坠，口腔内的异物堵塞及舌、口底、软腭和喉咽部的水肿等，都会引起上呼吸道阻塞而使伤员在短暂的时间内死亡。经对比，前线救护所及一线医院首先要采用的一般急救措施主要包括：

1）清除伤员口内存积的凝血块、分泌物、折断的碎牙片、碎骨片和泥沙等。

2）对于上颌骨下塌的伤员，采用简单的上颌上吊的临时固定措施。

3）取端坐前倾位、侧卧及俯卧位。

4）将后坠之舌前牵。既往的舌牵引，一直用粗丝线贯穿全舌，然后将舌牵引出口外，把线尾固定于胸前衣服的纽扣上，此法既不符合生理要求，又给伤员带来了极大的痛苦。陈鸣九改进了此法，将后坠之舌牵至上前牙舌侧，并将线尾固定于下前牙颈部，若上前牙缺损，将线尾用胶布固定在上唇的皮肤上，从而减轻了伤员的痛苦。

5）放置鼻咽通气导管，一般不采用口咽导管。此为 6 mm×9 mm 规格的乳胶管，长 20 cm 左右，从鼻腔插入的深度是伤者鼻翼至耳垂的长度，鼻腔外的导管用胶布固定。

采用上述措施仍不能解除上呼吸道阻塞者，应当机立断施行气管切开术。

2. 颌面部骨组织战伤的早期清创

颌面部骨组织战伤以毁损为主，其早期清创多在前线医院进行[6]。清创必须坚持彻底的原则，只有彻底，才能保证清创质量，为中、晚期的治疗打下良好的基础。

1）要用大量生理盐水冲洗创面，取出各种表浅的异物，彻底清除伤道内的凝血块、碎牙片、失去生机的组织及其他异物，并用1%的过氧化氢溶液冲洗伤道。对于下颌骨粉碎性骨折的碎骨片处理，要坚持两条原则，一是对与软组织相连的碎骨片给予保留，二是对游离碎骨片根据具体情况决定去留。已造成大量骨质缺损，必须进行植骨治疗者，要清除所有的游离碎骨片；对于粉碎性骨折，一些细小的游离碎骨片去除后不影响骨连续性愈合者，不予保留；对于下颌体粉碎性骨折，其骨缺损在 3 cm 以内，保留游离碎骨片仍可恢复骨连续性愈合，能避免植骨者，则应尽量保留。

2）对于下颌骨的口内、外的贯通伤，在早期清创的同时，应力争关闭口内伤口。对于口内黏膜缺损小的伤例，将黏膜伤口直接拉拢缝合；黏膜组织缺损较大者，争取在局部旋转黏膜瓣或用颈部的岛状皮下蒂皮瓣关闭口内伤口；对于少数伤例，采用局部肌肉筋膜瓣覆盖骨创，再用碘仿纱布片固定在局部，以保护软组织创面，待黏膜上皮生长覆盖。

3）对已发生移位和错位的骨段、骨片，要给予适当的复位固定，为日后的治疗创造有利条件。

3. 颌面部骨组织战伤的早期治疗

（1）牙槽骨损伤及骨折线上线旁牙齿的早期治疗

此类牙槽骨损伤多为粉碎型，一部分碎骨片与牙龈组织相连，而另一部分则缺失。同时有多个牙齿损伤、牙龈组织撕裂或缺损。治疗中要尽量保留与牙龈组织相连的骨片，将其复位固定后，缝合牙龈。对牙龈缺损的伤例，用碘仿纱布覆盖骨创，以最大程度地保留牙槽嵴，为后期的托牙修复创造条件。对骨折线上线旁的牙齿或牙根，除牙体严重碎裂和牙根明显松动给予拔除外，其余的均应采取尽量保留和积极治疗的措施。保留这些牙齿、牙根的重要作用有：利用这些牙齿的咬合关系，对骨折进行良好的复位与固定；若将这样的牙齿或牙根拔除，其骨折的牙槽骨之骨片也得随之拔除，保留这些牙齿、牙根，在某种程度上就是保留牙槽嵴，以利日后的托牙修复；保留这些通过根管治疗的牙根，可将以往战伤托牙的修复设计改为战伤覆盖托牙。这样，其牙周膜仍能保持本体感觉，通过托牙咀嚼时，具有区别 力大小和方向的生理功能，以防牙槽嵴萎缩。

（2）上颌骨损伤与穿通上颌窦的早期治疗

上颌骨无强大肌肉牵拉，本身不活动，血运丰富，愈合力强，损伤后只要复位及时，固定可靠，多可取得好的疗效。对于腭部的毁损伤，凡硬腭骨片与腭黏膜粘连者，手法复位，简单缝合撕裂的黏膜即可。黏膜缺损者，用碘仿纱布覆盖粉碎性骨创，用腭护板将其复位固定。在上颌骨战伤中，上颌窦底和壁穿通伤所占比例较大。由于上颌窦的特殊解剖结构，致伤物或继发性投射物常因颧骨、上颌骨的阻挡，而减速停留于窦腔内。因此，对于此类伤例，一、二线医院在早期外科处理中应争取将受损上颌窦腔内游离碎骨片、碎牙片、凝血块和异物彻底清除，并向同侧下鼻道建立通畅的引流。然而，对上述原则，除耳鼻喉科医生外，目前尚未能得到其他专科医生应有的重视，曾有资料显示，一组 24 例上颌窦穿通伤，其中 12 例早期清理了上颌窦，面部伤口均一期愈合，另 12 例未能进行及时而正确的处理，面部伤口形成瘘道，导致溢脓而不愈[7]。对此的经验是早清创，早愈合；晚清创，晚愈合；未清创，不愈合。对于延误了初期清理时机，合并有感染的伤例，后方医院仍应及时施行上颌窦根治手术，予以清理，这样才能取得迅速愈合的效果。其指征是：上颌骨及上颌窦严重损伤，面部伤道与鼻腔相通，软组织伤口溢脓而不愈者；具有临床症状，X 线片示窦腔混浊者；虽显慢性上颌窦炎症状，但 X 线片示窦腔内有碎骨片及金属异物存留者。

（3）下颌骨战伤伴骨缺损的早期治疗

1）一侧下颌体粉碎性骨折伴 3~5 cm 骨缺损的早期治疗。

对此类伤例，在早期彻底清创的同时，将游离碎骨片取出，经抗生素液浸泡后，再植于骨缺损区。保证游离碎骨片成活的措施可有效地控制骨创感染，包括：良好的清创质量，严密关闭口内伤口，口外伤口的引流通畅及周身使用抗生素；早期可靠的固定，使骨创内的游离骨片得到严格制动，以利于网状骨性支架的形成；重视对骨缺损区骨膜的保护与缝合，使其发挥在骨修复中的主导作用。

2）一侧下颌骨升支粉碎性骨折伴骨缺损的早期治疗。

① 在局部有喙突带部分升支骨块存在的条件下，早期清创的同时，于同一手术内取材，将骨折移位的喙突骨块移植及残留的髁突再植，修复其骨缺损。其要点是：髁突顶端中点与颈部中点连线之延长线段，与下颌骨水平线的后交角一般为 60°~70°，依此可为手术设计提供解剖生理基础；参考上述数据，根据骨缺损范围大小，采用不同的手术连接方法；要有防止颞下颌关节区发生粘连强直的有效措施，且手术中要尽量避免对关节盘及关节上腔的损伤。早期恢复下颌骨的生理运动，在较早拆除颌间固定之后，采用高基托、有弹性的翼状导板维持正常咬合关系。

② 在没有喙突带部分升支骨块存在时，于早期彻底清创的同时，用吻合旋髂深血管的髂骨瓣移植，以修复其骨缺损。

3）下颌骨两侧体部或一侧体部及升支粉碎性骨折伴有大型骨缺损的早期治疗，可采用吻合两组血管（髂腭血管髂支或第四腰动脉前支和旋髂深血管）的髂骨瓣移植，早期修复大型下颌骨缺损；根据骨缺损的部位不同，可采用不同的手术设计方案；此法的优点是血供极其丰富，抗感染力强，成活率高，生长愈合快。

4. 颌面部骨组织战伤的复位固定

复位固定是颌面部骨组织战伤治疗的根本措施之一，实施这项措施对前线医院与后方医院在要求上应有所不同。前线医院的一般复位与暂时性固定，只要求简便、有效。后方医院的治疗则要求复位准确，固定可靠，伤员痛苦少，且不产生继发性畸形。为此，必须根据不同情况，合理地选用不同的固定方法，因为这对功能和形态的恢复有着重要的作用。常采用的固定方法有：单颌牙弓夹板固定；金属丝颌间结扎固定；不锈钢丝骨间结扎（骨缝合）固定；铝丝牙弓夹板弹性牵引固定；骨缝合加颌间结扎固定；头颌固定；带翼夹板加其他方法固定等。

这里特别要提出的有两点：① 带翼夹板在抗美援朝战争中，对颌面部骨组织战伤的晚期治疗起到了较好的作用。近十几年来，已经有人将其改制成为高基托、有弹性的单翼或双翼导板。在下颌骨损伤较早地拆除颌间固定之后，换用改进的翼状导板。进食时取下，食后再戴上，这既解决了下颌骨损伤的固定制动与早期恢复的一对生理运动矛盾，又能维持正常的咬合关系，还能防止上下颌牙列产生继发性畸形。② 口腔颌面专业组所组织的颌骨战伤固定器材的研究，近几十年来取得了明显的成效，已经并将继续在颌骨战伤的复位固定中发挥积极的作用。

4.2.2　组织工程学及细胞归巢理论在颌面部骨组织缺损修复中的应用

近年来在义齿修复领域，我国种植技术的兴起为口腔修复方法开拓了新思路，然而由于骨组织的缺损修复条件的限制，一些患者无法进行以种植技术为基础的修复治疗。一些无牙颌患者，由于牙槽嵴的严重吸收，修复义齿的固位能力和稳定性无法得到有效的保障，虽然人们想出了多种改良的方法来增强修复效果，但结果始终不尽完美。因此，包括口腔颌面外科、修复科、牙周科、种植科等在内的多学科都将骨缺损的修复作为研究的重点。

1. 目前修复技术的不足

目前临床上的修复骨缺损的手段和方法十分丰富，主要包括自体骨移植、异体或异种骨移植、植入骨代用品和人工材料。长期以来，自体松质骨移植因具备骨诱导性、骨传导性及骨生成性，而作为修复骨缺损的金标准，并已经应用了几十年。然而，自体骨移植来源有限，难以满足大段骨移植的要求，而且需要另作切口，不仅增加了手术的时间、出血量及创伤，且会造成供区的瘢痕感染、神经损伤、长期疼痛等相应并发症。邹沙沙等[8]学者对近 10 年的有关自体髂骨移植供骨区并发症文献进行 Meta 分析显示，其总发生率为 20.6%。因此自体骨移植并非最理想的骨缺损修复技术。异体或异种骨移植存在抗原排斥反应和传播疾病的可能性，采用同种异体骨移植，最常见的术后并发症为感染。Mankin 等统计 945 例接受同种异体骨移植患者术后的总感染率为 12.8%[9]。吴俊伟等[10]报道的大块同种异体骨移植重建下颌骨病例中感染发生率为 19.23%。感染的发生可直接导致手术的失败。应用异种骨移植时，虽经一系列理化方法处理，异种骨中的免疫原性成分可基本上去除，但很多方法在消除抗原的同时，不同程度地破坏了材料的结构，难以保证其生物力学性能完好，同时亦有感染的危险。骨代用品如金属、陶瓷或高分子材料等制造的人工材料植入后所引起的排斥反应和感染不容忽视，在生物相容性、生物活性、生物降解性及与被植入者原有骨的力学匹配性等方面的效果尚需更长期观察研究，目前尚不能取得良好的重建效果。江捍平等[11]设计了骨延长术来进行缺损区的修复，但相应的过程和并发症的发生令其在一定程度上难以广泛应用。

20世纪90年代以来，随着组织工程学，尤其是骨组织工程学的发展，颌骨缺损和缺失的生理性功能修复重建已成为可能。"生物外科"的概念也随之兴起。它是通过诱导微观意义上的细胞活动，发挥细胞的潜能，引导细胞分化出修复组织缺损所需的基础，通过支架材料等创造的空间，以最微小的代价来修复缺损的方法。生物外科区别于传统的外科修复方式，其最大的优点在于微创性。这种方式的出现将人类对组织缺损的修复引入了一个全新领域。组织工程学的研究成为了目前的热点。

2. 组织工程学理论和方法在骨缺损修复中的应用

组织工程学是应用细胞生物学和工程学的原理，研究和开发用于修复和改善人体各种组织或器官损伤后的功能和形态的一门科学，也有人称其为"再生医学"。它的主要方法是收集整理具有相应功能的活细胞进行体外培养繁殖，利用天然或人工合成的可生物降解的且具有一定空间结构的支架材料作为载体，使两者整合成为能够植入体内，替代具有一定结构和功能的组织器官的完美修复体。近年来，细胞生物学、分子生物学、生物材料学和外科学研究的进步，给组织工程学这一新兴交叉学科的研究和应用注入了强大的动力，使其迅猛发展。仅以少量的组织细胞构建形成能够永久性替代修复大块组织缺损区的形态结构和功能的目标逐渐成为现实。以微创和高效的办法实现形态和功能的完美重塑是其卓越的优点。随着研究的进展，国内外学者利用组织工程的方法在制造具有生物功能性替代作用的组织工程骨、软骨、肌腱、皮肤黏膜、神经和肌肉等方面取得了一系列的成果[12]，其中以由 Grane 全面提出并引起广大学者关注和深入研究的骨组织工程的报道最为显著[13]。组织工程学的这一分支学科的研发工作最终有望彻底解决骨缺损修复的临床难题。可喜的是，目前用组织工程骨修复骨缺损的研究已在取材、体外培养、细胞支架材料复合体形成、体内实验等多方面都取得了成功。在组织工程骨进行颌骨缺损修复方面，其研究也已开始步入临床验证阶段。

与其他骨移植方法如自体骨、异体骨、异种骨移植相比，采用骨组织工程技术修复骨缺损有如下优点：需要供体组织少（细胞可在体外培养、增殖），供给来源丰富，这就意味着供体损伤小，微创利于恢复；无抗原性或抗原性甚微，以此甚至将使麻烦的排斥反应成为历史；精确的三维塑形使植入物更加适用于缺损的需求；利用仿生设计技术，设计出与天然骨相似的组织工程化人工骨，可为大范围骨缺损的修复重建材料的提供，创造出更加广阔的路径；组织工程化人工骨具有生命活力，可建立活骨移植，为缩短骨缺损的修复时间和提高骨缺损的修复质量创造条件等。

　　骨组织工程所包含的要素一般包括种子细胞、诱导因子和支架材料。其中种子细胞是当中的基环。要求种子细胞所具有的主要特点为：其必须适合临床应用需要，易于取材，符合微创的概念；成骨能力明确，在体外扩增至所要求的细胞数量时仍能保持其成骨表型；进入人体后能继续保持成骨活动，又无过度活动导致肿瘤的发生等。在当前骨组织工程研究中，种子细胞的来源主要为从骨髓中分离的骨髓间充质干细胞、成骨细胞以及来自皮下脂肪中的多能干细胞尤其是间充质干细胞[14]。来自自体的细胞移植，可以消除临床上对于移植物免疫反应的顾虑，为其应用创造了平坦的道路。

　　支架材料是种子细胞的载体，对其亦有一定的要求：良好的生物相容性及降解可调性；有助于种子细胞的黏附和增殖；易于塑形、消毒和保存。根据材料来源分类，支架材料可分为天然材料和合成材料两大类。天然材料中人们通过动物实验，甚至临床应用，对自体骨、同种异体骨及异种骨进行反复甄选，比较多方因素条件后，逐渐将重心转移至同种异体骨上来。在当前研究中，骨组织工程所采用的人工合成材料，应用较多的有羟基磷灰石（hydroyapatite）、聚乙酸（polyglycolic acid）、聚乳酸（polylactic acid）等。近年来，诸如水凝胶、生物玻璃的应用也有报道[15]。

　　不可忽视的是，骨组织的修复是一个复杂的生物级联反应，也同时受到诸多特定细胞、细胞外基质和生长因子的调控。局部供给应用这些生长因子，可以积极地促进骨愈合的发生，在骨组织工程技术中此方面极具研究潜力。其中研究较多的调控因素包括骨形态发生蛋白（bone morphogenetic protein，BMP）、成纤维细胞生长因子、转化生长因子、胰岛素样生长因子等，但骨形成的过程是由一个复杂的细胞因子网络调控，而非诸如 BMP 之类的单因子发挥作用，也非诸因子的简单叠加，如 SPRINGER 等。在以骨形态发生蛋白-2（BMP-2）联合碱性成纤维细胞生长因子（basic fibroblast growth factor，bFGF）应用修复大剂量射线照射鼠下颌骨时发现，两者的联合使用效果不及各自单独的使用效果。国内同期的实验中，也仅证实在体外培养兔骨髓间充质干细胞中，BMP-2 和 bFCF 在一定剂量内的组合，可以促进骨髓间充质干细胞的增殖及骨向分化。但上述实验的条件环境不同，其研究有待进一步深入[16]。

　　国内外的学者运用动物模型，进行了大量的实验研究，以观察利用组织工程学方法对骨组织缺损的修复效果。张健等以出生 24 h 以内乳兔的成骨细胞及血管内皮细胞，进行原代培养、传代并扩增，以外消旋聚乳酸作为支架材料，将兔成骨细胞和血管内皮细胞以 2∶1 的体外共培养比例接种于支架上，埋入日本大耳白兔下颌骨下缘1.5 mm×1.0 mm人为缺损区，4 周后取材显示材料中心有血管形成，并可见新生软骨组织围绕血管周围，8 周后血管化成熟程度进一步加强，部分移植材料已为新骨所取代，有板层骨形成，成骨效果明显好于对照组[17]。这不仅证明了组织工程骨的有效性，还为其在血管化方面探索了道路。在另一实验中，杨世茂等发现脂肪干细胞和β-磷酸三钙组成的组织工程骨，在富血小板纤维蛋白(platelet-rich fibrin，PRF)的辅助下，能够对新西兰大白兔的下颌骨缺损模型起到较对照组明显的成骨作用[18]。有研究表明，大于 50%的白细胞存在于 PRF 中，PRF 中包含的大量白细胞在降解过程中持续释放的相关的因子具有免疫调节作用，可以减轻术后局部不良反应[19]。Moioli 等在鼠的颅骨早闭模型植入的支架材料中植入自体间充质干细胞并整合了控释系统的转化生长因子-β 后发现，成骨细胞的分化受到了抑制，纤维细胞形成得到了促进，为减少对颅缝早闭的多次手术治疗创造了可能的发展方向[20]。这也从另外的方面显示出组织工程学较传统医学的优势。而柴岗等则将组织工程学的方法直接应用于人体颅骨缺损的治疗，并取得了较好的效果，他们发现以人自体骨髓间充质干细胞(human bone marrow stem cell，hBMSC)为种子细胞，利用组织工程技术，可在人体内形成稳定的工程化骨组织，并临床修复颅颌面骨组织缺损[21]。周晓也将组织工程骨的成果应用于临床修复下颌骨缺损的研究中，他利用患者的 hBMSC 复合人部分脱钙骨形成组织工程骨，修复人颌面部肿瘤切除术后下颌骨的缺损，其报道的 3 例临床病例的 2 年随访结果令人满意[22]。2009年刘青辉等完成了在患者自体骨髓体外再造的下颌骨上进行的种植体植入术，此举尚属世界首例[19]。通过骨组织工程等，现代技术在恢复颌骨缺损患者的咀嚼功能方面有了巨大的进步。

众多的实验均证实，采用组织工程学的方法可在修复骨组织及多种组织方面取得较确切的修复效果，但这些大部分还处在实验探索阶段，未在临床中广泛应用。学者们的脚步并未就此止住，他们在研究中发现，在一些小的损伤中，即使没有种子细胞的参与，仅利用支架材料和趋化因子也可取得良好的效果，这一发现激发了越来越多的学者的兴趣，因为这样可以大大减少组织工程修复程序中的步骤和时间，以最小的代价获取最大的期望值。正基于此，人们进行了不断深入的研究。1965 年，Urist 首次发现将脱钙骨基质植入啮齿类动物的肌肉部位，诱导出异位成骨[23]。人们在跟进的研究中发现并命名了骨形态发生蛋白(BMP)，它能够吸引间充质干细胞聚集在植入点区域，并分化诱导骨的形成。BMP 有多种，但单一的 BMP 就足以引起大鼠异位模型的软骨和骨形成。这些研究并未提及种子细胞的应用。这为之后的研究奠定了一定的基础。近期的研究同样证实了前人的理论。周庆梅等的动物实验证实，在支架材料上复合生长因子人重组骨形态发生蛋白-2、转化生长因子-β1 及血管内皮生长因子，而没种子细胞的情况下，可以修复骨缺损。也许种子细胞并非当前修复所有程度骨缺损的必备环节。

3. 细胞归巢理论和方法在骨组织缺损修复中的研究

近年来，细胞归巢概念的兴起，使人们对组织缺损的修复方法又有了重新的认识。人们在研究中发现，如果只利用支架材料和生长因子，没有种子细胞的参与，区别于传统意义上的组织工程学方法来修复小范围的组织缺损，同样可以获得较理想的修复效果。其原理主要是，利用趋化因子的趋化作用动员储存于机体循环系统及各组织器官中的未分化组织干细胞向缺损区聚集，吸附于支架材料所构建的结构中，并分化出相应的细胞来进行组织结构的重建。这些理论也获得了众多的实验证明。韩宁波等利用生物支架材料和转化生长因子重建兔的关节软骨的实验中发现，实验动物的滑膜关节面在无细胞移植的情况下仍然可以重建，这就来源于内源性细胞的归巢作用[24]。在一些没有缺损的骨组织表面，利用归巢原理同样也可以获得类骨样物质。宋泉生等在雌性兔颅骨制备直径 15 mm 的骨缺损，将辛伐他汀-聚乳酸复合材料植入骨缺损部位，发现在实验组骨缺损区有新骨形成，并通过采用性别错配移植的方法证明了归巢现象的发生[25]。上述实验模型均可证明利用细胞归巢理论在某些方面同样可以达到较理想的组织修复效果。

4. 细胞归巢与经典组织工程学在骨组织修复中的比较

与细胞归巢修复缺损组织相比，利用传统的组织工程来修复组织有一定的不足。

1）经典的组织工程学三要素中，为避免来自异体抗原的排斥反应，现多在自体组织中提取种子细胞，然后在体外培养、扩容等，之后再重新移植回体内。这一过程中，首先需要在采集细胞的相应部位进行一项有创操作，故在受体损伤区域外需要增加额外损伤，并可能带来相应的风险。

2）种子细胞需要从组织中提取、培养、扩容等，其获取过程相对来说是一个长期过程，不能及时地修复损伤或缺损部位，增加了治疗过程的时间和成本。另外，相对于细胞归巢，组织工程学的整个过程相对烦琐复杂，需时较长，对受体的多次有创操作增加了受体的痛苦。

从小范围的损伤修复来看，组织工程与细胞归巢对修复效果没有显著的差异。但是，目前的研究中，利用细胞归巢对组织的修复在某些方面尚存在不足。

1）机体在组织损伤或缺损后，体内究竟有多少可供利用的细胞能够在趋化因子的协同作用下找到损伤部位进行修补？在数量上，组织工程学在体外培养回植的细胞明显占优势和确切性，对于大范围的缺损，在目前机制下，组织工程学较细胞归巢仍是较理想的修复方法。

2）细胞归巢的机制尚未完全清楚，其是一个多因子参加的复杂过程，在某些方面尚存在不确定性。研究表明多种因子均可促进骨缺损的修复，但哪些最合适至今还不明了。多因子联合治疗的效果，并不是单个因子治疗效果的叠加，怎样合理地选取尚待进一步完善。

近年来，也有学者针对组织工程的不足提出，利用转基因技术将组织工程与基因工程结合，把生长因子的基因作为目的基因引入种子细胞，再将这些细胞与支架材料移植到骨缺损处，使后者成为局部单个生物反应器，获得更强和持续分泌骨生长因子的能力，加速骨形成和修复，增强成骨效果，弥补原有的不足。这在一些实验中获得了成功。如 Lattanzi 等利用腺病毒携带能调控成骨细胞矿化的 LIM 矿化蛋白感染原代培养的皮肤成纤维细胞，复合羟基磷灰石/胶原复合物后，在植入鼠的下颌骨缺损中起到了良好的修复作用[26]。但目前仍存在着一些问题，比如转染效率与病毒感染概率呈正相关，转导后的细胞生长因子的释放量不清，转染细胞移植于骨缺损后的传代过程尚不清楚等，值得今后进一步研究。

生物外科在进行缺损组织修复过程中最大的优点是，以微创的方法调动机体的内源机制，最大程度地减少人为手术的二次创伤，并能利用内环境的调节避免重复手术的程序。所构建的组织能够长期地存留，其结构形态与自然组织近似，能够较大程度地恢复原有的功能。细胞生物学是目前这一领域的前沿学科，它通过整合细胞因子、生物学、生物材料学、化学工程、组织工程等多学科多领域的相关研究，使之成为一个有机整体，来组织分析机体重建的构成要件和方法，从而确立切实可行的治疗方案。这将给人类对自身损伤修复的认识和治疗带来前所未有的机遇，并可能引发这一领域的一场革命：① 对以生物活性物质介导的细胞归巢概念的认识，为面部重建治疗提供了一个全新的方向和发展空间；② 利用血管源性生长因子，采用细胞生物学的方法及建立微通道，已解决了血管生成的关键问题，这在软组织的重建方面尤为重要。虽然距组织工程及细胞归巢的方法普遍应用于临床的革命性时代还需时日，但这一方面如火如荼的研究，已使现在临床上普遍应用的组织移植、人工材料的填充和假体修复技术走向没落。

4.2.3　血小板衍生生长因子在牙槽骨组织缺损修复中的应用

牙槽骨组织缺损的修复一直是备受瞩目的话题，大量的研究致力于牙槽骨组织的缺损修复，如引导组织再生技术、自体骨或异体骨的移植、骨替代材料的应用、细胞因子、细胞与基因治疗等。牙槽骨是位于上下颌骨之上包绕牙根，为其提供支持和保护的骨组织，其与牙骨质、牙周膜、牙龈一起组成牙周支持组织。牙槽骨极易感于牙周组织炎症，从而引起骨吸收。牙周炎是由细菌引起的感染性疾病，在 Wang 等对中国口腔健康现状的调查中，农村和城镇成人中牙龈附着丧失大于 3 mm 的患者比例分别达到 49.5% 和 37.5%，这一调查说明牙周炎引起牙槽骨吸收的现状很严重[27]。进展性的牙周炎将引起牙槽骨的持续性吸收，牙龈附着的丧失导致牙松动及移位，最终完全丧失，当牙拔除后，咀嚼功能和机械刺激的减弱使残存的牙槽骨不断萎缩吸收。在临床上，很多方法被应用于保存牙槽骨，但是即使在拔牙窝内即刻植入种植体或骨粉，也不能阻止拔牙窝边缘牙槽骨的吸收，这主要是由于在咀嚼时，牙的受力改变，牙槽骨生理改建。

牙槽骨的炎症性吸收、缺损或不足，将影响牙的保存、种植等治疗效果及美观。以前临床上常用引导组织再生(guided tissue regeneration，GTR)技术、骨或骨替代材料植入术使已丧失的牙周组织得以重建。但是由于自体骨移植术需要开辟第二手术区等一些缺陷，因此骨替代材料逐渐成为骨组织再生偏向选择。骨组织再生需要具备四个关键因素：生长因子及其类似物、成骨相关细胞、支架材料、良好的血供。研究显示，生长因子通过调控支架材料周围的微环境和细胞的应答，引导细胞的增殖、迁移及细胞外基质和组织的形成，在骨组织再生过程中起到核心调控的作用[28]。所以，目前生长因子在临床应用上越来越得到重视。PDGF 因其特殊的促进细胞有丝分裂的趋化性，成为目前在牙槽骨再生中应用较多和较为广泛的一类生长因子。

血小板衍生生长因子(platelet derived growth factor，PDGF)是在人类体内发现的一个生长因子，包括五个分型(PDGF-AA、PDGF-BB、PDGF-AB、PDGF-CC、PDGF-DD)的二聚体阳离子蛋白。当受到一定刺激时，血小板衍生生长因子通过识别细胞的表面 PDGF 受体(PDGF receptor，PDGFR)而对细胞进行调节，现已确定两种 PDGFR 即 PDGFR-α 和 PDGFR-β。PDGF 主要由血小板产生，也可由周围的一些细胞，如骨骼肌细胞、血管上皮细胞和巨噬细胞释放到体内。许多研究显示，外科手术或损伤修复的过程中，常伴随局部 PDGF 基因表达量的上调和受体的升高，并且 PDGF 可以通过巨噬细胞的自分泌反馈调节生长因子和细胞因子的释放。PDGF 是研究最早的应用于伤口愈合的生长因子之一。其在细胞的培养中具有有丝分裂和趋药性，这一特性使其成为牙周组织再生的研究焦点。

重组人类血小板衍生生长因子(rhPDGF-BB)通过美国食品和药品管理局批准，可应用于牙周缺损修复。大量的研究表明，rhPDGF-BB 能够促进多种细胞的分化和成骨，同时刺激骨折和骨缺损模型的骨生成[29]。Zhao 等发现 PDGF 能促进从链脲霉素诱导的糖尿病大鼠体内提取出来的骨髓干细胞的增殖和分化[30]。rhPDGF-BB 使骨髓干细胞的成骨相关基因和蛋白表达，并使碱性磷酸酶上调。在骨形成、改建和修复的过程中，间充质干细胞的募集和分化成骨细胞的能力十分重要，而细胞的迁移由细胞因子调控。Fiedler

等比较不同的生长因子对间充质干细胞和成骨细胞前体细胞的趋药性，以细胞的迁移作为趋药性评估的结果，研究发现，当刺激浓度从 0.01 ng/mL 变为 1.0 ng/mL 时，BMP-2 的趋化指数（chemotactic index，CI）是原来的 3.5 倍，BMP-4 是 4 倍，rhPDGF 是 22 倍，而 rhTGF-β1 和 rhbFGF 并没有趋药性。这项研究显示，在骨形成、改建和修复的过程中，PDGF 对间充质干细胞的募集作用十分显著[31]。Moore 等研究了 PDGF 对大鼠股骨牵张成骨的作用，通过普通 X 线检查、组织染色和 micro-CT 影像发现，PDGF 组新骨显著增加、新骨形成良好，而对照组骨牵张处可见被纤维组织分割的骨碎片[32]。Chang 等应用同轴共纺技术制作双层核壳结构微球携带 PDGF 和辛伐他汀制作五种微球，牛血清蛋白（BB）组、PDGF（XP）组、辛伐他汀（SB）组、核内 PDGF 壳辛伐他汀（PS）组、核内辛伐他汀壳 PDGF（SP）组，对大鼠上颌牙槽骨缺损进行修复实验。第 14 天，在 XP、SP、PS 组都观察到骨生成，SP 组骨小梁的数目最多、厚度最厚、骨生成最明显，并且可以看到成骨细胞数目明显增多，说明 PDGF 对早期牙槽骨形成具有重要作用[33]。

在临床应用中，牙槽骨组织再生必须具备四个条件：① 这种方法必须安全，不会对组织产生不良影响；② 能促进多种细胞增殖、分化并形成骨组织；③ 缺损的修复效果明显并能维持；④ 骨缺损修复的效果稳定。

Nevins 等[34]把 180 例牙槽骨缺损大于或等于 4 mm 的患者随机分成四组，进行为期 6 个月的随机对照实验，研究发现应用 rhPDGF 是一种安全而有效的牙周骨缺损修复方法。他们还以同样的方法做了为期 36 个月的研究，并得出一样的结果。Nevins 等[35]对 8 例拔牙窝牙槽骨缺损的患者进行胶质牛骨块或者马骨块结合 rhPDGF-BB 再生的临床实验，通过组织学切片观察发现，两组拔牙窝愈合良好，应用 PDGF 能够促进拔牙窝牙槽骨较大缺损的修复。一旦牙拔除后，牙槽骨将持续性吸收，对后期种植修复造成很大影响，足够的骨量、牙槽骨高度、颊舌向宽度是种植体稳定和骨整合形成的重要条件，所以，牙拔除后对剩余牙槽骨的保存和牙槽嵴不足的增量在临床上十分重要。Wallace 等[36]对拔牙窝剩余牙槽骨保存的为期 4 个月的随机临床对照实验中，实验组在拔牙后植入同种异体骨结合 0.3 mg/mL 的 PDGF 进行剩余牙槽骨的保存，对照组只植入同种异体骨，4 个月后进行组织切片和组织形态学观察，实验组植入材料明显减少，骨形成达到 41.8%，而对照组只有 32.5% 新骨形成。

大量的研究显示，PDGF 对细胞具有特殊有丝分裂和趋药性，可以促进成骨相关细胞的募集、增殖、分化，在骨再生的过程中起到重要的调控作用。在过去的 20 年间，临床上把 PDGF 和骨支架结合，应用于牙槽骨缺损修复及拔牙窝牙槽骨的保存和增量，取得了明显的治疗效果，为种植修复提供了良好的骨条件。虽然已经有大量的实验研究及临床应用的成功数据，但是 PDGF 应用于牙槽骨缺损修复的具体作用机制、最适支架和最适用量还不清楚，还需要广大学者对 PDGF 于牙槽骨缺损修复中的机制和应用做更深入研究。

4.3　颌骨缺损修复的原则

4.3.1　上颌骨缺损修复原则

颌骨缺损造成口腔支持组织的缺失，并常伴有邻近缺损区组织的损伤，形成特殊的组织及解剖结构，加之修复体体积大，固位困难，使得颌骨缺损修复的设计更为严格，要求也更高，其难度远大于可摘部分义齿和总义齿。要实现良好的修复，就应遵循以下的修复原则。

1. 早期系列修复

颌骨缺损不仅使口腔生理功能受到一定程度的影响，面部产生不同程度的畸形，而且给患者带来莫大的精神痛苦。因此，尽早进行修复治疗是非常必要的，虽然永久性的修复最好在术后 2 个月进行，但是临时性的修复则应越早越好，如在手术后立即戴入腭护板、翼状导板、预成颌骨修复体等。术后 1 周即戴入暂时修复体，不仅可以保护手术区创面免受唾液和食物的污染，减少瘢痕的挛缩，减轻面部畸形的程度及早恢复部分的生理功能，而且对患者起到了一定的安慰作用。

2. 尽可能恢复生理功能

颌骨缺损修复应尽可能恢复咀嚼、语言、吞咽、吮吸等生理功能，其中咀嚼功能的重建难度最大也最为重要，修复学医师应充分利用自己的知识和各种技术与材料，千方百计地恢复患者的咀嚼功能。在恢复生理功能的基础上，再根据颌面部的具体情况，尽量恢复患者的面部外形，当功能修复与外形恢复之间有矛盾时，应以功能修复为主。

3. 保护余留组织

除必要的残根或过度松动牙的拔除、骨尖骨突的修整、瘢痕组织的切除等外，应尽量保护余留组织。上颌骨缺损后，特别是大面积缺损者，余留的口腔组织本来就已经不多，而这些余留组织又必须被用于使修复体获得固位和支持，因此，在修复过程中，对余留的口腔组织更应倍加爱护，不可轻易损伤。例如，颌骨缺损后，余留牙不但较少，而且往往受过不同程度的创伤，牙周情况一般较差，但我们还是应该尽量保留。其他如牙槽嵴、带状瘢痕、鼻前庭、鼻咽腔等都可充分利用，以便减轻每个基牙或每个固位区的负担，并分散殆力，减少修复体的翘动和摆动，避免引起组织的创伤。邻近缺损区的周围组织一般均较脆弱，易于出血，不能承受压力和摩擦，修复时必须注意加以适当缓冲，必要时可采用软性材料，以减轻黏膜的负担。

4. 要有良好的固位

颌骨缺损的赝复体往往大而重，由于支持组织较少，修复体的翘动和摆动也较大，在设计时须经仔细检查，周密考虑，尽量利用现有组织以获得足够的固位。颌骨缺损修复的效果，在很大程度上取决于固位设计的正确性。因此，固位措施在颌骨缺损修复中是关键性步骤之一。

5. 修复体要坚固而轻巧，使用方便而舒适

为了修复颌骨缺损后的软硬组织，又要获得较好的固位和支持作用，修复体一般较大，结构也较复杂，这就增加了修复体的质量，对基牙健康和固位都是不利的。因此，在取得足够的固位和支持的前提下，修复体还必须设计得既轻巧，又牢固，而且支架不宜过于复杂，一般要求赝复体的总质量不超过 50 g。因此，基托不宜过厚，在组织缺损区的基托应采用中空的形式以便减小质量。对于因瘢痕挛缩导致张口受限或口裂缩小的患者，如修复体过大，则难以就位和取出。总之，在设计时，既要求固位良好，取戴容易，又要求就位后患者使用方便且舒适。

这些修复原则，不仅适用于上颌骨缺损的修复，除一些特殊情况外，也同样适用于下颌骨缺损的修复。

4.3.2 下颌骨缺损修复原则

下颌骨与上颌骨同为口颌系统的组成部分和咀嚼、语言功能的参与者，又同为牙齿的支持组织，因此，在缺损的修复上有许多共同之处，上颌骨缺损的修复原则中大部分内容都适用于下颌骨缺损的修复。此外，下颌骨缺损的修复又具有一些特殊性，在此就其特殊性对修复原则进行如下补充。

1. 恢复下颌骨的连续性

下颌骨缺损使下颌骨的完整性、连续性受到破坏，支持组织丧失，也使得双侧髁突的联动关节的整体运动受到破坏，使余留骨段变成各自独立运动，从而使整个下颌运动受阻，咀嚼、语言功能障碍。因此，下颌骨缺损修复的关键是，要尽早通过植骨或植骨代用品，修复骨缺损，恢复下颌骨的连续性。对于良性肿瘤和创伤患者，如全身健康条件允许，应尽可能创造条件，在下颌骨切除术中同期植骨，即时恢复下颌骨的连续性，这样下颌骨无缺损期，余留骨段无移位，待骨愈合后即可行义齿修复，可以获得最佳修复效果；对于一些恶性肿瘤的患者，也可采用冻干骨、半脱钙骨等异体材料进行同期植骨；对于必须行延期植骨的患者，也应采用钛板或不锈钢板将余留

的骨段间连接固定起来，使余留骨段均能保持在正常的位置上。对下颌骨部分缺损后，未及时修复造成的错位愈合和假关节形成，原则上应采用外科方法使余留骨段恢复原位置，再通过植骨恢复下颌骨的连续性。

2. 恢复咬合关系

下颌骨缺损后，原作用于整个下颌骨的肌力平衡被破坏，肌肉的牵拉使余留骨段出现程度不等的偏移——缺损区越大，这种偏移就越严重，严重地影响咀嚼及语言功能和面形。恢复上下颌牙列间正常的咬合关系，是下颌骨缺损修复的重要目标。对于无法行即时植骨的患者，下颌骨切除术前最好应预成翼状导板，术后即时戴入，通过翼状导板的翼部来阻止下颌骨的偏移，使余留骨段被动地保持在原来的位置上。对于缺损区大，特别是有一侧升支和髁突缺损，虽经植骨下颌骨也还有轻度偏移的患者，可在修复中采用咬合重建的方法，使其恢复咬合关系。

3. 早期修复

下颌骨缺损的修复应尽早进行，一般说来，修复越早，则功能恢复越好。但也不能违背骨愈合过程的规律，下颌骨缺损的修复时机在不同情况下有所不同。一般主张切除术前先做预成翼状导板；如术前未做，术中又未植骨，在术后 2 周，即可制作翼状导板，以免时间长，组织瘢痕挛缩，使余留骨段复位困难；植骨术后 3 个月，即植骨段骨性愈合后，即可行可摘义齿修复；自体骨植入者，可于植骨术同时植入种植体，4 个月后行种植二期手术并行义齿修复，也可在骨愈合后，再行种植体植入；异种骨植入者，术后半年可行可摘义齿修复，术后 2 年，方可行种植体植入。

4. 尽可能恢复生理功能

5. 保护余留组织

6. 要有良好的固位

7. 修复体要坚固而轻巧，使用方便而舒适

第 4~7 条同上颌骨缺损的修复原则。

4.4　颌骨缺损修复的分类设计方案

4.4.1　上颌骨缺损修复的分类设计方案

成功的修复体依赖正确的设计，各种类型的上颌骨缺损都具有共性和各自的特殊性，颌骨缺损修复必须依据与这些共性和特殊性相适应的修复设计才能实现。可根据八类分类法将上颌骨缺损修复的设计进行分类归纳，具体如下。

1. 对于上颌骨硬腭部缺损

这类缺损的特点是：缺损区位于硬腭中部，未损伤牙列，不影响患者的咀嚼功能，而主要影响语言和吞咽功能。因而修复的重点是解决口鼻腔的封闭，并确保修复体的固位，恢复患者的语言和吞咽功能。

（1）硅橡胶阻塞器

这种设计主要适用于直径为 2~3 cm，缺损区鼻腔侧有足够的组织倒凹的缺损。以分解印模法和分层印模法结合的方法，制取缺损鼻腔侧和口腔侧的印模，将阻塞器的边缘设计到鼻腔侧倒凹的 2 mm 处，阻塞器鼻侧边缘摩度为 1~1.5 mm，阻塞器中部厚度为 2 mm，而阻塞器口腔侧边缘伸展到缺损区边缘 2~3 mm。边缘呈缓坡状逐渐向腭部黏膜移行。整个阻塞器横断面呈"X"状。修复体在外力作用下发生变形进入鼻腔后，依靠硅橡胶的弹性恢复原状，则阻塞器的鼻腔侧边缘便伸展进入鼻腔侧倒凹中，使阻塞器牢固地固位于倒凹中，不向下方脱落；同时口腔侧边缘又伸展到贴附于缺损区周围的腭黏膜，防止阻塞器向鼻腔侧移位。这样即可使阻塞器稳定地保持在缺损区上，封闭口鼻腔交通，可以有效地恢复语言和吞咽功能。

这种方法的优点是修复体体积小，异物感小，便于适应，适用于陈旧性缺损。但硅橡胶的老化期较短，阻塞器使用 1 年以上，即可出现变色、硬化等老化现象，使阻塞器封闭不严，出现漏气、漏水，故使用 1 年半左右就要及时更换，且由于这种阻塞器必须紧贴于组织上，故不适于手术时间较短、缺损区周围组织尚较脆弱的患者，也不适于口腔卫生习惯较差的患者和手功能不健全的患者。

（2）支架式修复体

这种修复法应用广泛，可用于大小范围不等的上颌骨硬腭部缺损，且不受鼻腔侧倒凹状况的限制。采用个别托盘法或分层印模法制取上颌及缺损区印模，在模型上填去倒凹。双侧第一前磨牙和磨牙上设计四只卡环，使修复体呈四边形，若缺损区大，则基板覆盖整个上颌。修复体的腭部边缘线应在缺损区边缘 6 mm 左右，以保证缺损区的封闭同时又尽可能减小修复体体积。将修复体上端伸展入缺损腔中的高度一般不超过 1.5 cm，以免影响通气或鼻腔的共鸣作用。若缺损区直径小于 2 cm，则可将修复体顶端适当伸入缺损腔，无需显著增加高度。若缺损区直径大于 2 cm，则修复体一般做成中空式，以减小质量，若小于 2 cm，则无需做成中空式，可通过增加修复体腭顶高度的方法来减小质量。由于不涉及修复体承担𬌗力的支持问题，因而这类修复无需设计𬌗支托。如设计铸造式修复体，则应将对抗臂设在腭侧，将固位臂设在颊侧。这类修复体可在连模铸造的金属支架上连接塑料阻塞器，也可直接用塑料做成大基托式的中空式修复体。当上颌牙列有缺损时，修复体还可与义齿结合，做成义齿式阻塞器，既修复腭部缺损又修复牙列缺损。

此修复的主要优点是使用方便，取戴容易，修复体表面高度磨光，易于清洁，适应证广泛，且阻塞器部分可不与缺损区边缘密切接触，不刺激周围组织，故可用于手术后时间不长的缺损区。其缺点是体积较大，异物感较大。值得注意的是，对于上颌骨硬腭部缺损，特别是手术后时间不长的缺损，由于缺损区软组织的收缩及生长，缺损区有缩小的趋势，这一点在缺损区较小的患者中尤为突出。有资料显示，7 例缺损区直径小于 2 cm 的这类缺损患者中，有 5 例在修复后的 1~3 年中，缺损区直径平均缩小 5~7 mm。有一位患者初做修复体时，缺损区直径为 2 cm，2 年后缺损区几乎闭合（周围组织正常）。因此，这类患者常会有戴用修复体一段时间后感到阻塞器变紧的情况，这时，修复学医师应及时磨改阻塞器，并做缓冲，以免引起取戴困难和刺激症状。

2. 对于一侧部分上颌骨缺损

这类缺损为一侧部分上颌骨缺损，有牙列及支持组织的缺损，它的特点是缺损区较小，缺损区可为前部缺损和后部缺损。设计的重点是封闭口鼻腔并做好支持设计，有效地恢复咀嚼功能。

（1）一侧部分上颌骨前部缺损

这种缺损的缺损区位于颌骨前部。通常采用阻塞器式义齿修复，以紧邻缺损区的中切牙、侧切牙及后牙作为基牙，将修复体设计为三角形或四边形支持。将作为基牙的中切牙、侧切牙用联冠相连接，如基牙牙槽骨吸收明显则应加上尖牙，形成一个整体，将联冠舌面窝加深，呈窝状，以便放置环状或钩状𬌗支托，也可以在侧切牙和尖牙之间设置切钩。在缺损区的远中邻牙上设计近中支托或近远中支托，将修复体的基板伸展到对侧牙弓，于尖牙或第一前磨牙和第一磨牙设置间隙卡及支托，形成三角形或四边形设计。如采用金属基板，则需加强前后腭杠，使连接体成为刚性连接，以更有效地承负和传递𬌗力，如设计塑料基板。除前述的支持设计外，应适当增加基托面积，以减小基托下组织的压强。在患者健侧同时还有缺牙时，则可采用双侧牙齿缺失的修复与连接方式，使修复体形成一个整体。这类缺损通常较小，对发音影响不大，因而修复体进入缺损区的阻塞器部分的高度无需很高，也不必充满整个缺损腔，一般设计高度在 1.5 cm 左右就可以了。

这类修复体通常能较好地恢复患者的咀嚼、语言功能，缺损区牙列的𬌗力与同部位的可摘义齿相近，也为 40~70 N。

（2）一侧部分上颌骨后部缺损

这类为上颌骨后部缺损，形成一个后部单侧游离端。这类缺损设计的重点是修复体的稳定，特别是抗下沉的设计。将邻近缺损区的 2~3 个余留牙，以全冠或 3/4 冠固定，使之形成一个整体，以便有足够力量对抗远中游离端修复体对基牙的远中扭力。于紧邻缺损区的基牙上设置远中支托，于同侧尖牙，或尖牙与前磨牙之间设置间接附着体或卡环，亦可在中切牙或侧切牙的舌面窝设置间接附着体，沿前牙龈缘区设置前腭杠，以增加修复体在功能活动中的稳定性，在缺损区对侧的第一、二磨牙上，设置𬌗支托，并以较粗大的后腭杠，与缺损区修复体连接，使修复体所受之𬌗力能有效地传递到健侧基牙和患侧的余留牙上，并对抗修复体受𬌗力作用时出现的下沉。修复体上的人造牙也应减数或减径，如缺失第二前磨牙和第一、二磨牙，则只修复一个前磨牙或一个磨牙，如缺失两个磨牙，则可修复一个磨牙或一个磨牙和一个前磨牙，以缩小作用于修复体上的力矩。增加修复体的稳定性，同时修复体远中基板应伸展，并覆盖缺损区远中边缘。对于有多个后牙缺失，缺损区大的缺损情况，应采用全上颌基板以分散𬌗力，并尽可能使附着体呈三角形分布，延长义齿的平衡距，缩短游离距以增加修复体的稳定性。如采用支架式修复体，最好采用前、后、侧腭杆的矩形结构，使修复体具有更好的稳定性。如采用塑料基板修复体，则应增加上颌骨后部基板的面积，修复体上的卡环及支托应铸造而成。阻塞器高度也应以 1.5~2.0 cm 为宜。

　　上述设计在修复远中游离端缺损时比较常用，一般均能获得有效的固位与稳定性，并能部分恢复缺损区牙列的咀嚼功能。但由于缺损区无支持组织，其所能恢复的咀嚼功能较低，测试表明，采用上述设计后缺损区的第一磨牙最大𬌗力可达到 30~40 N，而第二磨牙则只能达到 20~25 N。为进一步提高修复体的咀嚼功能，并增加修复体的稳定和支持，可提出应用杆卡式附着体的修复设计，即将缺损侧的余留牙，如从尖牙到第二前磨牙，以全冠和3/4 冠联冠连接成一个整体，形成一个强有力的基牙组，在最靠近缺损区的基牙冠的远中，铸造一段杆状结构，长度为基牙组近远中径总长度的 1/2，为 1~1.5 cm，直径为 2 mm，远中末端成圆钝状，杆状结构伸入缺损腔中，成为悬壁梁，以支持修复体，对抗修复体因无支持组织而出现的下沉。此时修复体的结构也可做相应的简化。将原来用于稳定设计的矩形结构改为单一宽后腭杆支持传导𬌗力，能获得更舒适的效果。还可以在修复体与杆的相应位置上设置金属卡或尼龙卡，用作固位和稳定装置，可获得更好的固位和稳定效果。

　　这种设计可以显著增加对修复体的支持力，使修复体的稳定性显著提高，𬌗力测试表明，戴用这种修复体后，缺损区第一磨牙的𬌗力可达到70 N，第二磨牙可达到57 N，比其他设计有显著提高，能满足进食各种食物的要求，基本实现了缺损区的功能重建。但这种设计的修复体制作，特别是阻塞器制作较为复杂。

3. 对于上颌骨前部缺损

这类缺损为颌骨前游离端缺失，除引起咀嚼、语言功能障碍外，还引起面中部的凹陷畸形。这类缺损修复设计的重点是修复体的稳定、咀嚼功能恢复和颜面畸形的改善。

（1）常规设计

将紧邻缺损区的两侧余留牙，每侧两三个，用全冠或 3/4 冠联冠加强后作为基牙，有基牙的近中设置殆支托，并将第一、二磨牙作为平衡基牙，设置卡环及殆支托，以对抗前游离端在咀嚼功能活动中出现的下沉，这个平衡距应尽可能大于游离距。修复体支架的连接体应为刚性连接，以保证修复体殆力的承载及传递。也可采用塑料基板修复体，通过扩展基板面积，分散殆力。当基牙条件差时，应首选塑料大基板修复体。这种修复体要解决颜面部的凹陷问题，故通常阻塞器部分要做得较高，在 2 cm 以上，以恢复面形，还必须留出鼻孔的通气道。这种设计在缺损区限于前牙范围内时，效果较好，如缺损区超出前牙范围，则稳定和功能就会较差。

（2）应用杆卡式附着体的设计

当缺损区超出前牙区，余留牙不能为修复体提供足够的平衡力矩时，则应采用下述设计。将缺损区双侧后部的余留牙做全冠或 3/4 冠联冠的基牙预备，并使两侧各基牙均具有共同就位道，分别制作两侧联冠蜡型。蜡型完成后，在最邻近缺隙的基牙冠的近中面，连接一个弯成定弧形的杆蜡型，杆宽 3~4 mm，厚 3 mm 左右，杆伸入缺损区中的游离距应为整个联冠长度的 1/2，1~1.5 cm。采用连模铸造完成后，即形成一个弧形的双侧联冠桥结构，将此结构固定于双侧基牙上，在此基础上制作上颌修复体，则杆可成为支持结构，这种方式可大大缩短游离距，并为修复体提供了有效的支持和稳定，可使患者的咀嚼功能得到显著改善。缺损区修复体的殆力达到常规设计中修复体的 2 倍以上，为一种非常有效的功能重建的修复方式。对于余留牙固位形不好，修复体固位力不足的患者，还可在杆上设置磁性附着体的衔铁，在修复体基板的相应部位设置闭路磁体，以增加固位力。

（3）应用硅橡胶阻塞器的设计

当上颌骨前部的缺损区的前后径大于余留牙的近远中径时，修复体的固位稳定均较困难，需采用特殊的阻塞器设计。利用缺损区鼻腔侧的组织倒凹和鼻前庭的倒凹，设计制作硅橡胶阻塞器，封闭口鼻腔交通，并恢复上腭形态，利用硅橡胶的弹性变形进入组织倒凹中，使阻塞器获得良好的固位，在此基础上再取模制作上颌义齿。通过设置在阻塞器上的磁性附着体以及余留基牙上的卡环等使义齿获得固位。这种设计主要是恢复语言、吞咽功能及改善面部外形，由于颌骨前部缺乏有效的支持结构，义齿虽可获得良好的固位，但无法解决其下沉问题，故不能有效地恢复其咀嚼功能。

（4）应用种植体的设计

为解决颌骨前部大缺损区的支持问题，并实现咀嚼功能重建，可应用种植体技术。设计种植体与基牙共同支持的修复体。于患者余留的上颌骨双侧颧突上，各植入一或两只种植体，半年后接出基桩。在其上端铸造连接杆，在连接杆上设置磁性附着体的衔铁，作为修复体的支持及固位结构，再于余留的基牙上设置𬌗支托、卡环，制作上颌修复体，利用连接杆和基牙共同支持固位修复体，使之能获得良好的固位与稳定，并较有效地恢复患者的咀嚼功能。

4. 对于上颌骨双侧后部缺损

这类缺损为上颌骨后部缺损，可将其看作双侧游离端。修复设计的重点是口鼻腔封闭，修复体的稳定与支持和咀嚼功能重建。

（1）常规设计

当缺损区限于磨牙范围内时，可将双侧紧邻缺损的前磨牙，以联冠形式进行加强，在联冠上预备出近远中𬌗支托，将联冠的远中面设计为无倒凹的平面以便设计卡环组，临床观察表明，在金属全冠或烤瓷冠上设计 A 型，即圆形卡，较采用 I 型卡可获得更好的固位效果，在切牙的舌面上预备出钩状或环形舌面支托窝，以设置支托，作为间接附着体以对抗修复体的翘起，在切牙的近中设计间隙卡，增加修复体的固位与稳定，如采用支架式修复体，应设计双侧腭杠，特别要加强双侧腭杠的强度，以保证修复体𬌗力的传递[37]。如采用大的塑料基板，则应覆盖整个硬腭部。缺损区的牙列恢复应减数或减径，可以只排一个磨牙。如基牙等条件很好，可以排列一个磨牙和一个前磨牙，赝复体的基板应向缺损区的远中延伸。

（2）应用杆卡式附着体的设计

为增加修复体的支持力和提高患者的咀嚼效能，可以采用下述设计，将双侧余留的尖牙、前磨牙，甚至可包括侧切牙，以全冠或 3/4 冠联冠的形式连接成一整体，在联冠远中端的远中面，近龈边缘处连接铸造一直径 2 mm、长 1 cm 左右的杆，末端圆钝，双侧联冠就位后，杆即伸入缺损区中，作为缺损区修复体的支持结构，再于其上制作修复体。注意，修复体只在杆以内的部分制作中空阻塞器，修复体与杆对应部分应与杆密切接触。这种方式较常规设计可显著改善患者的咀嚼功能，并提高修复体的稳定性。在一些缺损区更大的情况下，还可以将全部余留牙均以联冠连接、加强，在其末端连接支持杆，此时的杆长度应小于联冠最前端与最后端间直线距离的 2/3，否则仍会造成基牙的损伤，在修复体固位力不足时，可在联冠后端连接杆卡式附着体的杆，既可作为支持结构，又可加上尼龙卡，成为固位结构。在这种设计中，修复体的人造牙数应进一步减少。

（3）应用硅橡胶阻塞器的设计

在双侧上颌骨大部分缺损或仅余留前牙的情况下，则余留牙不能为修复体提供足够的固位力和支持力，因而前述的常规设计与杆卡式附着体设计均不宜采用，此时即需采用阻塞器加磁性附着体的设计。充分利用患者余留颌骨上方鼻腔侧、软腭上方以及左右双侧的颊部瘢痕组织上方的倒凹区，设置硅橡胶的阻塞器，使阻塞器的上部在弹性变形下进入上述倒凹区内，从而使阻塞器获得固位。在此基础上制作上颌义齿，可在余留的前牙上设置长臂卡等卡环，一般不设𬌗支托。再利用阻塞器上设置的磁性附着体衔铁与义齿基板上的闭路磁体间的磁引力，使义齿获得固位。这种修复体主要用以恢复患者的面形和语言、吞咽等功能，不能显著改善患者的咀嚼功能，因此并非一种能实现咀嚼功能重建的修复体，对此种缺损的功能性修复问题，还需做深入的研究。

（4）应用悬锁卡的设计

对上颌骨后部大部分缺损，还可采用悬锁卡设计，即常规制作上颌中空式修复体，不在余留牙上设置常规卡环，而是在修复体一侧邻近基牙的部分设置铰链装置，连接一个按照余留牙根唇面的软组织形态制作的弓形杆状卡臂，其末端带有一个扣锁结构；而在修复体的另一侧邻近基牙处的基板上，固定一个与之对应的扣锁结构。使用时患者打开悬锁卡，从后方戴入修复体，待修复体就位后，将弓形杆状悬锁卡臂从铰链侧拉向锁侧，并扣锁起来，这样修复体便利用了悬锁卡进入基牙牙周组织倒凹所形成的固位力，可以获得良好的固位。但这种方法由于缺乏支持组织，修复体在行使功能活动中，必然出现向缺损区移动的现象，这就会引起悬锁卡的移位并压迫局部组织，患者常因反复局部溃疡、疼痛而使修复体废用。故这种设计，现在一般较少采用。

5. 对于一侧上颌骨缺损

这类缺损为一侧上颌骨缺损，也是临床上最常见的一种上颌骨缺损，缺损区大，余留基牙和支持组织偏于一侧，属于侧方游离端。这类修复体设计的重点是考虑修复体的固位稳定，口鼻腔封闭，面形恢复和部分咀嚼功能恢复。

（1）常规设计

这类缺损的前方邻牙（通常是中切牙）是缺损修复中最重要的基牙，在修复体功能活动中，这些基牙通常受到大的垂直向和侧向压力，因而较其他部位的基牙更易脱落。其原因首先是紧邻基牙的缺损区几乎不能为修复体提供有效的支持，而缺损区牙列所承载的𬌗力都首先传递到近基牙上。其次，作用于基牙上的杠杆臂很长，将损伤扭力放大传递到基牙上。在这种情况下，通常将健侧的中切牙和侧切牙以联冠形式加强（在中切牙近缺损区侧保留了 3 mm 以上骨组织的情况，可以不做联冠加强），以形成更为坚强的 A 基牙，骨吸收Ⅰ度以上的牙齿不能单独做修复体的基牙，骨吸收Ⅱ度的牙齿，应在根管治疗后，截冠后将其做成覆盖基牙。铸造支架的义齿式阻塞器是这类缺损最常采用的修复形式。将中切牙的舌隆突设计为圆锥状，以便设置环形支托。第一磨牙近中设计近中支托，在第一磨牙远中和第二磨牙近中设计近远中联合支托以传递来自修复体后部的𬌗力；在中切牙唇侧设计杆式卡环，在第一、二磨牙颊侧设计联合卡环作为附着体，在基牙牙冠短或固位形不良的情况下，还可在尖牙上加设单臂卡，以加强固位。在各基牙的腭侧设计高基板作为对抗臂。在健侧余留的硬腭上设计金属基板和基板连接体，使部分连接体伸展入缺损腔中少许，由于一侧上颌骨缺损为侧方游离端缺损，因而修复体的设计必须考虑稳定问题。

对于上颌骨缺损的患者，修复体的支点线或旋转轴取决于𬌗支托及杆式卡环的位置，缺损区的大小和形状以及患者缺损侧𬌗力的位置和大小。Beumer 等认为一侧上颌骨切除患者修复体的支点线是动态的和移动变化的，并与缺损区的大小和形态以及食团在缺损侧的部位还有𬌗力紧密相关[38]。因而在同一修复体上可能有多条支点线。在咀嚼活动中，缺损区牙列所承受的𬌗力会作用于支持组织，由于缺损区和非缺损区支持组织的差异，会使修复体出现不稳定现象，以修复体在基牙上的支承线为轴，出现转动。当缺损区前牙咀嚼时，修复体会以一处为轴，发生转动，此时如第一、二磨牙上设计的卡环有足够的固位力，即可对抗其转动；当缺损区后牙咀嚼时，修复体会以一处为轴发生转动，此时位于中切牙和第一、二磨牙上的卡环如有足够的固位力，即可起对抗转动的作用。

在这类缺损中，还有一种情况，即患者除有一侧颌骨缺损外，余留颌骨上还伴有游离端牙列缺损，当健侧后牙区咀嚼时，游离端义齿下沉，修复体会沿第三处转动轴出现转动。在这种情况下应在中切牙、尖牙、前磨牙上设计附着体，以对抗转动，另外在远中游离缺牙区和缺损侧都应采用功能印模法制取印模。

余留牙弓的形状和缺损的大小也影响修复体绕支点线活动的范围。如尖形牙弓较方形和圆形牙弓的面积小，缺损后所余留的牙弓通常近似为直线，因而修复体的支点线几乎也是直线，所以尖形牙弓的患者修复体的沿支点线转动的动度就更大。这也从另一方面证实了多保留牙齿和前颌骨骨段的重要性。Aramany 和 Parr 建议对余留牙呈线形排列的患者，应多增加附着体。如果患者为尖形牙弓，余留腭部面积较小，无理想的可利用倒凹等情况，应利用在余留牙上增设卡环和𬌗支托的方法来改善固位和支持，如在前牙上设置环形支托在后牙上设置长支托等[39]。

如前面所讨论的，上颌修复体在𬌗力作用下，可向缺损脱方向转动（下沉）。当压力去除后，修复体又将回到原来的位置上，这时的修复体只受重力的影响。上颌修复体的动度显著大于仅有同样牙列缺损的可摘部分义齿。如果缺损腔不能被有效地利用以增加对修复体的固位稳定和支持，则修复体的动度会更大。可以用缺损区的大小作为判断修复体动度大小的指标，缺损区越大，则潜在动度就越大，反之相反。因此修复体的支架设计必须能对抗修复体在功能活动中的旋转。

大部分此类缺损的缺损区颊侧有一个因瘢痕收缩所形成的大的倒凹腔，充分利用这一倒凹辅助固位，对于改善修复体的固位与稳定具有重要意义。一般情况下，均应将阻塞器伸展入这一倒凹区，利用坚韧的瘢痕组织来固位和稳定修复体。还可以增加修复体的支持，在这种情况下，修复体的附着体可以减少。在同样缺损面积，如缺损区颊侧有大的软组织倒凹，通过让阻塞器一侧伸展入颊侧瘢痕组织上方的倒凹腔可使修复体获得较大的固位和稳定；此时修复体仅需在中切牙和第一、二磨牙上设计卡环；相反，如缺损区颊侧无可利用的倒凹，则需在余留牙列上增加附着体，如在尖牙或第一前磨牙上增设一至两只卡环，才能满足修复体的固位、稳定要求。将修复体的阻塞器的侧后部伸展到缺损腔颊侧后方顶部，因此处为蝶骨大翼所在处，也是整个缺损区中唯一余留的可直接起支持作用的骨组织，依靠这个区域的支持，可以显著增加修复体的稳定性和提高患者的咀嚼效能。

阻塞器的高度也是修复体设计中的一个重要问题。通常将阻塞器的高度设计为 2.5~3.0 cm，但也可根据具体情况进行调整。有研究表明阻塞器近鼻中隔侧的高度对患者的发音并无明显影响，而阻塞器的颊侧壁高度对患者发音有影响，因而通常将开放式中空阻塞器的颊侧壁设计得较高，而将近鼻中隔侧的壁设计得较低。在密封式的中空阻塞器，可以将阻塞器顶设计为等高的穹隆式，也可设计为颊侧高，近鼻中隔侧低的形式。无论哪种形式的阻塞器，都应使阻塞器与鼻腔顶部保持足够的间隙作为通气道和发音时的共鸣腔。

一部分上颌骨缺损的患者，常伴有因瘢痕组织挛缩引起的张口受限，张口度在 10~15 mm 之间。这种情况下，阻塞器的高度设计就至关重要。如果健侧腭顶的高度（C）加上修复体上人造牙的长度（B）大于上下颌切牙在最大张口位的距离（A），即 $C+B>A$，修复体将难以取出。此外，如果阻塞器的高度（D）加上腭顶的高度（C）和人造牙的长度（B）大于缺损侧口裂的最大张开度(E)，即 $D+C+B>E$，则修复体也难以戴入和取出。此时应减小阻塞器的高度，可将阻塞器设计成浅的开放式阻塞器，通过插入旋转法保证修复体的顺利取戴。

由于这类缺损缺损侧的支持力有限，因而在缺损侧应减轻𬌗力。缺牙区牙列一般只恢复到第一磨牙，若基牙条件差，则只恢复到第二前磨牙。在此设计中，余留上颌骨近中线的边缘部将成为修复体的重要支持结构。在患侧的咀嚼活动中，修复体所承负的𬌗力将首先传递到这个部位，压迫此部位的黏膜组织。当修复体以健侧基出现转动性不稳定时，近中线区的黏膜组织也将成为首先接触区，并可能成为修复体转动的支点线或转动轴。如果修复体的固位力设计不足，则可造成修复体脱位、松动。如固位力设计过大，则有可能损伤基牙。因此在做此类设计，特别是采用金属基板设计时，应在此部位做适量缓冲，以防止在功能活动中压伤该区黏膜及成为支点，影响修复体的稳定。1979 年，Thomas 等提出一种以连续性支托为主要特点的金属支架式修复体设计。这种设计的主要特点是在患者的健侧上颌区设置金属基板[40]。在健侧余留牙上设计长的连续性𬌗支托，如中切牙、侧切牙、尖牙的环形支托，第一、二前磨牙的𬌗支托，第一、二磨牙的近远中支托等，利用这些𬌗支托窝与𬌗支托间的嵌合关系，一方面起到传递承负𬌗力作用，另一方面连接余留基牙，使基牙发挥整体的支持作用，此外还兼有一些固位作用，因而，直接附着体卡环的设置数量可减少到两三个，据报道临床应用也收到好的修复效果，但未见到关于 A 基牙健康状况的延期观察报道。这种设计的修复体主要改善患者的语言功能及改善面形，咀嚼功能较差，仅在前牙区有一定咀嚼功能，𬌗力测试表明，缺损侧中切牙、侧切牙的𬌗力为 10~20 N，并随牙位后移，逐渐下降。

（2）应用杆卡式附着体的设计

为增加修复体的支持和稳定，并有效地恢复缺牙区的咀嚼功能，可提出以下设计，将邻近缺损区的健侧前牙以烤瓷全冠联冠加强，在中切牙冠的缺隙侧颌面近龈部，连接一根长 1.0~1.5 cm，直径 2 mm 的杆伸入缺损腔中，作为缺损侧修复体的支持结构。在此基础上，再制作中空式修复体，其余设计与常规设计相似。也可以在杆上设置尼龙卡或金属卡作为固位结构，取消设在中切牙上的卡环，则可获得更好的美观效果。支持杆的存在使支持区显著增加，而原来的侧方游离端的游离距明显缩短。未增加支持杆时，修复体的支点位于中切牙的支托上，则阻力矩与动力矩基本相等，在修复体功能活动时，易引起健侧基板的翘动；增加支持杆后，则使修复体的支点移动，此时阻力矩大于动力矩，因而，当缺损侧牙列有较大𬌗力时，也不会引起健侧基板的翘动。另外，据可摘义齿的设计原理，义齿的支持面积越大，则稳定性越好。随着支持杆的增加，修复体的支点外移，使原来修复体的支持面积显著增加，从这一角度讲，也明显增加了修复体的稳定性。临床殆力测试表明，戴用这样设计的修复体的患者，缺损侧前牙的殆力，较戴用常规设计修复体的患者同牙位的殆力，增加将近 1 倍，达到 30~45 N，能满足患者的功能要求。对于余留牙较少，又不能采用种植体的患者，还可单独应用杆卡式附着体改善修复体的固位和稳定。即以联冠将几个余留牙连成整体，在联冠的近中、远中或近远中设置杆卡式附着体，杆长视联冠的长度而定，一般不超过联冠长度的 2/3，将杆作为上颌修复体的固位结构和支持结构，以改善修复体的固位、支持和稳定。同等基牙条件下可获得较采用卡环固位更好的固位效果，且更有利于基牙的保护。

（3）应用种植体的设计

在健侧余留牙较少，不足以使修复体获得足够的固位力和支持力的情况下，应采用以种植义齿恢复缺损牙列，以栓道式附着体将种植义齿与余留自然牙连接成一个整体，再以整个健侧牙列作为修复体的固位支持结构的设计。如在一侧上颌骨缺损健侧仅余留前牙的情况下，依靠余留牙为上颌修复体提供支持和固位显然达不到满意的效果。这种情况下，则应将三只前牙以联冠的形式连接成一个整体，在尖牙的远中设置栓体，在后牙区前磨牙、磨牙的位置植入三或四只种植体，制作种植固定义齿，在第一前磨牙近中处设置栓道，种植义齿就位后，通过栓体栓道与余留前牙形成一完整的牙列，利用整体牙列对修复体实现固位和支持，可使修复体获得足够的固位力，并有足够的力量对抗缺损区牙列在咀嚼功能活动中所产生的侧向扭力，以有效地恢复或部分恢复患侧的咀嚼功能。在种植义齿部分可以设计卡环，殆支托作为固位和支持结构，也可以设置附着体等达到同样目的。有资料表明，在种植义齿部分设置栓道，用对应的铸造栓体作为修复体的固位和支持结构能获得更好的固位稳定和支持效果。这种设计，不仅可以有效地保护余留基牙，还能使修复体获得良好的固位、稳定与支持，有效地恢复患侧的咀嚼功能，但修复周期较长。种植体有严格的共同就位道要求，修复体的制作精度要求也很高。

栓体栓道式附着体还可被用于自然基牙上。在少数余留牙或松动牙的情况下，用联冠将自然基牙连接固定在一起，在冠的邻接部设计两三只栓道，将修复体的固位结构设计为栓体，修复体就位后，栓体插入联冠邻接处的栓道中，通过栓体、栓道间的摩擦力，使修复体获得良好的固位和稳定，相同基牙条件下，采用这种固位设计较采用卡环设计可获得更好的固位、稳定效果，并有利于基牙的保护。

（4）应用种植体和杆卡式附着体的设计

在健侧余留牙少，不足以使修复体获得良好固位和支持，且余留牙位置难以与种植义齿形成完整牙列的情况下，可以采用下述设计。将自然牙以联冠的形式，连接在一起，形成一个整体。在缺牙区植入两至四只种植体，在种植体顶端设置杆式支架，使健侧缺牙区的义齿与修复体连成一个整体，在义齿基板的对应位置设置弹性卡，在自然基牙上设置支托及卡环。如健侧缺牙区在前段，并可植入三只以上种植体，可以将杆式支架向缺损区伸展1 cm，以便更有效地承负患侧殆力，恢复患侧咀嚼功能。这种设计既以种植体和杆卡式附着体固位的部分覆盖义齿修复健侧牙列缺损，同时又作为修复体的固位结构，此外，杆式支架将数只种植体连成整体，因而具有更强的抗侧向力的能力，可以在患侧功能活动中，为修复体提供支持力。

在应用种植义齿修复牙列缺损并作为修复体的固位和支持结构时，应避免采用单个种植义齿的形式，因为修复体在功能活动中会产生大的杠杆扭力作用于种植体上，而单个种植体的抗侧向力的能力较差，其骨界面易为侧向力所损伤。

（5）应用种植体和杵臼式附着体的设计

除杆卡式附着体外，杵臼式附着体也可用于此类上颌骨缺损的修复，在健侧余留牙少特别是上颌骨前部牙缺失的情况下，可在颌骨前部植入三或四只种植体，用杆式支架，最好是应用研磨杆将几只种植体连接成一个整体。研磨杆是颌骨缺损修复中常用的杆式支架。通常用其连接多只种植体，以增加其对抗侧殆力的能力，采用平行研磨仪，按照修复体的就位道方向将杆的唇（颊）、舌（腭）面进行研磨，使之与就位道方向一致。在杆的近中端和远中端分别设置两只杵臼式附着体的臼状结构。在上颌修复体的相应组织面上设置杵状结构，并在余留牙上设置卡环。修复体就位后，依靠杵臼间的摩擦力和卡环的卡抱力使修复体获得固位。杵臼式附着体具有很强的抗侧向力的能力，因而能使修复体实现良好的固位和稳定。这种杆式支架还可以与磁性附着体联用。将两或三只磁性附着体的衔铁铸于杆式支架上，而在修复体的相应组织面上设置永磁体，依靠衔铁与永磁体间的磁引力和卡环的卡抱力共同固位修复体。同样可获得良好的固位作用。

6. 对于双侧上颌骨大部分缺损

这类缺损是双侧上颌骨的大部分缺损，属有牙颌骨缺损中范围最大，也较严重的一种，其特点是大量支持组织缺失，余留牙很少，修复体的支持与固位困难，因而修复设计的重点是解决修复体的固位和口鼻腔封闭问题。

（1）常规设计

由于余留牙很少，缺损区大，故余留牙需要更加强有力，因而宜将所有的余留牙通过全冠联冠的方式进行加强，并预留出多个殆支托作为修复体的固位和支持结构，由于余留牙少，且集中于上颌的一个局部，因而支持是线型，而非面型的，这就需要将主要缺损区的修复体阻塞器后外侧壁充分伸展与蝶骨大翼处接触，获得支持，并充分利用余留硬腭作为支持面。修复体与附着体殆支托间应为刚性连接，以保证传力。在余留的基牙上都设计卡环，腭侧为高基板，并将修复体的外侧壁伸展入缺损区的颊侧瘢痕组织上方的倒凹中，利用坚韧的瘢痕组织阻挡修复体向下方移位，起到一定的固位作用。将修复体阻塞器制作成中空式，并尽量减小其质量，以减少修复体自身重力对基牙形成的侧向扭力，阻塞器的高度也以 2.0~2.5 cm 为宜。如果余留基牙本身条件较差，均有Ⅰ度至Ⅱ度的松动及骨吸收，虽经全冠联冠加强后，也不足以承负修复体承受的殆力，并对抗修复体所受扭力，这种情况下，则可不在余留牙上设置殆支托，而仅设计卡环，此时基牙仅起固位作用，以减少基牙的负荷，延长基牙的使用时间，基板可采用全部塑料基板。

这种设计，可部分恢复余留颌骨侧的咀嚼功能，而缺损侧的咀嚼功能差，但能较好地恢复患者的语言、吞咽功能及面形。

（2）应用硅橡胶阻塞器的设计

对基牙整体条件差，虽经加强也无足够的支持力，或余留牙长期保留可能性不大的患者，则不能主要依靠基牙固位，可采用阻塞器和磁性附着体结合的固位设计。充分利用缺损区中鼻前庭、软腭上方和颊侧瘢痕组织上方以及余留颌骨前、后方鼻腔侧的组织倒凹，设计硅橡胶阻塞器，使阻塞器的边缘伸展入各处倒凹中，而获得固位，并在阻塞器腭面设置磁性附着体衔铁，在此基础上制作上颌义齿，利用义齿基板上的闭路磁体与阻塞器上的衔铁间的磁引力，使义齿获得固位，此时，余留牙上可设置一或两只卡环，以保持义齿的稳定性。

这种设计主要是恢复语言及吞咽功能，改善面形，但不能恢复缺损区的咀嚼功能。

（3）应用种植体的设计

为重建这类缺损患者的咀嚼功能，可提出以下设计。在患者余留的双侧上颌骨颧突或颧弓根部各植入一或两只种植体，在种植体上设置铸造杆，将两侧的种植体连接起来，形成上颌骨前部的支持结构。可根据患者余留牙的不同情况来设计杆的类型，如患者余留牙条件差，不能有效地对抗修复体在功能活动中的侧向移位力，则将杆制作成杆卡式附着体中的固位杆与设在修复体上的尼龙卡相配合，起固位支持作用，同时利用杆卡结构阻挡和限制修复体的水平向移位。如基牙条件好，有足够的抗力及支持力，能够有效地对抗修复体的水平向移位，则可将杆设计成平面杆，在杆上设置两只磁性附着体的衔铁，与修复体上的闭路磁体配合，起固位和支持作用。

由于磁性附着体对抗侧向力的作用较差，因而主要依靠余留牙来阻止和限制修复体的水平向移位。将修复体阻塞器的前上部伸展与支持杆相接触，并在相应部位设置尼龙卡或闭路磁体，并留出通气道，将修复体外后侧壁伸展到蝶骨大翼处，以获得骨性支持，在余留基牙上设置𬌗支托及卡环，这样可以形成一个四边形或三角形的支持面，使修复体有良好的稳定和支持，从而较有效地恢复咀嚼功能。使用这种修复体的患者，其第一、二前磨牙和第一磨牙的𬌗力值可以达到40~52 N，能够满足进食普通食物的要求。

7. 对于无牙颌上颌骨缺损

此类缺损为无牙颌患者的上颌骨缺损，是上颌骨缺损中的一种特殊类型。发生率在第四军医大学口腔医学院治疗组中为5.88%。这类缺损中原发性患者（即先为无牙颌而后切除部分上颌骨的患者）较少，约为5.5%；绝大多数患者是继发性，即由于上颌骨缺损后戴用设计不当的上颌修复体，导致余留牙逐渐脱落，形成无牙颌上颌骨缺损。这类缺损又根据缺损的范围、部位分为相应的六个亚类，其中各亚类的分布概率也不相等。第四军医大学口腔医学院临床资料表明第5亚类，即一侧上颌骨缺损的患者所占比例最高，与上颌骨缺损总体的类别分布一致[41]。这类缺损由于已无可利用的固位基牙，又无足够的颌骨面积来获得足够的大气压力和吸附力，且由于修复体与缺损腔间难以形成良好的边缘封闭，因而无法形成有效的负压腔，产生大气压力和吸附力，所以无牙颌上颌骨缺损的修复，通常因固位困难而难以获得满意的效果。

无牙颌上颌骨缺损修复的关键问题是解决修复体的固位和支持，而通常依靠的修复体基板与余留颌骨间形成负压腔产生的大气压力和吸附力，却不足以使修复体获得良好的固位与稳定。一些学者尝试采用在修复体的阻塞器部位加软衬垫的方法，并未能使固位得到明显改善。还有学者提出加深健侧前庭沟，扩大上颌固位面积制作颧颊翼式上颌修复体的方法来改善无牙颌上颌修复体的固位。Davenpor提出分段式上颌修复体的方法，将弹性阻塞器置入缺损腔中，再与上颌总义齿连接，以增加修复体的固位[42]。这些方法都不同程度地改善了上颌修复体的固位，获得了较好的效果。但由于无牙颌上颌骨缺损的多样性，没有一种方法能满意地解决六种亚类缺损修复体固位问题。对多种无牙颌上颌骨缺损修复提出下列修复设计，由于各亚类缺损的部位范围不同，修复设计的特点、方法也有较大差异，因而按各亚类分述其修复设计。

（1）第1亚类（Ⅶ1）的设计

这类缺损仅有硬腭部的缺损，不涉及牙槽嵴，而缺损的范围大小，直接影响到上颌修复体所能获得的大气压力和吸附力的大小，从而关系到上颌修复体能否获得足够的固位力，因而此类缺损赝复设计的重点，是解决口鼻腔封闭和修复体的固位问题。

1）如硬腭部缺损范围小于 1.5 cm，牙槽嵴较宽大，固位形好，则可采用直接修复法。即直接制作上颌总义齿，在硬腭缺损区将义齿的基板上凸伸入缺损区内形成一小的阻塞器，边缘与缺损区边缘密合，以保证基托与上颌硬腭部的密封，如上颌牙槽嵴条件较好，采用此方法即可使修复体获得良好的固位。

2）对硬腭部缺损范围在 1.5~2.5 cm 的牙槽嵴条件较好的患者，为增加上颌总义齿的密封性和争取更大的固位力，可应用硅橡胶阻塞器。在缺损区设计硅橡胶阻塞器，将阻塞器的上方边缘，伸展到缺损区鼻腔侧倒凹的 3 mm 处，下方边缘覆盖缺损区腭面边缘周围 3 mm。利用硅橡胶的弹性变形，将阻塞器戴入缺损区，封闭口鼻腔，在此基础上常规制作上颌总义齿，也可获得良好的固位。

3）对于缺损大于 2.5 cm 的患者，仅靠余留组织与基板间的大气压力和吸附力不足以使义齿获得良好固位，这时，应加用磁性附着体，在阻塞器上设置两只磁性附着体的衔铁，在义齿相应部位基板上，设置两只闭路磁体，利用两者间的磁引力使修复体获得良好固位。

4）对缺损区大，缺损区鼻腔侧无明显组织倒凹可利用，或牙槽嵴低平，牙弓窄小固位形不好的患者，以及一些采用其他固位方法均不能满意解决修复体固位的患者，则应采用种植式修复体。在上颌双侧第二前磨牙之间的牙弓上，分别植入四至六只种植体，位置最好是双侧侧切牙、第一前磨牙区或是中切牙、尖牙、第二前磨牙两种模式。二期手术后在种植体上方连接杆卡式附着体的杆式支架，设置三或四只尼龙卡，制作由杆卡式附着体固位的上颌修复体。并根据缺损范围的大小将修复体的阻塞器部伸入缺损腔的适宜高度。还可以在上颌牙弓中切牙和双侧第一磨牙处，植入三只种植磁附着体，利用磁引力使修复体获得良好的固位，这种设计更为方便，所需种植体少、损伤小、取戴方便，特别是各种植体间无需有严格的共同就位道。手术和修复体制作技术简单，易于推广，也更易为患者所接受。

（2）第 2 亚类（Ⅶ2）的设计

这类缺损为无牙颌的 1/4 上颌骨缺损，可发生于上颌骨前部和后部。发生于前部为非游离端，设计主要考虑赝复体的固位问题；发于后部则为游离端，需同时考虑固位和稳定的问题。

1）如缺损发生于颌骨前部，缺损区较小，且余留牙槽嵴高大，有足够的固位面积，则可以直接采用小的中空式上颌修复体，利用余留牙槽嵴、余留硬腭与赝复体基板间的大气压力和吸附力，使修复体获得固位，如在进入缺损区的阻塞器边缘上加衬硅橡胶，加强其封闭效果，则固位会更好。此外缺损区牙列的𬌗力应作适当减轻。

2）无论缺损区发生于前部或后部，如缺损区较大，都必然带来修复体固位力不足的问题，此时应考虑采用硅橡胶阻塞器与磁性附着体结合的方式，来增加修复体的固位力。在缺损区鼻腔的前、后、侧方组织倒凹设计硅橡胶阻塞器，在阻塞器上接近硬腭中心的部位，根据缺损的范围设置一或两只磁性附着体，在此基础上制作上颌总义齿。如为上颌骨后部缺损则应减少排牙，只排到第二前磨牙，最多只排到第一磨牙，以改善总义齿的稳定性。一般说来，前部缺损修复后患者的咀嚼功能恢复较好，如为后部缺损则由于缺损区缺乏有效的支持，因而咀嚼功能恢复较差，患者主要依靠健侧及余留牙槽嵴区的支持行使咀嚼功能。

3）如缺损区位于前部，牙槽嵴较低平，单依靠大气压力和吸附力不足以固位总义齿时，也可在余留牙槽嵴上植入两或三只种植磁附着体，并使它们尽可能分散成大三角形，利用磁引力改善修复体的固位。通常，两只 Z-1 型磁性附着体或三只 MagfitEX600 型或三只 Z-2 型磁性附着体即可为上颌修复体提供良好的固位。

4）如想更好地恢复患者的咀嚼功能，则应采用种植体与杆卡式附着体结合的修复设计。上颌骨前部缺损时，应在健侧余留牙槽嵴的侧切牙、尖牙和第一、二前磨牙之间植入三或两只种植体，在缺损区以后的余留牙槽嵴上，植入两只种植体，在种植体上设置杆式支架，作为修复体的支持和固位结构，利用杆卡式附着体使修复体获得良好的固位、稳定和支持，进而较好地恢复患者的咀嚼功能。当缺损区远中余留部较小，或位于上颌窦底的下方，无足够的骨组织时，则可不再植入种植体。利用余留骨组织支持赝复体的基板。如固位力不足，可在后区植入一只种植磁附着体，增加固位。如缺损区位于后部，最好在余留的牙槽嵴上植入四或五只种植体。注意，应将患侧最后一只种植体植在接近缺损区的部位。在种植体上端设置杆式支架，将几只种植体连成一个整体加强支持力，将杆式支架的患侧末端伸展入缺损区内，在此基础上制作中空式上颌修复体，将人造牙排至第一磨牙。这种设计也可达到咀嚼功能重建的目的。

（3）第 3 亚类（Ⅶ3）的设计

这类缺损为上颌骨的前部缺损，属游离端缺损，其修复设计必须考虑固位稳定和支持。

1）如缺损区小于上颌骨前后径的 1/2，可在后部的两侧余留颌骨上植入四只以上种植体，在种植体上设置直径 3 mm 以上、厚度 3 mm 的弧形支架，使支架有足够抗弯强度，支架伸入缺损区中的游离距长度应明显小于余留牙槽嵴上种植体间距，否则会使种植体受到过大的侧向力，而破坏种植体骨界面，造成种植体松动脱落。可根据需要将支架做成杆卡式附着体，或在杆上设置磁性附着体衔铁，解决这类缺损修复体的固位问题，并依靠延伸到缺损区内的支架承负部分𬌗力，以期较好地恢复咀嚼效能。在此设计中，中空阻塞器应做在杆以前的部位，否则会影响修复体的取戴。

2）如缺损区大于颌骨前后径的1/2，余留的牙槽嵴及骨组织不能为修复体提供足够的支持力，则应考虑在患者双侧颧突或颧弓根部各植入两只种植体，在其上设置杆式支架或磁性固位支架，解决修复体前部的支持固位问题。在余留的上颌骨上设计种植磁附着体，增加赝复体后部的固位与支持，采用这种设计也能有效地恢复患者的咀嚼功能。但手术难度以及印模和杆的设置难度都较大。

3）对于缺损区大，身体状况和余留牙槽嵴骨组织又不适于种植体植入的患者，则只能采用硅橡胶阻塞器加磁性附着体的方法进行修复。注意，应将磁性附着体设置在接近腭部中心的位置，以获得最好的固位效果，𬌗力的重点也应安排在有余留骨支持的部分。这种设计一般只能恢复面形及语言功能，缺损区因无有效的支持，不能承负𬌗力，咀嚼功能较差。

（4）第4亚类（Ⅶ4）的设计

这类缺损为上颌骨后部缺损，系游离端缺损，发生率较低，在临床上少见。采用常规的中空式修复体难以获得满意的修复效果，设计的重点为固位和稳定支持。

1）如缺损区小于颌骨前后径的1/2，可在前颌骨两侧植入四只以上种植体，于种植体顶端设置杆卡式附着体，并将杆向缺损区延伸约1 cm，在此基础上制作上颌总义齿式修复体，利用杆卡附着体固位，并承负大部分缺损区𬌗力。修复体不排第二磨牙以减轻𬌗力，可以有效地恢复患者的咀嚼功能。

2）如缺损区大于前后径的1/2，则可利用缺损区边缘的硬软腭上方的组织倒凹设置硅橡胶阻塞器封闭口鼻腔交通，并在阻塞器上设置磁性附着体，增加修复体的固位力，还可在前颌骨区植入种植磁附着体，或种植杆卡式附着体，增加固位力。缺损区不恢复𬌗接触，而只将咬合安排在余留的前颌骨区，因而在恢复咀嚼功能上效果较差。

（5）第5亚类（Ⅶ5）的设计

这类缺损即一侧上颌骨缺损，在各亚类中发生率最高，因而是无牙颌上颌骨缺损修复中的重要问题。这类缺损的范围较大，修复设计的重点首先是解决修复体的固位问题。缺损的修复设计可有下列几种。

1）利用硅橡胶阻塞器的弹性变形进入缺损腔的上方、软腭上方、颊侧瘢痕组织上方的倒凹区内，实现阻塞器的固位，再于阻塞器上设置磁性附着体与总义齿相连。磁性附着体的设置应靠近中线处。阻塞器的腭面外形应与健侧形态相似，以阻塞器恢复腭部的外形，即使患者不戴义齿，也有正常的腭部外形和良好的口鼻腔封闭。这种方法可以实现满意的固位并严密封闭口鼻腔交通，可以很好地恢复容貌与语音，但不能有效地恢复缺损侧的咀嚼功能。

2）充分利用余留的健侧颌骨植入三只以上种植体，并设置杆卡式附着体以支持和固位修复体，为更好地恢复缺损侧的咀嚼功能，还可将铸造固位杆向缺损区内延伸约1 cm。通常在固位杆上设置三只以上尼龙卡，以满足修复体的固位要求。将患侧做成中空式修复体，使修复体的颊侧部分伸展入颊侧瘢痕组织上方的倒凹中，并使其后颊侧壁与缺损腔的后外侧上方骨壁部密切接触，以对抗部分殆力。还可以在切除术同时在患侧颧突上植入两只种植体，作为修复体的支持结构，可以更好地恢复咀嚼功能。这种方式固位可靠，患侧可获得一定的支持力，因而可较好地恢复患侧的咀嚼功能，是目前此类缺损修复中最有效的方式。临床测试表明，采用健侧种植杆卡式附着体固位的修复体患者的缺损侧中切牙到第一磨牙的平均殆力为 $35 \sim 46$ N，患者可用缺损侧咀嚼一般食物，但尚不能咀嚼坚硬食物。

3）在健侧上颌骨上植入种植磁附着体，将患侧做成中空式上颌修复体，再在修复体健侧基板的组织面上设置闭路磁体，利用磁性附着体使修复体保持固位，充分利用阻塞器的高度和健侧基板高度使修复体保持稳定。种植磁附着体常被用于解决一些用其他固位方式难以解决的修复体固位问题，因而适应证较广，但抗侧向力的能力较差。这种设计常难以达到有效恢复患侧咀嚼功能的目的。

4）有学者曾提出将患者健侧上颌骨的前庭沟加深，分离至颧突下方，经植皮修补创面，作为此类缺损修复体的固位区和间接支持区。将修复体的健侧颊面基板充分伸展到整个颧颊部，采用扩大修复体健侧基托面积的方法来增加修复体的固位力和支持力。这种设计可使患者的修复体固位支持面积平均增加近1/3，因而可以部分改善修复体的固位。

（6）第6亚类（Ⅶ6）的设计

这类缺损为上颌骨大部分缺失，发生率较低，但修复难度较大。由于大部分上颌骨缺损，缺损区颊侧瘢痕组织形成的倒凹已不明显，给修复体的固位带来困难。因而采用传统的中空式修复体难以获得满意的固位。

1）可采用硅橡胶阻塞器加磁性附着体进行修复，充分利用鼻前庭、软腭上方及余留颌骨部的倒凹使阻塞器获得固位，再通过磁性附着体使上颌总义齿固位。这种方法可有效地恢复患者的语言功能并改善吞咽和面形，但因缺损区大，缺乏有效的支持组织，因而不能有效地恢复咀嚼功能。

2）可在余留颌骨和双侧颧骨上植入种植体，在余留颌骨的种植体上设置杆式支架，在双侧颧突的种植体上设置铸造支架，并在支架上设置磁性附着体，分别利用杆卡式附着体和磁性附着体，实现修复体的固位与支持，由颧骨种植体与余留颌骨上的种植体形成一个三角形的支持面，将主要𬌗力安排在这个支持区内，可以部分或大部分恢复其咀嚼功能，可以实现无牙颌大部分上颌骨缺损的功能性修复。

（7）种植体-研磨杆和附着体在无牙颌上颌骨缺损修复中的应用

在各种无牙颌上颌骨缺损的修复中，除前述的各种设计外，还可采用在种植体基础上设置研磨杆和按扣式附着体，来固位修复体，修复牙列和颌骨缺损。所谓研磨杆是指比较粗大的连接杆，宽度常与种植体上部结构的直径相同，杆的𬌗向面为平面，可在其上设置附着体，杆的唇（颊）面和舌（腭）面被磨成与修复体就位道方向定向一致的平行面。研磨杆的优点是容易获得理想的修复体就位道，减小因种植体位置差异造成的难以获得共同就位道的困难。此外也便于设置多种附着体。其基本设计是，在适于种植体植入的余留牙槽嵴上植入三至五只种植体，在种植体顶端选择铸造的研磨杆作为上部结构，将多只种植体连接成一个整体，以增加种植体对抗侧向扭力的能力。研磨杆没有常用杆卡式附着体的倒凹，整个杆结构都可作为一个栓体结构，可在其上设计外形、大小都相应的铸造槽状结构（类似于栓道），扣在研磨杆上，形成一个强有力的稳定结构，以稳定修复体。可以在研磨杆上设计杵臼（按扣式）附着体；可以在研磨杆的末端设计按扣式附着体；也可以在杆的上方设置磁性附着体的衔铁；还可以将杆卡式附着体与研磨杆联合应用。利用附着体解决修复体的固位问题，应用这种设计，同样可以使修复体获得良好的固位与稳定。2000 年，Roumanas 和 Beumer 等应用此方法，已成功地为多位无牙颌上颌骨缺损患者进行了修复，满意地恢复了患者的语言功能，部分恢复了患者的咀嚼功能[43]。

这种设计的适应证同前述的种植修复设计，特别适用于种植体未能达到理想的共同就位方向的情况。只是研磨杆的制作精度更高，难度较大，且现有的各种机械式附着体均存在着使用一段时间后因材料老化或磨损而使固位力下降的问题，故需定期更换附着体的弹性结构。

（8）应用种植体修复无牙颌上颌骨缺损的有关问题

在此所介绍的多种无牙颌上颌骨缺损的修复设计中，综合评估，应用种植体的修复设计具有更好的固位、稳定和支持效果。无论是种植磁附着体还是种植杆卡式附着体，都可获得较好的固位效果。对于游离端缺损，无论是侧方游离端还是前后游离端，使用种植杆卡式附着体都可获得较好的稳定效果和支持效果，并使修复体实现功能性修复。这是因为杆卡式附着体通过尼龙卡（金属卡）的卡臂卡抱于金属杆上获得固位，这种卡抱关系限制了修复体向脱位方向以外任何方向的移动，这就可对抗修复体，特别是游离端赝复体在功能活动中所出现的下沉翘起等不稳定；同时由于几只卡分别位于弧形牙弓的不同部位，当有咀嚼压力作用于缺损侧牙列时，一方面，它经修复体基托传递到基托下组织和各种植体上，成为侧向𬌗力，另一方面，它又传递到各卡上，成为脱位力，各卡与杆之间摩擦力、各卡间的相互制约作用，可以产生远大于普通全口义齿的固位力，来对抗这种侧方脱位力，使修复体保持在原位，依照这种方式，可以恢复缺损区的部分咀嚼功能。

　　这里需注意两个方面的问题：一个是要将恢复的缺损区𬌗力控制在适当范围内，不能过大；另一个是种植体的数量，如前所述，在这种修复设计中，修复体的𬌗力由牙槽骨与种植体共同承负，因而种植体的数量不需像完全由种植体支持的种植固定义齿那样多。仅就固位和垂直向载荷而言，两只种植体即可满足要求。但当缺损侧咬合功能恢复或部分恢复后，则会有较大的侧向力作用于种植体和杆，如缺损侧𬌗力过大，则会使种植体近缺损侧受到大的压应力，而远缺损侧则受到大的拉应力。久而久之即可使种植体骨组织界面受到损伤，导致种植体的松动脱落，修复失败。解决这一问题的方法是增加种植体的数量，以利于种植体骨界面的健康。实际设计中，通常在余留颌骨上设计三至五只种植体，再采用杆式支架将各种植体连接成一个整体，以利用其强有力的整体支抗效应来对抗侧向力，有临床资料表明，采用这种设计可以有效地保护种植体骨界面的健康。

　　种植杆卡式附着体固位方法可适用于各亚类的上颌骨缺损。只要进行合理设计，大部分都可获得满意效果。对非无牙颌，但余留牙很少的患者，也可应用此方法改善修复体固位。必要时还可在加强余留牙的铸造联冠式金属舌面背上连接金属杆，以便设置尼龙卡，增加修复体固位。应用此方法的患者应满足下列条件：上下颌间距离应大于 8 mm，以便有足够空间设置附着体并有足够的塑料摩度空间；余留颌骨骨密度正常；无其他外科禁忌证；有良好的口腔卫生习惯。应用这种固位方式的修复体除固位可靠，能有效恢复口腔功能外，还具有取戴方便的优点。患者可以方便地自行取戴修复体，便于黏膜的清洁与休息，利于保持局部组织的健康，而且，由于固位杆与黏膜间隔了约 2 mm 的空隙，杆底部厚度仅 1 mm，不必定期拆下固位架便可方便地进行种植体及杆架的清洁，这就大大方便了患者。需要说明的是，与其他多种附着体一样，杆卡式附着体也有一定的使用期限，特别是尼龙卡经反复取戴摩擦，以及材料疲劳，其弹性减弱，与固位杆之间的卡抱关系逐渐变松，而使固位力下降。据一些生产杆卡式附着体的厂家介绍，尼龙卡的使用期一般为 1 年，如出现松动或固位不良，也只需用钻从修复体基板磨下原尼龙卡，在原位置上重新更换一个新的尼龙卡即可，不影响修复体的使用。

　　8. 对于全上颌骨缺失

　　全上颌骨缺失是最严重的颌面部缺损之一，发生率较低，在第四军医大学口腔医学院治疗组仅为 1%，但因其对患者的影响极为严重，因而必须给予高度重视[12]。全上颌骨缺失，通常是指双侧上颌骨的次全切除，即采用类似 Le Fort Ⅱ 型骨折的手术方法，在颧骨体与牙槽突之间向上经额突下方（通常保留鼻骨）向后经上颌结节后方，即上颌骨与蝶骨翼板之间的融合处，切除上颌骨但保留眶底部骨板和上颌骨的颧突部分。这样就在上颌区从上鼻道到口腔前庭，形成了一个顶小口大的锥形缺损腔，口腔与鼻腔甚至咽腔完全贯通，在此缺损区中，无明显的软硬组织倒凹和可利用的支持骨组织，最邻近缺损区周边的硬组织即颧骨和残余的部分上颌骨颧突。2001 年，牛学刚等测试了邻近缺损区的颧骨，其截面积为 1.8 cm×0.9 cm，骨质较为致密、坚实，是上颌骨缺失后唯一可以利用为上颌修复体提供支持和固位的组织结构[44]。上颌骨特殊的解剖组织结构使得上颌骨缺损区很难采用自体组织进行修复。目前，全上颌骨缺失仍依靠修复体进行修复[45]。

　　在全上颌骨缺失的修复设计中，最重要的是解决修复体的固位问题，其次是修复体的支持问题。人们通常采用中空式全上颌修复体进行修复，但由于缺损区无可利用的固位和支持结构，故修复体难以获得固位。人们又尝试在修复体上加上硅橡胶或聚氨酯弹性体等软衬垫，以期增加修复体与缺损区组织间的密合性，利用大气压力使修复体获得固位，虽可改善上颌修复体固位，但仍不能使修复体获得足以使赝复体行使功能的固位力。为此，人们又增加了鼻孔栓，或在修复体上增加额颊翼及咽鼻突，使修复体的固位有所改善，但仍未能获得可以满足恢复咀嚼功能所需的固位力。也可尝试采用硅橡胶阻塞器加磁性附着体的方式来改善修复体的固位，但由于缺损区无足够可利用的倒凹组织，因而也未能实现满意的固位效果。下述设计已被证明可以成功地解决全上颌修复体的固位问题。

　　1）应用种植体环形支架磁性附着体固位的全上颌修复体。

　　在双侧颧突上各植入两只钛合金螺纹形种植体，并使同侧的两只种植体尽可能地分开。手术后接出龈接圈，在种植体上，设计一只椭圆形支架，支架上尽可能分散设置四只磁性附着体的衔铁，以便与修复体连接，将椭圆形支架固定于种植体顶端，使支架与腭顶部间保持一定的间隙作为通气道。在支架的基础上，制作全上颌修复体，如缺损腔深，则设计中空式修复体，如缺损腔较低浅，则直接设计上颌总义齿式的修复体，在基板与支架上磁性附着体衔铁相对应的部位设置四只闭路磁体，利用支架上的衔铁与修复体上的闭路磁体间的磁引力使修复体保持固位；利用铸造支架将修复体所受殆力传递到种植体上，经种植体传递至颧突上，实现修复体的支持。

需要强调的是，由于颧骨近口腔处可植入种植体的区域较小，而在口腔前、后方再无可植入种植体的部位，这样，环形支架的固定点便形成了一个狭长的面支撑，易使修复体出现翘动，且义齿前后部及后部所受的殆力，便有可能成为一种作用于种植体的杠杆力，处理不当便可损坏种植体的骨界面，引起种植体松脱，导致修复失败。其解决办法是，在做全上颌切除术时，即应考虑之后的修复问题，在手术中尽可能多保留一些上颌骨的颧突，一方面可增加植入区的骨面积，另一方面又有更厚的骨组织以植入更长的种植体。除了在植入种植体时，应尽可能增加同侧颧骨上的两只种植体间距离和采用较长的种植体外，环形支架的前后径也不宜设计过大，以 3 cm 左右为宜。

此外，主要殆力安排要合理，在义齿前牙和第二磨牙有意减轻咬合接触或排成小开殆，以免增加对种植体的杠杆扭力。当前牙或后牙区受到大于修复体固位力的外力时，则修复体可以环形支架为支点翘起，使外力被缓冲，而保护种植体。这种设计可以满意地解决全上颌骨缺失后修复体的固位与支持，从而能比较有效地恢复患者的咀嚼功能。应用固位力测试仪于口内测定修复体的固位力，结果表明，应用了四只 Z-1 型磁性附着体的上颌修复体实际固位力为 29 N，足以满足上颌修复体的功能需要。临床观察表明，这种方式充分利用了种植体良好的生物相容性，可与骨组织形成骨融合，使用灵活，只要有足量骨组织均可种植，固位可靠；磁性附着体具有固位可靠、取戴方便、操作简单的优点，通过环形支架，将种植体和磁性附着体两者的功能结合起来，使修复体取戴容易，克服了磁性附着体应用范围有限的缺点。

上颌修复体的支持是全上颌骨缺失修复中的另一重要问题。在一侧上颌骨缺失修复中，修复体承负的殆力主要由健侧颌骨及牙槽嵴来支持，全上颌骨切除后，修复体组织面直接与鼻腔顶部、眶底、颅底的黏膜组织接触，这些组织极易损伤而不能承负殆力，因而也不能对修复体提供有效的支持，致使传统的全上颌修复体，难以有效地行使咀嚼功能。采用种植体固定的环形铸造支架设计，由于支架本身有一定的厚度和强度，并通过种植体将殆力传递到颌骨上，因而可为修复体提供有效的支持。采用这种设计修复的患者自述咀嚼有力，可进食普通食物。随访观察表明，修复体使用 4~9 年，未发现颧骨有明显骨吸收和种植体松动。X 线检查发现种植体与颧骨间结合界面良好，无明显骨吸收[46]。这说明这种设计不仅可为修复体提供有效的支持，也符合种植体生理。本方法适用于术后 2 个月，创面完全愈合的各种外伤性全上颌骨切除者，也可以与清创手术同时植入种植体；也适于术后放疗结束后 1 年以上，无复发现象的因肿瘤行全上颌骨切除的患者。患者戴用修复体后应定期(3 个月~0.5 年)检查种植体及支架固定螺丝，及时拧紧松动的螺钉。必要时以特制螺丝刀卸下支架以更换螺丝及清洁；修复体使用数年后，可能出现磁性固位力衰减，则只需按前述方法更换闭路磁体即可。

采用种植磁性附着体技术修复全上颌骨缺失，可以解决全上颌骨缺失后的修复体固位问题，通过支架和种植体承负和传递力，为修复体提供有效的支持，能较满意地恢复患者的咀嚼、语言功能，显著改善患者面容，且修复体取戴容易，易于清洁，是目前全上颌骨缺失修复的较理想方式。

2）应用种植磁附着体固位的全上颌修复体。

在双侧颧突的下方，由内下斜向外上，每侧各植入两只种植体，二期手术时，接上磁性附着式上部结构，即形成四只种植磁附着体，制取缺损腔及种植磁附着体印模后，即可在此基础上制作全上颌修复体，在修复体的上方与鼻腔顶部之间留出适当空间作为气道。使修复体基板与颧突部及种植磁附着体密切接触，并在基板与种植磁附着体相对应的部位设置四只闭路磁体，依靠种植体顶端的衔铁与修复体基板上的闭路磁体间的磁引力使赝复体获得固位；依靠双侧颧突部分直接支持修复体。这种设计中的种植体排列仍在一个狭小的区域中，因而对修复体前牙及后牙的支持力较小，故也应将主要𬌗力设计在颧突下方，即第一、二前磨牙和第一磨牙上。而前牙则应设计成小开𬌗。这种设计的种植体要求也同前述设计一样，要求使用尽可能长的种植体和使种植体的位置尽可能分散。由于没有支架来重新分布𬌗力和增加稳定性，因而这种设计的支持力和稳定性较前述设计差。特别是由于磁性附着体的一个特性是垂直向固位力强而侧向固位力弱，因而仅使用磁性附着体，当修复体前牙受到压力作用时，就会引起修复体的移位，出现不稳定，从而影响修复体的功能行使，此外缺损区中覆盖于颧突表面的均为较脆弱的黏膜组织，不能承受大的压力，否则易引起压伤，而在此设计中修复体的基板则直接压迫该区黏膜，并由此区获得主要支持力。这也就决定该设计不能为修复体提供足够的支持力，影响了咀嚼功能的恢复。

但此设计仍不失为一种功能性修复体，仍可部分恢复丧失的咀嚼功能。特别是在患者可以行种植修复，而又无条件制作支架式修复时，可以采用这种设计。这种设计具有制作技术简单，便于清洁护理的优点，但所能恢复的咀嚼功能明显低于第一种设计。

3）应用鼻孔插杆式固位的全上颌修复体。

对一些无条件采用前述修复设计的全上颌骨缺失的患者，可以采用鼻孔插杆式固位。采用分层印模法制作准确的缺损区印模，在模型上制作中空式上颌修复体，修复体完成后，在修复体与鼻孔相对应的部位，标出鼻孔位置，钻出两只小孔，用粗钢丝弯制成与鼻孔鼻小柱相适应的"U"形杆，经鼻孔插入修复体中，使修复体获得固位。这种设计仅利用鼻孔插杆固位，由于鼻前庭本身为软组织，具有明显的可移动性，因而难以为修复体提供可靠的固位和稳定，更谈不上有效的支持，因而这种修复体只能起到恢复面形、改善发音的作用，而不能改善患者的咀嚼功能，而且患者还必须用口呼吸。

　　除上述设计外，还可采用插销板式固位设计。即在修复体前端设计鼻突，在修复体的软腭上方部设计可以拉动的"插销"。修复体戴入后，鼻突进入鼻前庭，将插销板向后推移，伸入软腭上方的倒凹中，使修复体获得固位。由于鼻前庭和软腭组织的可让性，这种设计的固位和稳定仍是不牢固的，因而修复体也难以达到恢复咀嚼功能的目的，但可以改善患者面形。

　　因此，这两种设计不能作为首选设计，通常只用于骨质过于疏松，全身状况很差，高龄，以及有种植体禁忌证的患者，或作为全上颌骨切除术后观察期的过渡性修复体。

　　4）软衬垫中空式全上颌修复体。

　　对无条件采用种植修复的全上颌骨缺失的患者，还可采用软衬垫中空式全上颌修复体进行修复。如前所述，全上颌骨切除术后，缺损区从上鼻道到口腔前庭形成一个顶小口大的锥状缺损腔，通常无可用于固位的倒凹。要使中空式全上颌修复体获得固位，就应在上颌骨切除术的同时，人为地在颧骨下方的颊部软组织上"制作"出倒凹区来。即在上颌骨切除后，在原附于上颌骨颊面的软组织上植皮，衬垫敷料，戴上预先制作的中空式护板，这种中空式护板的两侧呈球面状，戴用后将植皮片与颊黏膜的交界部缝合在球面的下方。利用中空式护板支持敷料和所植皮片，同时中空式护板又成为缺损腔的成形器，护板戴用 4 周后，随着瘢痕组织的挛缩，缺损腔的下方收紧变小，即可在颧骨下方形成一个下口小上底大的倒坛状缺损腔，缺损腔的双颊侧及鼻前庭部都有较大的倒凹区。对一些仍保留有部分软腭组织的患者，余留软腭上方也有倒凹区。软衬垫中空式全上颌修复体是充分利用全颌骨切除后，在双侧骨下方因关闭创面所植皮片与黏膜交界处所形成的瘢痕组织处所成的倒凹腔和余留的软腭上方、鼻前庭的软组织倒凹来固位修复体。即在中空式修复体的两侧形成两只与颌骨缺损腔大小相同的颧突，伸入两侧的倒凹中，在修复体的前部形成两只长 6~10 mm，厚 5 mm 左右的鼻突，伸展入鼻前庭；如有余留的软腭，还可在修复体的后部形成长约 10 mm 的腭突，伸展入软腭上方，利用这些软组织倒凹来实现全上颌修复体的固位。

　　上颌骨切除后，颧骨即成为口腔中唯一保留的硬组织结构。已有多位学者的研究证实了颧骨承力的可行性[47]。因而在这种全上颌修复体的设计中，应使颧突部分与颧骨区有密切接触，使其在咀嚼功能活动中能够承担部分殆力，对修复体起到支持作用。中空式上颌修复体完成，试戴合适后，将进入倒凹区的阻塞器上，外表面均匀地磨去约 1 mm，在塑料表面涂布偶联剂后，将室温固化型软衬材料涂布于修复体的上外表面，戴入缺损腔中，于口腔功能状态下，形成软衬垫。待其固化后，即成为带有软衬垫的中空式全上颌修复体。依靠倒凹和软衬垫与缺损区组织的密切接触，即可使全上颌修复体获得较好的固位。由于软衬垫的存在，通常可显著缓解硬质修复体压迫脆弱的鼻腔黏膜所引起的疼痛及溃疡。

应用软衬垫中空式全上颌修复体可以显著地改善患者的语言和吞咽功能，也可以显著地改善患者的面形。但由于缺乏有效的支持组织，故无法有效地恢复患者的咀嚼功能。这种修复体主要用于上颌骨恶性肿瘤切除术后，及无条件行种植修复又无张口受限的患者，也可作为肿瘤手术后的过渡性修复体。

9. 钛网-自体颗粒骨植入修复上颌骨缺损的设计

颌骨缺损修复中除了单纯修复体修复和种植体植入结合修复体修复外，一个重要发展方向是应用颌面外科手术和修复体结合实现缺损的修复和功能重建。钛网-自体颗粒骨植入法即是一典型代表。20 世纪 90 年代初，香港大学牙科学院 Tideman 教授和他的研究组，在多年探索和大量研究的基础上，将颌面外科方法和修复方法相结合，创造了应用颞肌筋膜双层包裹钛网并松质骨颗粒填入即期修复上颌骨缺损的新方法，有效地采用自体组织和修复体重建了患者缺损的上颌骨形态，并恢复了患者缺损侧的咀嚼功能，数十位患者的临床应用均收到了良好的效果，被认为是采用外科手术和修复体结合方法实现上颌骨重建的一项较为成熟也较为理想的方法[48]。在此将介绍这一方法的适应证、禁忌证、外科修复技术和与之相配合的修复技术。

本方法主要适用下列三类患者：因良性肿瘤需做部分上颌骨切除术的患者；因低度恶性肿瘤行部分上颌骨扩大切除术的患者；因颌骨创伤造成部分上颌骨缺损的患者。从理论上，本方法可适用于从 I 类至 Ⅶ 类上颌骨缺损，而实际上 I 类缺损无需采用此方法；又因颞肌筋膜面积有限和受骨床的限制，而无法实现 Ⅵ 类等大型缺损的修复。因此本方法适用于患者上颌骨缺损区较局限的 Ⅱ 类、Ⅲ 类、Ⅳ 类、Ⅴ 类和 Ⅶ 类中的相应亚类，通常缺损区应小于整个上颌骨的 1/2，且眶底骨质存在，同时患者应体质较好，无全身和局部禁忌证。本方法不适于有严重全身性系统性疾病以及传染病等疾病未能治愈的患者及身体状况较差的患者；上颌骨恶性肿瘤的患者；颜面部肿瘤接受放射治疗后不满半年的患者；上颌骨及口腔有感染等疾患，又未能控制的患者；上颌骨及全身骨有严重骨质疏松症的患者。

（1）外科修复技术

1）肿瘤及切除区的标定。

首先对患者进行 CT 检查，准确确定患者上颌骨肿瘤的性质和大小、形状。在此基础上，由外科医生与修复学医师会诊，精确地确定手术切除的范围，制定相应的切除及修复方案。

2）预成钛网的制备。

本方法中，由修复科医生、技师制作一只预成的与患者上颌骨相适应的钛网修复体是修复成功的关键步骤之一。手术方案确定后，即为患者制取一副全上颌印模，在模型上准确标出手术切除范围。在此模型上，采用模拟方法，制作出拟恢复的上颌骨形态以及部分健侧腭部、患侧颧骨的外部形态。经过模型复制与修改，制作出上颌骨缺损修复用的预成钛网模型。用此模型再翻制压铸模型，压制出与拟修复的上颌骨外形一致的钛网备用。并在网架上制作与缺损区牙槽嵴部的钛网外形相适应的钛网定位托。制作预成钛网还可采用由 CT 颌骨扫描 CAD/CAM 结合的快速原型技术，效率会更高。

3）切除肿瘤。

在患侧面部做常规切口，按预定的手术范围切除上颌骨肿瘤。将预成的钛网放置在缺损区及原设计的固定部位进行试戴，将预成的钛网定位导板戴在下颌牙以此确定钛网的正确位置，并根据余留颌骨上的情况对钛网进行适当调整和修改，在余留颌骨、硬腭、颧骨的适宜部位打孔，作为钛网的固定孔。而后取下钛网，缺损区以纱布加压止血。

4）颞肌剥离及颞肌筋膜瓣的制备。

在耳颞部做弧形颞肌切口，翻开头皮瓣，充分暴露颞肌周围附着，将颞肌沿颞肌周围附着向下进行完整剥离，使之与骨面完全分开，注意保护颞肌内的血管。颞肌分离后，沿颞肌的上缘内侧约 1 cm 处，将颞肌从矢状方向均匀地分成深、浅两层，深层与骨膜相连，浅层与颞肌膜相连，颞肌深层、浅层均有来自颞部前后动脉分支的血液供应，分离过程中，务必注意保护这些血管，以免因血管损伤导致颞肌筋膜瓣的缺血坏死。

5）颞肌筋膜瓣的转移。

将制备好的深浅两层颞肌筋膜瓣，通过颧弓下的潜在隧道转移到口内颌骨缺损区内，将深层瓣的骨膜面向上，肌肉面向下，与缺损区的眶下区软组织及鼻黏膜相缝合，形成钛网和骨组织的植入床。

6）钛网固定。

应用钛网定位导板准确固定钛网托的位置，用特制钛钉将试戴合适的钛网固定在余留颌骨和颧骨的预定部位上。可应用多只钛钉固定，以保证钛网牢固地固定在余留上颌骨、硬腭和颧骨上，在余留颌骨的唇侧做固定时，必须注意避免将钉孔的位置钉在余留牙根及根尖部，以免造成余留牙的损伤。钛网固定完成后，在钛网的前面开两只直径为 8 mm 左右的孔，以便由此向钛网内充填碎骨颗粒。

7）取髂骨。

采用常规法取髂骨。根据患者缺损区的大小，取相应量的髂后上棘骨松质，将骨松质剪、磨成小块状，研磨成直径 2 mm 左右的颗粒。将磨成的骨质装入特制的碎骨充填器中备用。

8）充填碎骨。

应用碎骨充填器将髂骨颗粒，通过钛网上的充填孔加压充填入钛网内，逐步充满钛网并压紧，使钛网与深层颞肌之间无间隙，特别是要在钛网的牙槽嵴处充填足够的碎骨颗粒，并使之有足够的高度，以便在成骨后，为种植体植入提供基础。

9）颞肌筋膜钛网包裹。

将浅层颞肌瓣覆盖于缺损区的钛网上，注意保护颞肌瓣的肌腱部，防止压扭曲颞浅动脉，导致肌腱坏死。颞肌筋膜瓣在后颊侧与上颌骨切除后余留的黏膜边缘缝合，在腭部与缺损区边缘部的硬腭部黏膜边缘缝合，手术即完成。重建手术完成后口腔黏膜细胞逐渐由周边向中央沿颞肌筋膜表面生长，经 1 个月后，颞肌逐渐吸收与健侧腭部形态一致，颞肌筋膜表面已逐渐黏膜化，与健侧黏膜无明显差异。移植的髂骨内有来自肌瓣的小血管长入，3 个月后植入骨经骨改建后形成结构正常的骨皮质和骨松质（哈弗斯系统），并与颧骨和健侧上颌骨之间形成良好的骨性连接。至此上颌骨的重建即告完成，进行种植体植入手术的时机即来临。

（2）种植义齿修复

上颌骨重建术成功后，即在手术后 3 个月，即可进行上颌种植义齿修复。

1）义齿的设计及种植体定位。

对上颌骨重建的患者，通常为其设计种植固定义齿。种植体的数量及位置应采用下述程序确定。为患者拍摄上颌骨 X 线片和曲面断层片，观察缺损区的成骨情况，为患者制取口腔印模，记录并转移颌位关系，在上颌模型上排列人造牙，制作暂时义齿，并确定拟植入种植体的数量和位置，在预计植入种植体的部位用氧化锌等阻射剂涂布在义齿基板上拟设置种植体的部位，拍 X 线片，观察局部颌骨的骨质情况。在此基础上，在暂时义齿上做定位孔改制成种植体的定位导板备用。

2）种植体植入。

常规麻醉下，翻开上颌骨黏膜瓣，充分暴露牙槽基部钛网及骨质，按定位导板确定的种植体的位置和方向，常规植入种植体，拧上愈合帽，在下颌可有钛网盖，而在上颌无钛网盖，有时因钛网影响种植钉植入，可剪去小部分钛网。按常规严密缝合伤口。

3）前庭沟加深术。

上颌骨重建的患者通常存在着重建术后修复侧前庭沟浅平或消失的问题，不利于恢复患者口腔的正常生理状态，因而需要再行前庭沟加深术。前庭沟加深术通常与种植体植入术同期进行，待种植体植入完成，即可行前庭沟加深术。即，在修复侧的牙槽嵴颊侧切开前庭沟黏膜并向上方分离约 10 mm，取适宜大小的大腿内侧断层皮片，贴附缝合在暴露的黏膜及适宜大小的骨面上，用敷料做局部压迫固定，一般为 2 周，用此方法即可形成与健侧相对称、符合口腔生理的前庭沟。

4）种植体二期手术。

种植体植入后 6 个月，即可行种植体二期手术。采用环形刀切除各种植体顶部之黏膜瓣，或采用常规切开翻解法翻开黏膜瓣，拧下愈合帽，根据黏膜空间和所设计的龈接圈高度，选择适宜高度的龈接圈，以中心螺丝加以固定。在前牙区应该应用种植体牙龈成形器，使牙龈形成喇叭口状，前牙龈接圈的高度应在龈缘下 0.8 mm 左右以便实现最佳之美观效果。

5）制取印模。

应用硅橡胶印模材，采用常规种植义齿印模术，制取印模，并将种植体准确复制到工作模型上。

6）制作义齿。

常规记录和转移颌位关系，于种植体桥架接圈上加蜡制作固定冠桥蜡型，经铸造、烤瓷（或烤塑）完成种植义齿。

7）戴义齿。

将完成的义齿戴于种植体顶端，检查印模与咬合情况，确认无早接触，无𬌗干扰，邻接关系良好后，用螺丝将义齿固定于种植体顶端。修复即告完成。教授患者做种植体周围的清洁护理，定期复查。

4.4.2　下颌骨缺损修复的分类设计方案

由于下颌骨特殊的解剖结构和功能特性，尤其是它的活动性，下颌骨缺损的修复既不同于上颌骨缺损，又有别于普通的牙列缺损，其修复难度也远大于这两者，因此在修复体的设计上，要针对其特点，做出相应设计，方能获得理想的修复效果。

1. 第 I 类下颌骨缺损的修复设计

第 I 类缺损通常是患者因各种原因暂不能行植骨修复所致。由于下颌骨缺损的良好修复必须建立在植骨或植入骨代用品恢复下颌骨连续性，建立有效的支持组织的基础上，因而第Ⅰ类缺损的修复实际上应是下颌骨缺损区植骨术前的准备，修复的目标是使下颌骨的余留段保持在正常位置上，并与上颌保持良好的颌关系，解决植骨前过渡时期的咀嚼问题。

（1）第1亚类缺损的修复设计

第1亚类缺损的特点是缺损区位于下颌骨前部，缺损区大小不等，前部骨段缺失后，原来双侧肌肉牵拉的肌力平衡被打破，作为整体联动的下颌骨成了独立行动的两个游离骨段，在翼外肌及降下颌肌群等的作用下分别向内向下偏移，造成颌关系异常，咬合错乱。修复的重点是使下颌余留骨段保持于正常位置上，恢复其咬合关系。设计的重点是修复体的固位和强度。针对不同的缺损范围，可有下述几种设计。

1）固定义齿修复。

固定义齿修复通常应在余留骨段间采用了可靠的钛板式钢板固定的基础上进行。可在缺损区两侧各选择三个以上基牙，制作金属全冠桥或烤瓷全冠桥（一般不宜采用3/4冠固位），修复相应的牙列缺损，并通过固定桥来加强固定两侧余留骨段，恢复下颌骨的连续性，由于骨组织具有一定的自愈能力，固定义齿使双侧骨端保持了相对稳定的位置关系，数月后，骨缺损区则可自动愈合，余留骨段间通过骨再生自行修复缺损，达到骨性结合。这种修复为永久性修复。这种修复的优点是一次性实现永久修复，不需再行植骨术，且固定可靠，异物感小。主要适应于缺损时间短，余留骨段的活动性较好，可以准确复位，缺损区小于1.5 mm，缺损区两侧的基牙健康稳固，并有良好的固位形的患者。

义齿制作的要点是在基牙预备中，使两侧的基牙能在正中颌位上，具有严格的共同就位道。对经可靠的钢板固定的患者可常规做基牙预备和取模，而对少数未行钢板固定，但余留下颌骨仍可完全复位的患者，可以在基牙预备后，将下颌两侧骨段分段做颌关系记录，按后牙广泛密切的咬合接触关系分别将两段模型与上颌模型固定在一起，并将其固定在网架上，在此基础上制作修复体，以保证完成的固定义齿能够准确就位。也可以在切除术前即进行基牙预备，做颌关系记录，从模型上修去缺损区牙齿，制作预成固定义齿备用，一旦手术完毕，即可将义齿戴入，既可起到固定夹板的作用，又可即时修复缺损。

2）可摘部分义齿修复。

利用缺损区两侧的全部后牙作为基牙，在各基牙上设计𬌗支托及铸造卡环，最好是设计带𬌗支托的分臂卡，调整和磨改各基牙的倒凹深度，使各卡环均能发挥其固位作用，在最靠近缺牙隙的基牙近中，设计铸造颌面板，使其与基牙的近中颌面密切贴合，缺牙区做金属网状加强，义齿的基板可采用金属基板或金属网，以增加义齿的强度，在缺牙区排列人造牙，人造牙一般不排成密切接触的咬合关系，可排成垂直小开𬌗或水平小开𬌗，以减小𬌗力对义齿稳定性的影响。也可在双侧余留的后牙上设计制作铸造支托及联合卡环，在基牙的唇颊侧和舌侧均设计颊杠和舌杠，厚约 2 mm，宽约 3 mm，缺牙区设计铸造金属网，颊杠、舌杠分别与金属网状结构相连接，通过这种整体铸造的颊杠、舌杠结构来加强义齿，固定双侧余留骨段，并有足够的强度来对抗双侧骨段受力作用时产生的扭力，这种设计称为夹板式可摘义齿。义齿的基板无需做成中空式的。缺损区处的基托可适当加厚，以恢复其唇侧的丰满度，龈底部的基板应与龈黏膜接触，但无压迫。

这两种设计对未植骨的下颌骨前部缺损都是过渡性的修复体。主要是利用可摘部分义齿的形式，来保持下颌骨的缺损间隙，固定双侧游离的骨段，使缺损的下颌骨段形成一个联动的整体，并恢复一定的咬合功能和语言功能，为后期的植骨创造条件。其特点是取戴方便，固位稳定较可靠，既可作为过渡义齿，在植骨术时，又可起到夹板的作用。这两种设计都适用下颌骨前部骨缺损较多，但不能做即时植骨，缺损时间不长，余留下颌骨有较大动度，但可以复位的患者。也可在术前做基牙预备、取模，做成预成义齿，切除术后，即时戴上，可同时起到固定余留骨段和修复缺损的双重作用。

3）悬锁卡式可摘部分义齿。

对下颌骨前部缺损，而余留骨段上的牙齿支持和固位状况不良的患者，设计前述的两种义齿，只能加速其基牙松动脱落，或不能实现满意的固位，此时可采用双侧悬锁卡式义齿设计，修整余留骨段上基牙舌侧的倒凹，使义齿的舌侧基板与基牙密切贴合。基板上缘位于基牙外形凸点龈方，在双侧最后一个牙齿的远中面，各设置悬锁卡的旋转关节，并将一端固定于义齿基板中，在基牙的颊侧牙槽黏膜上设计悬锁卡臂，在各基牙颊面的倒凹区，设计"T"形卡，并连接于悬锁卡臂上。在缺牙区人造牙的唇颊侧基板边缘部各设计一只悬锁卡的锁扣。义齿就位后，将双侧悬锁卡扣于此处。当双侧余留骨段有难以复位的舌侧倾斜时，还可将部分可摘义齿的基板设计在基牙颊侧，而将悬锁卡设置在舌侧，以便义齿的就位。这种义齿可获得很好的支持力和固位力，不损伤基牙，取戴也很方便，特别适合基牙条件差，基牙较少的患者，但不适用于余留牙颊侧前庭沟很浅的患者。另外，制作较复杂。

4）上颌双侧翼状导板。

对于下颌骨前部大部分缺损，双侧余留骨段仅余留少数牙的患者，前述的几种设计均不适用，因为没有足够的牙齿和骨组织来保持修复体的固位与稳定。此时，可为患者设计一只依靠上颌牙列固定的双侧翼状导板，利用翼状导板来控制下颌余留骨段，阻挡其偏移。具体设计是：在上颌的双侧牙列的尖牙、前磨牙和磨牙中，各选择三或四只牙作为导板的固位基牙，在其上设计钢丝间隙卡，在上颌的中、后部制作腭部基板。在基牙腭面处，将基板向下延伸 10 mm 左右，超过牙冠的高度 2~3 mm 延伸部分，即翼的外形与上下颌牙列在广泛密切接触的颌关系时的上下牙位置与外形相一致。

翼的舌侧面及下缘要高度磨光，翼状导板就位后，在闭口时，导板的翼部恰好卡在下颌余留牙的舌侧面，阻挡下颌骨向舌侧偏移，使下颌骨余留段被动地保持在正常位置上。双侧翼状导板适用于下颌骨前部大部分缺损，余留后牙少，不足以使修复体固位的患者。其作用仅仅是使下颌骨余留段保持在原位上，为后期植骨创造条件。其优点是固位可靠，能有效地控制下颌骨的位置，但是它也使下颌的开闭口动作受到一定限制，带来一些不便，此外，翼状导板的基托面积较大，占据了固有口腔的大部分空间，也使口腔功能活动受到一些影响，进食时仍需取下导板。

注意事项：上颌翼状导板不宜向下过度延伸，对下颌牙龈黏膜应无压迫，否则会压伤牙龈黏膜；上颌翼状导板的固位，患者基牙应较稳固，否则，会因下颌骨所受到的侧向肌拉力的传递引起上颌基牙的松动和脱落。

5）可调式上颌翼状导板。

可调式上颌翼状导板是一种利用正畸的工作原理，通过逐渐加力，使偏移的下颌骨恢复原位的装置。腭部基板及附着体的设计与上颌双侧翼状导板相似，所不同的是在双侧的翼与腭部基板之间采用较粗（直径为 1.0~1.2 mm）的钢丝连接，此导板戴入后，再在钢丝部逐渐加力，可使双侧翼状导板渐向外伸展，则可使移位的下颌骨逐渐回到正常位置上，为植骨创造条件和用于植骨术后的位置保持。这种导板主要适用于陈旧性下颌骨颏部缺损后余留骨段移位和颏部缺损后纤维性错位愈合的患者。

（2）第 2 亚类缺损的修复设计

第 2 亚类缺损的特点是缺损区位于下颌骨的后部或前后部，缺损区大小不等。缺损后最明显的表现是余留侧下颌骨受健侧翼外肌和降下颌肌群的牵拉，使余留下颌骨段向内向下方向偏移，偏移的程度与缺损区的大小呈正相关。如仅余留磨牙以后的下颌骨，则会失去下颌舌骨肌等降下颌肌肉的牵拉，余留骨段会出现整体向内、前端向上的移动。从而造成颌关系异常，咬合错乱。此类缺损修复的重点是阻止下颌骨的错位移动，使下颌骨保持在正常位置上，为后期植骨创造条件。针对不同情况可采用下述设计。

1）固定式下颌翼状导板。

在余留的下颌骨段上选择三或四只健康的基牙，最好是前磨牙与磨牙，按照铸造全冠的基牙预备方法，将所选的基牙作联冠的基牙预备，而后制作联冠蜡型，在联冠的颊侧制作伸向上颌的翼板。翼板贴近牙冠颊面外形，与上颌牙冠颊面外形相一致，高出上颌牙冠高度的部分，应距黏膜 0.5 mm，上缘距上颌颊侧前庭沟底至少 2 mm。以保证在开闭口运动中，不会擦伤牙龈黏膜。由此也决定了患者的张口度不能太大，翼板的近远中向长度与联冠长度相同。这种下颌翼状导板黏固后，即固定于下颌基牙上，当开闭口运动时，翼板沿上颌牙颊面滑动，即由上颌牙齿的颊面控制着下颌运动的方向，阻止其偏移，使下颌骨始终保持在正常的位置上。这种设计主要用于上颌和余留下颌基牙健康，基牙有足够的支持力和固位力的一侧下颌骨后部及前后部缺损的患者。

主要优点是：能在开闭口及口腔功能活动中有效地控制下颌偏移，体积小，不影响固有口腔容积及咀嚼功能，使用方便。但在开闭口运动中，翼状导板要对抗使其移位的肌力，使基牙所受的侧向力大，易受损伤，对基牙要求高；由于开闭口运动时导板总是要与上颌牙颊面摩擦，因而使用久时，和牙齿的磨切较多，造成上颌牙颊侧磨损；制作较复杂。当植骨术完成并骨愈合后，可将固位的联冠破坏后拆除翼板，对基牙重行单冠或联冠修复。

2）上颌单侧翼状导板。

基本设计同双侧翼状导板，所不同的是只有一侧有翼，而且翼的长度一般较双侧翼状导板的翼更长，通常是从第一前磨牙到第二磨牙，以便有足够的力量对抗使下颌移位的肌力，并使下颌骨保持在原位。这种导板主要用于下颌骨一侧后部及一侧前后部缺损，余留基牙牙周和固位条件不太好，不适于行固定式翼状导板的患者。主要优点是取戴方便，制作简单，少磨切牙体组织。主要缺点仍然是戴用这种翼状导板后，影响患者的开闭口运动，并减小患者的固有口腔，因而进食时，仍需取下。

3）可摘式下颌翼状导板。

控制下颌余留骨段移位还可设计可摘式下颌翼状导板。在下颌的余留牙，选择四只左右有良好支持力和固位形的后牙作为基牙，在基牙上设计两组铸造联合卡，在基牙的颊侧设计颊连接杆，颊连接杆向下延伸到基牙近龈缘处，转为水平向，而后连接成整体。颊连接杆沿下颌牙和相应上颌牙的颊面向上延伸至距上颌前庭沟底 5~6 mm 处转为水平向，并连成一整体。在上颌牙近牙尖部，颊杆沿牙冠颊面边缘外形，连接成横杆，横杆上可有两三道竖杆与龈缘上方的水平杆相连，形成网格状的"翼"板，以增加横杆的强度。这种导板的适应证与固定式导板基本相同，但更适用于下颌基牙牙冠高大、稳固，有良好的固位形的患者，较固定式下颌翼状导板，磨切牙体组织少，必要时还可增加基牙数，植骨后摘下导板，也无需再做基牙修复。但仍存在着开闭口运动中上颌牙冠颊面磨损的问题。

4）黏接悬吊式牵引。

在上颌后牙和下颌余留骨段的远中部分各选择四或五只基牙，用直径1.0 mm 的钢丝弯制与上下牙冠颊面外形相一致，并带两只圆形小环的牙列钢丝夹板，采用酸蚀黏接技术，将钢丝夹板分别黏接固定于上、下颌的基牙牙列上，使几只基牙形成一个整体。在上、下颌的钢丝夹板的圆环中套入拉力适度（与对侧肌力相应）的橡皮圈（拉力适度以张口时下颌基本处于正中，无明显偏斜为标志），利用橡皮圈的牵拉力使下颌骨保持在正常位置上，并不影响开闭口功能。

这种方法主要适用于下颌骨一侧升支髁突以及磨牙区缺失，上下颌余留牙牙周组织健康的患者。优点是作为一种动态地保持下颌骨位置的方法，效果明显，不磨损牙齿，异物感小，易为患者接受。但由于下颌位置控制的准确程度取决于橡皮圈的拉力，因而需定期调节及更换橡皮圈，在后牙区进行酸蚀黏接操作较困难，若操作不当，夹板可能脱落，需严格按要求，重新黏接。

（3）第 3 亚类缺损的修复设计

第 3 亚类即无牙颌的下颌骨缺损，这种缺损在临床上所占比例很小，但由于余留骨段无牙，余留牙槽嵴又多不能提供足以使导板控制下颌移位的大气压力和吸附力，无论哪种修复体或导板都难以控制下颌骨的偏移，在临床上进行修复的难度很大。因此对于这类缺损的患者应尽可能考虑即期植骨，即使是恶性肿瘤术后的患者也应考虑异体骨或异质材料植入，以及早恢复下颌骨的连续性。如患者因种种原因，暂时不能行各种植骨修复，则应在切除术后即时采用钢夹板或钛板，将余留的骨段固定起来，使其保持在原功能位置上，为后期植骨修复做准备。还可在切除术的同时考虑在余留骨段上植入三只以上种植体，待术后 4 个月可行二期手术，在其上可制作种植义齿，可修复牙列缺损并固定余留骨段，在一侧或大部分下颌骨切除的患者，可利用杆卡式附着体将几只种植体连成一整体，以增加其支持力，防止大的侧向力对单个种植体骨界面造成损伤。在连接杆上制作带下颌颊翼导板的杆卡式覆盖义齿。依靠义齿的颊翼导板与上颌后牙的接触关系来保持下颌的位置。注意将义齿的颊、舌侧基板充分延伸，并与黏膜密切贴合，以分担种植体所受到的侧向力。如为双侧游离骨段，种植体植入时还必须考虑两骨段上种植体的方向在恢复正常下颌位置后，能有共同就位道，在后期缺损区植骨后也必须按照原种植体的方向在植骨段上植入种植使种植体在总体上有共同就位道，为义齿修复体创造良好条件。修复时能连为一整体。

这种设计适应证较广，可用于无牙颌下颌骨前部、一侧后部及前后部缺损。必须注意的是在准备装置导板的部位，种植体数量不能少于三只，否则会因侧向力过大和种植体支持力不足导致种植体松脱。对不宜植入种植体的第 3 亚类缺损的患者，可以在余留的下颌骨段上直接制作部分义齿，充分利用余留颌骨舌侧翼缘区的倒凹使义齿获得固位。由于余留下颌骨的偏斜，通常需在上颌建立双牙列以实现咬合重建。

（4）第 4 亚类缺损的修复设计

全下颌骨缺失后，由于失去了下颌骨的支持和牵拉作用，除了面下 1/3 塌陷，咀嚼、语言功能丧失之外，还会出现舌后坠，引起喉腔阻塞，造成窒息的严重后果，因此无论是什么情况下摘除全下颌骨，都必须立即植骨或植入骨代用品，以形成下颌支架，防止舌后坠引起窒息，如不能即时行自体骨移植，可行异体骨（如冻干骨、半脱钙骨等）移植，如上述两者均无条件，则应植入不锈钢下颌支架或钛制下颌体。否则，则需保持气管切开，就全下颌骨缺损来说，其最终解决办法是通过植骨或植入骨代用品后骨重建，产生一个骨性下颌骨结构，进而通过种植体植入等方法，实现下颌骨的功能重建，而不锈钢支架及钛合金支架只能用作过渡性支架，就现有手段还难实现以它们为基础的下颌骨功能重建。

自体骨移植，可同期或二期植入种植体，而异体骨移植，通常在 2 年后才能植入种植体。

（5）第 I 类下颌骨缺损修复中的特殊问题

如前所述，对于未行植骨的下颌骨缺损修复治疗的目的是要使余留的下颌骨段保持在正常位置上，为日后的植骨修复缺损创造良好的条件。而在临床工作中，的确有相当一部分患者由于高龄、体弱、系统性疾病、手术禁忌证以及经济条件等原因，不能进行植骨修复缺损，对这样的患者，则需根据其实际情况，将修复目的改为在现有基础上部分恢复患者的咀嚼功能。因而可以采用下述的一些特殊设计。

（6）第 1 亚类缺损修复的特殊设计

在第 1 亚类即下颌骨前部缺损后错位愈合的患者，可根据缺损区的大小和错位愈合的程度分别采用以下三种不同设计。

1）下颌双牙列修复体。

在颌部少量骨缺损后呈轻度错位愈合的患者，双侧游离骨端向近中靠拢，形成尖形下颌牙弓，上下颌间颌关系紊乱，而垂直向颌关系正常，即仅有水平向开𬌗而无垂直向开𬌗的患者，可设计双牙列。在患者的下颌畸形牙弓上，选择四只左右基牙，设置𬌗支托和卡环，将卡环臂端设置在基牙舌侧，将卡环连接体等设置在牙弓的后颊侧，在牙弓的唇颊侧排列人造牙，使其与上颌牙形成正常的咬合关系。用这种方式恢复患者的咀嚼功能。

2）下颌双牙列-殆垫修复体。

在颌部缺损较多的情况下，骨折端的错位愈合通常会伴有上下颌间的垂直向开殆和水平向开殆，此时的修复设计则应采用双牙列-殆垫联合修复的方式。即以双牙列的形式修复水平向开殆，在余留的牙列殆面设置开殆，来修复垂直向的开殆，用这两种方式结合的形式，恢复患者的咀嚼功能。在开殆小的部位可设置金属殆垫，开殆大的部位则应采用金属网加强的塑料殆垫，并通过设置殆支托、铸造卡环等，使较大的殆力传递到余留牙列上。

3）上颌双牙列修复体。

在颌部骨缺损严重，错位愈合后所形成的牙弓与上颌牙弓差距较大，难以采用双牙列及双牙列-殆垫修复体来恢复咬合关系的患者，则可以采用上颌双牙列的方式进行修复，在上、下颌牙列间只有水平向开殆，无垂直向开殆的患者，可在上颌选择四只基牙，常规基牙预备，设置殆支托和卡环，在硬腭部制作基板，在腭部基板与下颌牙弓对应的位置上排列人造牙，使人造牙与下颌的畸形牙弓间形成广泛密切接触的咬合关系。咀嚼活动中，下颌余留牙列与设于上颌硬腭处的人造牙列密切接触，以此方式恢复患者的咀嚼功能。

临床应用表明，对于这类患者，上颌双牙列是一非常有效的修复方法，其缺点是为适应下颌畸形牙弓的位置，腭部的牙列排列通常很偏后，使得固有口腔明显减小，患者初戴时有不适感[49]。

（7）第 2 亚类缺损修复的特殊设计

第 2 亚类缺损即下颌骨后部或一侧或大部分缺损。这类缺损的特点是有明显的下颌骨一侧偏斜，从而丧失正常的上下颌关系，使患者失去咀嚼功能。对于不能行植骨修复使下颌骨恢复正常位置的患者，均可采用上、下颌双牙列的方法，使上、下颌在下颌偏移的位置上，重新建立咬合接触关系，部分恢复患者的咀嚼功能。用于第 2 亚类的上颌双牙列的设计方法与用于第 1 亚类者基本相同，差别在于第 2 亚类缺损的下颌骨明显向一侧偏斜，因而设置在上颌的双牙列，也是明显偏向一侧的形式，此方法适用于下颌骨缺损区较大，下颌骨偏移明显的患者。

对于下颌骨后部或一侧缺损较少，下颌骨偏斜也较少的患者，仍然可应用下颌双牙列的设计进行修复，以上颌牙列为基准，在下颌牙唇侧设计双牙列，恢复部分牙列的咬合关系。在下颌骨偏斜度中度，既可考虑上颌双牙列，又可考虑下颌双牙列时，应注意两个方面的因素，下颌双牙列有利恢复患者容貌，如美观要求较高，可设计下颌双牙列；下颌双牙列使基牙受到的侧向力较大，因而对基牙要求较高，如果下颌余留牙条件好，则宜设计下颌双牙列，如下颌余留牙条件差，则应首选上颌双牙列。

2. 第Ⅱ类下颌骨缺损的修复设计

（1）第Ⅱ类下颌骨缺损的口腔特点

第Ⅱ类下颌骨缺损即植骨完成后的下颌骨缺损，通过植骨或骨代用品植入，已恢复了下颌骨的连续性，使下颌骨重新形成了双侧联动的整体功能单位。此时的下颌骨缺损仅是牙槽嵴和牙列缺损，因此即可将植骨后的下颌骨缺损简化地看成需采用义齿修复的牙列缺损，因而义齿修复的原则基本上也适用于植骨后的下颌骨缺损修复。另外，下颌骨缺损植骨术后，其颌骨及口腔也具有一些特点，给义齿修复带来一些特殊困难，需予以特殊注意。

1）张口受限。

这类缺损的患者通常因手术区的瘢痕组织牵拉，使张口受限或口裂小，给取模和修复体的取戴都带来困难，因而需采用特殊方法才能取出印模，必要时要进行张口训练增加张口度，或采用外科方法切除、松解瘢痕以增加张口度。

2）植骨区颊沟平浅。

植骨后，修复的只是下颌骨本体，而不能修复牙槽嵴，因而植骨区无明显颊沟，并与口底平齐。此外由于植骨区骨松质结构较易吸收，会在植骨区形成骨尖或骨嵴，被覆黏膜也是较疏松的黏膜，不能承负大的咬合压力，这都要求修复体的设计具有特殊性，必要时应采用手术方法做唇颊沟加深术，修整骨尖嵴。

3）咬合错乱。

下颌骨缺损经植骨术后，大多数能基本恢复原咬合关系，但由于长期缺损后组织牵拉、手术误差等原因，常常不能准确地恢复广泛密切接触的咬合关系，还会有开𬌗、反𬌗等咬合错乱的情况，这些都需要采用适当的修复方式如双牙列、𬌗垫、联冠、单冠、嵌体进行修复，以恢复良好的咬合关系。

（2）可摘部分义齿的设计要点

可摘部分义齿是下颌骨缺损植骨后应用最多的修复形式，在第四军医大学口腔医学院下颌骨缺损植骨后修复组占 78%[12]。其可修复有少数牙缺失和大部分牙缺失的下颌骨缺损，适应范围，设计形式灵活，适用于多种口腔条件，由于植骨后的下颌骨及口腔的一些特殊性，因而可摘部分义齿的设计上也有其相应的特点，分述如下。

1）充分利用基牙支持。

下颌骨缺损后，植骨区在较长的时间内，支持力较差，且受压力后，出现的骨吸收速度和程度都显著大于正常下颌骨，因而应尽可能利用余留牙、余留牙根来支持固位义齿。对余留牙，特别是邻近缺牙区的基牙，应采用联冠形式进行加强，通常将邻近缺牙区的两或三只余留牙用铸造联冠或烤瓷联冠连接成一个整体，作为支持单位，在其上设计较多的殆支托，将残根、残冠经完善的根管治疗后，用桩核加全冠的形式进行修复，作为支持基牙，即使是Ⅰ度松动的牙根，也应在行根管治疗后，顶端制作钉盖帽，留作覆盖牙根，作为支持牙根。通过这些方式使义齿的主要殆力分布在基牙上。对那些采用了肋骨移植修复下颌骨缺损的患者，更应注意这一点。对一侧后牙区缺损，不像常规的义齿设计那样采用近中支托的RPI（近中支托，远中邻面板及颊侧Ⅰ杆）或RPA（近中支托，远中邻面板及颊侧aker卡环）卡环组，而是采用近远中支托结合越殆支托的方式，在其他余留牙上设置的殆支托和卡环也较普通可摘义齿为多，卡环也以铸造卡环为宜。同时增加义齿基板或连接体的刚性，一般不采用应力中断设计。其目的均是让基牙承负较大的殆力，而减缓义齿对植骨区的压力。对于余留基牙松动，骨吸收明显，支持力不足者，则不宜采用基牙支持为主的方式，此时则需采用弹性缓冲衬垫基板的方式，以植骨区骨组织支持为主，义齿可采用牙周夹板式的连续卡环，一方面作为附着体，另一方面用以固定松动牙。

2）弹性缓冲衬垫。

对缺损区较大（游离端缺损大于三个后牙位，非游离端缺损大于五个牙位）的患者，由于植骨区不同程度的骨吸收造成的余留骨尖嵴及其上覆盖的较疏松的黏膜组织，一方面植骨区无足够的支持力，另一方面又很容易在殆力下出现压痛，因此必须采用弹性缓冲衬垫的方式加以解决。在缺损区义齿基板的组织面，均匀地衬垫硅橡胶，利用硅橡胶的弹性，缓冲殆力，并使殆力均匀分布于植骨区组织上，从而减少骨吸收和减轻疼痛。衬垫的厚度以2 mm为宜，过厚则义齿的咀嚼功能将受到影响，过薄则难起到缓冲作用。一般说来，基托面积越大，衬垫面积越大，则缓冲效果越好。

因此，在下颌骨缺损后的义齿设计中，应尽可能伸展基托。对游离端缺损的患者更应重视这一点。用于下颌骨缺损修复的可摘部分义齿，基板一般无需做成中空式的。

3）恢复咬合关系。

不同程度的咬合错乱在植骨术后的下颌骨缺损患者中也是常见的，因而恢复上下颌牙列间的咬合关系也是这类可摘部分义齿修复的一个重点。对于轻度的咬合关系紊乱，可以采用咬合调整和在相应的可摘义齿部位上设计殆支托的方式恢复其咬合，也可采用铸造联冠、单冠高嵌体等形式恢复其咬合关系。

但需注意，如采用固定式修复体恢复咬合，务必注意要考虑整体设计。在制作冠嵌体时，事先预留出可摘部分义齿必需的支托窝、卡环间隙等，为下一步的可摘义齿设计打下良好基础。对于垂直向多牙位开殆在1 mm以上者，应考虑在开𬌗区设计金属网架式𬌗垫，并与可摘义齿连接形成一个整体；对于水平向开𬌗，又明显影响美观者，则可采用双牙列进行修复，恢复咬合关系及面容；对于同时有垂直向开𬌗和明显水平向开𬌗者，则应采用具有𬌗垫和双牙列双重功能的高覆盖义齿。

通过这些方式，都可有效地恢复余留牙列的咬合关系。在可摘部分义齿的设计中，应将余留牙列的咬合关系恢复与缺损区的牙列修复，从整体上进行考虑，使其形成一个有机的整体，从而实现最佳的修复效果，最有效地恢复咀嚼功能及美观。

4）减轻𬌗力。

植骨区骨组织及黏膜支持力不足的特点要求在可摘部分义齿的设计上要注意减轻𬌗力，其方法主要是减牙、减径。如为后牙游离端缺失，则通常不排第二磨牙，所排列的第一磨牙的颊舌径也不应超过自然牙颊舌径的2/3。同时要磨改人造牙尖，减小其牙尖斜度，通过这些措施减轻𬌗力，达到减轻植骨区负担，减少骨吸收，防止压痛的目的。

可摘部分义齿可用于各种植骨后的下颌骨缺损修复，具有适应证广、变化灵活、制作简单等优点，但由于其直接依靠植入骨组织作为支持结构，支持力较小，又易产生压痛，因而咀嚼效能较低。

（3）固定义齿设计要求

固定义齿在植骨后的下颌骨缺损修复中的应用面较窄，其主要用于缺损区较小，一般前牙不超过四个，后牙不超过三个的患者。在第四军医大学口腔医学院的治疗组中占 5.3%[12]。固定义齿所承负的𬌗力全部由基牙承负。这样植骨区不承负𬌗力，因而不会产生压痛和引起骨吸收，对植骨后的下颌骨缺损修复是一种很好的方式。这种固定义齿的设计与常规的固定桥设计基本相同，其基牙数量也是根据基牙的牙周膜面积和牙周储备力来计算的，基牙的牙周膜总面积和牙周储备力，应大于缺失牙的牙周膜面积和牙周储备力。当缺损区位于牙弓转弯处（如尖牙区）时，要特别注意基牙的支持力与固位力应较通常的设计更大一些。

植骨后的缺损区无牙槽嵴，骨组织与口底平齐，这样就给固定义齿的桥体设计提出了特殊要求。如桥体区的𬌗龈距较大，人造牙颈缘以下空隙在 5 mm 以内，可以通过制作人造牙的牙根形态的方法，使人造牙延长至龈缘，呈单侧点状接触，也可在人造牙龈方用龈色瓷做成牙龈形状与龈缘形成单侧接触。如桥体区的𬌗龈距大于所排列人造牙龈约 5 mm，则通常将这种义齿的桥体底面设计为悬空式，桥体底面距黏膜间距应大于 3 mm，便于自洁和刷洗，食物也可自由移动。但这种设计如在前牙，会引起美观问题和影响发音，部分患者不愿接受。对这一问题，可以用硅橡胶为患者制作局部人造牙龈，利用桥体下的倒凹部分使人造牙龈固位，解决患者的美观和改善发音的问题，可以获得很好的效果。假牙龈还可以方便地取下清洗，可以保持口腔卫生与健康。

（4）种植义齿的设计

种植技术的发展为下颌骨缺损的修复开辟了一条新的途径。Brånemark 将种植技术引进了植骨后的下颌骨缺损修复[50]，成功地在移植的髂骨段上植入种植体，并装置了固定义齿，由此，下颌骨缺损修复出现了一个飞跃。医师们可以根据需要将各种不同的种植体植入植骨段上或患者的无牙颌骨上，以种植体为支持和固位基础进行修复。根据需要可以制作固定义齿或可摘义齿，无论哪种义齿，都能获得满意的固位和支持，并能弥补常规固定义齿适应证窄、可摘部分义齿体积大、易引起压痛和骨吸收等缺点，是植骨后下颌骨缺损修复较理想的方式。

种植义齿的适应证广，除有全身及局部禁忌证和所植骨没有足够骨量者（如植入骨为肋骨）之外均可适用。但根据所植入骨的种类不同，其种植的时机也不同，自体髂骨移植和带血管蒂的髂骨移植时，在植骨同时即可在骨段上植入种植体，也可在植骨段愈合后，即术后 4 个月后重行种植术；植入骨为异体骨（如冻干骨或脱钙骨等），则通常在术后 2 年方可植入种植体；钛网架复合骨松质及骨髓移植，要待术后半年，颌骨骨性重建后，方可在原钛网预留的种植体孔中植入种植体。

无论是采用骨内种植体，还是骨膜下种植体，是一次手术的两段式种植体，还是二次手术的三段式种植体，通常在种植术后 4 个月方可行义齿修复。种植体的种类很多。但种植修复的方式基本相同。在此重点介绍以 Brånemark 系统为代表的二次手术的段式骨内种植体用于下颌骨缺损修复的设计及方法。

种植义齿大体可分为种植单个牙、固定式种植义齿和可摘式种植义齿，对下颌骨缺损来说，主要是后两者。

1）固定式种植义齿设计。

a. 完全由种植体支持的固定义齿。

固定式种植义齿的特点是义齿的𬌗力完全由种植体以及由种植体-自然牙共同承负，体积小，咀嚼效能高，因此，要求的种植体数量多，最好是种植体数量与需修复的缺失牙齿数量相等，即使达不到相等，也应相近。种植体的植入方向应一致，各种植体间应有严格的共同就位道，以保证义齿能准确就位。在种植体定位时，应按照上下颌牙列的广泛密切的𬌗接触关系位置，确定种植体在颌骨上的位置。通常，在上下颌关系记录后，按正确的咬合关系为患者制作暂时义齿，按人造牙的位置，打孔作为种植体的定位导板，帮助在手术中做种植体定位。这一要求，对一些患者来说是较难实现的，可能会出现种植偏颊侧或偏舌侧，种植体颊侧或舌侧骨壁过薄，甚至部分骨壁缺失的情况。这种情况下，原则上不应因迁就植骨段的位置，而改变种植体位置，可以采用局部小片植骨覆盖暴露部分的种植体，而后以聚四氟乙烯等膜材料加以覆盖，防止纤维组织长入，在手术时去除膜材料，这样种植体可以在预定位置上获得良好的骨性结合，由于种植术受多种条件、因素的影响，完全按此方法定位，有时难以实现，因而，种植体的位置在满足就位道要求的前提下，也可有一定的灵活性。

由于固定式种植义齿的义齿部分是通过螺丝、黏接等方式固定于种植体的上部结构，患者不能自行取下进行清洁。因此，要使义齿长期存留于口腔中，并保持良好的卫生状态和种植体周围黏膜组织的健康，就必须在种植体周围和义齿与黏膜之间保留一个足以保持种植体和义齿清洁的空间。通常要求义齿的桥架底面距植骨区黏膜间距离不少于 3 mm，以使食物能在此自由移动，不引起食物嵌塞，患者自己可用特制牙刷对种植体基桩和义齿底面进行清洁。为此，二期手术时，种植体基桩的长度应选择得很合适，使其就位后符合高于龈上 3 mm 的要求。在前牙区使用固定式种植义齿会因此空间和种植体基桩外露引起美观和发音问题，可采用硅橡胶人造牙龈加以解决，也可采用波浪式的龈底加以解决。原则上，使用固定式种植义齿的患者应每 3~6 个月到医院复诊一次，由专业人员拆下义齿进行清洁和调整，而后再重新固定。

种植体的形状、表面结合面积均与自然牙，特别是后牙有较大差异，其支持力也小于自然牙，因此在做固定义齿设计时，即使种植体与缺牙数有一一对应的关系，也应考虑减小𬌗面面积，减小𬌗力。在种植体数量少时，不宜设计游离端悬臂式桥体，在有多只种植体，做全下颌固定式种植义齿修复时，远中桥体的游离距也不应超过 15 mm。

b. 自然牙与种植体混合支持的固定义齿。

一般情况下，固定式种植义齿都是依靠种植体提供支持力，但在一些特殊的情况下，如种植体植入数量不足，部分种植体植入失败，以及一些特殊设计，也可将种植体与自然牙结合起来，共同为义齿提供支持力，即形成混合式支持。对这种支持形式，尽管有学者持不同看法，但目前仍有较多的应用。

Maló 等主张在自然基牙和种植体上做黏接式不可卸的修复体[51]。如在下颌骨后部缺损，第一、二磨牙缺失的情况下，植骨后，则可在第一、二磨牙区植入两只种植体，为防止支持力不足，可将第一、二前磨牙按固定桥基牙的要求做基牙预备。在基牙与种植体上制作固定桥，必须注意的是，此时的种植体基桩部和桥体的龈底部与植骨区黏膜间都必须保持大于 3 mm 的间隙，以便于清洁。而在单纯的牙列缺损做这种混合支持式固定义齿修复时，桥体部分的设计可按常规固定义齿的桥体设计，只是种植体上的人造冠边缘应止于种植体基桩部，不覆盖和压迫周围牙龈组织。

混合支持式种植固定义齿的另一种形式，是由自然基牙和种植体共同承担殆力，而义齿仍由螺丝固定，仍保持可拆卸的结构。这种设计利于义齿和种植体周围的清洁和护理，种植体出现中心螺丝磨损、断裂等问题，也便于修理。这种设计是将自然基牙做双层冠的基牙预备，并在基牙上制作菲薄的内层冠，以内层冠严密覆盖牙体组织，以防止继发龋，内层冠表面高度磨光，有2°~6°的内聚角，并与种植体间获得严格的共同就位道，使得固定义齿完成后能顺利就位。在此基础上，常规制作外层冠(烤瓷或铸全冠)作为义齿的附着体并与义齿其他部分连接成一整体，制作共同支持式固定义齿。义齿完成后，按共同就位道方向戴到自然基牙和种植体上，用螺丝将义齿固定于种植体顶端，修复即完成。当需要进行种植义齿的清洁与保护时，只需卸下种植体的固定螺丝，整个义齿都可方便地取下。清洗后，又可方便地装戴和固定。这种方式主要适用于种植体数量不足或位置不当，义齿较长，需自然基牙起支持作用的患者。

混合支持式种植固定义齿的第三种形式是栓道式混合支持式种植固定义齿。在植骨后的下颌骨缺损修复中，常遇到必须采用自然牙与种植体共同支持固定义齿的情况。对于这种修复体设计，有学者持批评态度。1989 年 Richter 等学者的研究表明，这种修复方式，由于自然牙与种植体支持组织的不均衡性和在殆力作用下弹性变形的不均衡性，使得混合支持式固定义齿在功能状态下出现动度不等的现象。这种动度可能引起种植义齿的松脱，甚至种植体骨界面的损害及自然牙的松动，造成修复失败，这种现象也为各学者的临床观察所证实[52]。

为解决这一问题，使混合支持式种植义齿具有更为可靠的使用性能，并更有利于基牙及种植体骨界面健康，可将栓道式附着体用于混合支持式种植固定义齿，设计了栓道式混合支持式种植固定义齿。即在种植体二期手术完成后，将选用的紧邻缺损区的自然牙按全冠的要求做基牙预备，这种冠可以为烤瓷冠，也可以为铸造全冠。在全冠的近缺损区侧颌面，固定一只栓道式附着体的栓体部分，长度为 3~5 mm，并使栓体的方向与种植体方向完全一致，两者间有严格的共同就位道。在桥体与自然基牙相接的部分嵌入栓道，制作种植体上端的人造冠并与桥体部分相连接。种植体上的人造冠仍采用螺丝固定。义齿戴入时，沿栓道方向插入义齿，拧上种植体桥架接圈的固定螺丝，即可使桥体和种植义齿固定。当殆力作用于种植体和桥体时，一部分殆力通过栓体传递到自然牙上，此时栓体即起一个𬌗支托的承力传力作用，即由自然基牙与种植体共同承负𬌗力，即使有大而持续的𬌗力，经过𬌗力的再分配后也不会引起基牙的明显下沉和种植体移位。当𬌗力主要作用于自然基牙时，则自然基牙可在自己牙周膜变化的范围内出现相应的移位，由于自然基牙与桥体间为栓道式连接，当基牙下沉时，沿栓道向下方滑动，使作用于自然基牙的应力中断，不再传递到种植体上，这样就避免了对种植体骨界面形成扭力矩，防止其可能的损伤。Hita-Carrillo 等[53]通过建立实验模型和采用数学计算的方法，得出结论认为，自然牙与种植体为两种完全不同的支持形式，自然牙由于牙周膜的存在，其在承负𬌗力时，可通过牙周膜受压变形，自然基牙下沉，而缓冲𬌗力。种植体承负𬌗力时，𬌗力通过种植体直接传递到颌骨上，无缓冲，也无种植体周围骨组织的变形，这就使得义齿的两端动度不等，其结果可使义齿松动脱离基牙，还可因种植体的被动移动而破坏种植体与骨组织的界面，进而导致修复失败。基于这个理论，人们在种植体上设置了相应的弹性垫圈等部件以增加种植体的弹性缓冲作用。Naveau 和 Pierrisnard[54]的实验则有相反结论，即认为种植体的骨床有足够的可变形性，因而一般不需要专门设计弹性补偿。当混合支持桥受轻的𬌗力时（如闭𬌗时），自然基牙与种植体两者间硬度的差异是无关紧要的。当𬌗力大而作用时间较短的时候（如在磨牙区的咬合或吞咽活动时），即出现一个自然基牙与种植体的适应性改变。而在这极短的时间内，血液和细胞内液及淋巴液不能被很快地挤出牙周膜腔。因而自然基牙的移位和变形并不大，只有在𬌗力大而持续时间长的情况下，才会出现牙周膜的变形，基牙的移动。常规咀嚼运动是一种脉冲样的力作用方式。因此基于生物力学的观点，牙齿和种植体对𬌗力的反应可以被看作是相同的。此外，由于修复体本身，种植体与骨对颌牙列的弹性变形，使得种植体周围不会出现过大的负载。其结论是采用自然基牙与种植体混合支持的固定义齿修复是可行的。

　　以上两种观点虽无定论，但长期的临床实践及随访观察表明，种植体与自然基牙混合支持桥，并未引起明显的骨界面损伤，在欧洲种植学会上，Nishimura 等[55]已部分改变了以前的观点，倡导在正确的适应证下应用混合支持式固定桥。许多学者主张将混合支持式固定义齿做成分段的应力中断又可拆卸的形式。Greenstein 等[56]将锁扣式附着体，一种类似 3/4 冠固位沟式的附着体，用于这类义齿的设计与制作，获得很好的效果，但其需采用高精度的精密附着体，制作工艺难度也很大。将栓道式附着体用于混合支持式种植义齿，可以适应这种义齿的生理特性。种植义齿的一个特点是要保证种植体能得到经常的清洁和维护。这就要求修复体能够方便地取戴，传统的黏固式混合支持式义齿不能满足这一要求。如有金属疲劳引起的种植体螺钉折断，则必须将整个修复体破坏后方可取下。采用栓道式结构形成的这种半固定式种植义齿，可使修复体方便地取戴。义齿与自然基牙连接部分是可动的，其依靠栓体与栓道间的密切接触使义齿保持稳定，防止其侧向移动，而义齿的固位则是靠螺钉将其固定于种植体上，这种螺钉与栓道的配合使用，可使义齿获得良好的固位与稳定。而一旦卸下螺钉，便可方便地沿栓道方向取下义齿，以便对种植体进行清洁及护理。

由于种植体的直径及骨结合面积远小于自然磨牙的牙根直径及骨结合面积，通常只是自然磨牙的 1/3~1/2，因而其稳定性和可获得的支持力都小于自然基牙。这意味着固定式种植义齿所能承负的𬌗力也小于普通自然基牙支持式义齿。因而其𬌗面设计也应小于基牙支持的固定义齿，其颊舌径应为自然牙列的 3/5~2/3。同样原因，为了利于义齿的稳定和种植体骨界面的健康，其牙尖应设计得较为低平，以减小侧向扭力矩。在植骨后的下颌骨缺损修复中，这种栓道式混合支持式种植固定义齿主要用于下颌骨后部缺损修复，种植体可在植骨术时同期植入，也可在植骨段骨愈合后再二期植入种植体。应用结果表明，这种设计固位支持可靠，应力分布合理，利于种植体骨界面健康，可以方便地拆卸，便于清洁及维护，是一种较理想的固定式种植义齿。

2）可摘式种植义齿设计。

固定式种植义齿具有诸多优点，但也存在着一些不足，如适应证较窄，要求颌骨条件高，有足够的骨量，种植体数量多，创伤较大，种植体的植入部位、方向都有很严格的要求，手术难度大，义齿的结构复杂，制作困难，又有较多的机械并发症；且因为义齿为固定式结构，患者不能自行拆装，故清洁、维护困难，为保持种植体与牙龈结合部的健康，需在义齿与牙龈间保持 3 mm 以上的空隙，给患者的美观和发音带来明显的影响，也使一些患者难以接受。由于植骨后的下颌骨骨质条件通常较差，且受口腔瘢痕组织等的影响，故缺损区较大的患者较少采用固定式种植义齿，而较多采用可摘式种植义齿。可摘式种植义齿是在种植体上设置一些特殊的可摘式上部结构，使义齿与种植体间成为可摘式连接，义齿不仅可获得良好的固位与支持，而且又可由患者自行取戴，进行种植体护理，还具有种植体数量少、手术操作简单、制作工艺简化、适应证广、美观、减少创伤等优点，特别适用于植骨术后的大范围下颌骨缺损患者。在下颌骨缺损修复中应用较广的是种植杆卡式附着体固位的可摘义齿和种植磁附着体固位的可摘义齿。

a. 种植杆卡式附着体固位的可摘义齿。

关于种植杆卡式附着体结合的固位方式及其应用方法同上颌骨缺损修复介绍，在此重点介绍其在植骨后的大范围下颌骨缺损修复中的应用设计问题。并以具有代表性的全口义齿进行阐述。

① 分类设计。

1989 年 Hobe 将应用种植杆卡式附着体的可摘义齿分为三类设计[57]：

第一类属牙槽嵴支持式，即在颌骨的前端即尖牙之前植入两只种植体，在其顶端设置固位杆，将两只种植体连在一起。这种设计中，杆和种植体主要起固位的作用，义齿主要由余留牙槽嵴和黏膜支持。这种设计的稳定性略差，义齿后端可以杆为轴有轻度转动。主要适用于牙槽嵴吸收较少的患者。不适用于尖形牙弓的患者。

第二类属牙槽嵴与种植体共同支持式。这种类型通常在颌骨前端部植入三或四只种植体。以杆式支架将种植体连接固定起来，由种植体和杆式支架承负一部分𬌗力，而由余留牙槽嵴负载另一部分𬌗力。此时种植体及杆卡式附着体就具有支持和固位的双重功能。这种类型设计，义齿的固位、稳定均很好。主要适用于前颌弓牙槽嵴窄小、颌骨后段骨吸收适中的患者。

第三类属完全种植体支持式，这种类型设计在下颌骨植入四至六只种植体，以杆连接，并向最后两只种植体远中延伸 1 cm，以承负义齿𬌗力。这样，义齿的𬌗力即通过杆式支架传递到种植体上，此时义齿的基板可以相应缩小，同时义齿磨牙区需进行减牙减径，以减小𬌗力，防止过大的𬌗力作用于杆的游离端，进而引起远中种植体骨界面的损伤。这类设计主要适用于牙槽嵴吸收明显，特别是牙槽略后段骨吸收明显的患者。不适于牙槽嵴支持的患者。

有资料表明[58]：

第一类设计主要应用于牙槽嵴吸收较少，余留牙槽嵴仍有一定的高度和宽度，黏膜仍有一定的承受能力，能够支持义齿𬌗力的患者。由于第一类设计是一种直杆式结构，并允许义齿以杆为轴做轻度的旋转，因而设计最适于方形牙弓，也可用于椭圆形牙弓，而不适于尖形牙弓。在此设计中，种植体的位置是双侧下颌骨牙槽嵴中线与颌骨前端中线的交点处，即均匀地位于下颌中点的两侧，长度应大于 20 mm。如种植体太靠近则杆太短，这种短杆就难以保证义齿获得可靠的固位与稳定。在方形牙弓上，最易获得有足够长度的直线杆。在椭圆形牙弓上，所获得的直线杆长度通常会短于方形牙弓。但这两种牙弓通常都可提供能满足义齿固位的杆长度。而在尖形牙弓，所能获得的直线杆通常很短，常不足以为义齿提供足够的固位与稳定。若要获得足够长的直线杆，则需将种植体的位置向远中方向移动，但这样会使杆的位置后移，占据舌的活动空间，给患者带来不适。应该强调的是，在第一类设计中，杆不宜设计为弧形杆。如做弧形杆设计，则杆的前部无种植体支持，对于种植体来说，弧形杆即形成一个游离端，当义齿前部受力时，会对种植体骨界面造成损伤。杆的弧度越大，则游离端越长，造成损伤的可能性也就越大。因此，第一类设计主要适用于方形和椭圆形牙弓，而不适于尖形牙弓。在此类设计中，义齿为黏膜支持，因而义齿的基板面积一般不能减小，以确保有足够的支持面积。

第二类设计的适应证较宽，多用于颌骨前段骨吸收明显，而颌骨后段骨吸收较少，仍有较好的支持能力的患者。在下颌骨缺损修复中，很适用于颌骨前部缺损后植骨的患者，种植体在颌弓前段应均匀分布，平均间距应为10~15 mm，如设计为三只种植体，则中间种植体应位于颌骨中间点上。如使用尼龙卡，则允许杆有少许弧度；如采用金属卡，则种植体间的杆应为直杆。还有学者主张利用这种杆式结构作为一期手术植入种植体的稳定和保持结构。由于此类设计为混合式支持，义齿可获得良好的固位与稳定，义齿的基板只能做适量的减小，以保证有足够的基板面积承负和分散𬌗力。对于那些对义齿基板极为敏感的患者，则不宜采用此类设计。

第三类设计适用于那些牙槽骨吸收明显，不适于做黏膜支持式义齿的患者，以及对义齿基板敏感，要求显著减小义齿基板的患者，特别适于全下颌骨缺失后植骨修复，或下颌体缺失植骨术后的患者。植入的四至六只种植体应均匀分布于颌弓前段，如能在磨牙区植入种植体则更好。如有五只以上种植体，则可将义齿设计为全部种植体支持，如种植体数较少，则采用种植体支持为主，黏膜支持为辅。三只尼龙卡分别设置在弧形杆架的前部和双侧靠近末端处，这种分散设置，可利用各卡间的相互制约作用，增加义齿的固位效果。此类义齿可使基板显著减小。可采用舌侧铸造金属基板的方法来保证义齿强度，将舌侧基板边缘做在距种植体5~7 mm的范围内，在无种植体处，将基板局限于牙槽嵴区，显著减小患者的异物感。

在植骨后的下颌骨，由于植骨区通常比较低平，有骨尖嵴，黏膜菲薄，支持力较差，因而较少设计第一类义齿，通常都采用第二或第三类设计即采用种植体与黏膜共同支持和完全由种植体支持。然而在下颌骨部分缺失，余留骨段上仍有余留牙的患者，植骨术后的修复，则更多地采用另一类设计形式，即由种植体与余留牙共同支持的第四类设计。

第四类即在缺损区中植入二至四只种植体（依缺损区大小而定），在种植体顶端设计杆卡式附着体，以杆式支架和种植体作为义齿支持结构和固位结构，而在余留的牙上设置支托，以余留牙作为义齿的另一支持结构，从而使义齿获得良好的支持和固位。这类设计适用于多种情况的下颌骨缺损修复，特别是下颌骨前段缺损修复，以及一侧下颌骨缺损修复。所用种植体数、基牙数、固位卡数应与缺损区的范围大小正相关。在种植体数量少，杆式支架较短的情况下，还可在余留牙上设置卡环，以增加义齿的固位和稳定。义齿采用种植体和基牙支持，因而义齿的基板可以明显减小。此外，义齿基板应与黏膜间有一定的缓冲间隙，接触但无压迫，以免引起压痛。

② 杆的位置设计。

杆卡式附着体被固定于种植体顶端，起着为义齿提供支持和固位的作用。而杆的位置对义齿的功能和口腔组织健康有重要影响。

杆与牙槽嵴的垂直关系：即杆与牙槽嵴顶黏膜间的关系。对 34 例患者的种植杆卡式全口义齿进行的随访观察资料表明，杆与牙槽嵴顶黏膜间的空隙若小于 1.5 mm，1 年后杆下黏膜会出现明显的增生和炎症，其种植体及杆的底部均有程度不等的菌斑及牙石附着，相应部位的黏膜也都有不同程度的黏膜增生和炎症；而此间隙大于 2 mm 的患者，种植体及杆均可得到清洁[59]，无明显菌斑、牙石附着，黏膜亦无炎症。此结果提示，杆与牙槽嵴顶的垂直向间隙最好应大于 2 mm，以便于保持种植体及杆的清洁，并保持局部黏膜组织的健康。

杆与牙槽嵴的前后关系：1994 年 Spiekermann 指出，杆应尽可能设置于牙槽嵴顶的上方，这将有利于防止食物嵌塞于杆与牙槽嵴之间，有利于唾液的流动，因而有利于保持口腔卫生[57]。临床资料表明，应避免使杆架位于牙槽嵴顶的后方。这种情况易出现在牙槽嵴狭窄，或在第一类设计中种植体植入偏后的患者，一方面易引起食物嵌塞，另一方面可使基板过于靠后，而影响舌的运动，造成患者的不适感[60]。

杆的空间关系：在理想状态下，设置在下颌骨种植体上的杆应与双侧颌关节转动轴相平行。如不平行，则在咀嚼运动中，义齿有向低方向移动的趋势，增加低的一方种植体的负荷。因此在牙槽嵴高度差异较大时，应通过更换种植体的基桩长度，或制作有曲度的杆，使杆的主体部分保持水平。

③ 可摘式种植杆卡式义齿的优缺点。

种植杆卡式义齿这种固位结构，改变了固定式种植义齿中种植体与义齿间的固定连接，这就使得义齿可以方便地取戴，便于种植体的清洁和黏膜休息。由于固位杆和黏膜之间保持了 2 mm 左右的空隙，且杆底部厚度仅为 1 mm，不必拆下固位杆即可对种植体部分进行清洁，方便了患者。同时，与固定式种植全口义齿相比，可以明显地减少种植体数量，节省费用，并缩短制作时间。由于不暴露种植体，因而有更好的美观效果。在这种种植义齿中，杆将几只种植体连成一个整体，增强了对抗侧向力的能力，因而较其他在各种植体上单独使用机械式附着体（如杵臼式、基桩式等）固位的种植义齿，更有利于种植体骨界面的健康，也具有更强的支持力。与其他附着体一样，杆卡式附着体经 1~2 年的反复取戴摩擦后，其材料会出现疲劳，弹性减弱，与固位杆间的弹性卡抱力逐渐变小，而使固位力不足，此时即需更换弹性卡(尼龙卡或金属卡)。此外，由黏膜支持的义齿部分，经较长时间使用后，还需做基板衬垫，覆盖在植骨区并需承负部分殆力的义齿基板，最好也能采用软衬垫。种植杆卡式义齿的适应证广泛，但通常应满足下述条件：上下颌间距离大于 8 mm，以便有足够的空间设置固位杆和有足量的义齿空间；余留颌骨密度正常；无其他外科禁忌证；有良好的口腔卫生习惯。

b. 种植体-研磨杆固位的可摘部分义齿。

经植骨的下颌骨缺损区，常常由于所植骨块较低，只能修复下颌骨基骨，而不能修复牙槽嵴，从而使得缺损区的殆龈距较大，采用固定式种植义齿进行修复，会在牙冠下方留出很大的空隙，给患者造成不适和影响发音。在这种情况下，除可采用前述的在空隙区设计人造牙龈的方法外，还可采用种植体-研磨杆固位的可摘部分义齿进行修复。根据缺损区的大小，设计植入两至五只种植体。在种植体的上端设计研磨杆，利用杆式结构将几只种植体连接成一个整体，以增强其抗侧向力的能力，再在研磨杆上设置两或三只杆臼式附着体或磁性附着体，利用附着体弹性扣锁结构间的摩擦力或磁引力，使部分义齿固位。还可以在研磨杆之间，或研磨杆上方设置杆卡式附着体，利用设置在义齿基板组织面上的弹性卡与杆间的弹性卡抱力使义齿固位，利用义齿铸造支架与研磨杆平行面间的密切贴合的接触关系，使义齿保持良好的稳定和固位。如缺损区的殆龈距高，则义齿采用覆盖义齿的设计，用义齿基板修复缺损的牙槽嵴，封闭杆底部的间隙；在殆龈距不太高的情况下，可将杆的底面做成圆滑的锅底状，类似固定桥的球面接触式桥体，使杆底距龈面的距离在 2 mm 以上。以研磨杆为基础，制作带有附着体的，与研磨杆相适应的义齿支架，表面设置微型固位球，以便连接人造牙及树脂基板。义齿支架与研磨杆及其上的附着体紧密贴合，义齿就位后支架与研磨杆间形成密切的配合关系，以保持义齿的稳定。

用上述方法可使义齿获得良好的固位与稳定，具有与固定义齿相近的效果，同时又可以方便地取下，对种植体及杆式支架进行清洁护理。这种设计，既可恢复患者缺损区的咀嚼功能，又能满意地修复牙槽嵴形态，美观、舒适，是下颌骨缺损修复的常用方式。

c. 种植杆臼式附着体固位的可摘义齿。

杆臼式附着体也可与种植体结合，被用于解决下颌牙槽嵴低平或牙槽嵴缺损患者可摘义齿的固位问题。将杆臼式附着体(或按扣式附着体)的臼状结构与种植体顶端的中心螺丝连成一体，形成种植体的上部结构，将杆状结构设置在义齿组织面，依靠杆臼结构间的摩擦力使义齿固位。应用这种固位方式的义齿仍以黏膜及骨组织支持为主，因而不宜用于植骨区大的患者，如用于下颌植骨术后的患者，则应在植骨区义齿的组织面加软衬垫，以免引起压痛。设置杆臼式附着体的种植体以两只为宜，种植体间应有严格的共同就位道，否则义齿完成后将无法就位。

　　d. 种植磁附着体固位的可摘义齿。

　　除种植杆卡式附着体外，种植磁附着体也可被用于下颌骨缺损的修复。由于种植磁附着体主要解决修复体的固位问题，应用种植磁附着体的义齿通常仍依靠黏膜及颌骨组织提供支持，而在下颌骨缺损修复中，植骨段的骨和黏膜的支持力通常较差，因此种植磁附着体在下颌骨缺损修复中的应用较少。为了避免应用种植磁附着体时，义齿基板与植骨区骨、黏膜组织接触造成的压痛，义齿的基板组织面仍需采用硅橡胶等软质材料进行衬垫。

　　3）采用肋骨移植修复下颌骨缺损后的义齿修复设计。

　　一些患者由于某种特殊原因而采用肋骨作为供骨植入缺损区修复下颌骨缺损。肋骨植入虽可恢复下颌骨的完整性，但由于肋骨的本身骨量小，特别是其宽度和高度不足，在植入缺损区后，难以为下颌骨提供足够的支持力，同时给义齿修复，特别是种植义齿修复带来困难，此时，则不宜用常规设计，需采用一些特殊设计来达到增加植骨区支持力和解决义齿固位问题的目的。骨膜下网状支架式种植体是一种以网状支架为植入结构，植入患者骨膜下的个别制作种植体，主要优点是能适用于骨吸收严重，骨支持力不足的患者，可按患者骨质的具体情况做种植体设计，早期多用于牙槽嵴重度吸收的下颌全口义齿修复，现在多被用于下颌骨缺损后植骨区骨质薄弱，如行肋骨移植后患者的修复。

　　网状种植体位于黏骨膜下的骨面上，由网状支架和基桩两部分组成，网状支架其形式类似于可摘义齿的金属网状支架，网状支架与植骨区骨组织的外形相适应，与骨面密切贴合。为增加植骨区的支持力，通常将网状支架向植骨区前后延伸，使其两端能固定于余留的骨组织上，并将植骨区内的支架加粗、加厚，以增加其强度。根据需要在支架上设计制作基桩，基桩的数量、高度、位置均与所修复的义齿相适应，将支架以小钛螺丝固定于植骨区前后的骨组织上，黏骨膜复位愈合后，网状种植体便被牢固地固定在植骨区骨段上，此时即可在基桩上，按设计制作义齿。可配以杆式支架制作可摘义齿，也可配以固定桥架制作固定义齿。采用这种网状种植体的形式，利用网状支架本身的抗力和支持力，使得薄弱的植骨段得到了加强，能够支持义齿传递的𬌗力；同时又利用这种特殊结构解决了肋骨量过小不能植入种植体的问题，从而也解决了义齿的固位问题。

参考文献

［1］ 史瑞新，陈远萍．骨保护素及其配体在骨改建中的作用［J］．口腔医学研究，2004，20(4)：436-437.

［2］ 周红星，杨柳，李起鸿．骨组织工程研究中种子细胞支架材料及其相互关系［J］．中国临床康复，2004，8(14)：2706-2707.

［3］ 薛德挺．间充质干细胞复合多孔支架修复骨与软骨缺损的实验性研究［D］．杭州：浙江大学，2015.

［4］ YOSHIKAWA T, NAKAJIMA H, UEMURA T, et al. In vitro bone formation induced by immunosuppressive agent tacrolimus hydrate(FK506)［J］. Tissue Engineering, 2005, 11(3-4)：609-617.

［5］ CHEN Z, BACHHUKA A, HAN S, et al. Tuning chemistry and topography of nanoengineered surfaces to manipulate immune response for bone regeneration applications［J］. ACS Nano, 2017, 11(5)：4494-4506.

［6］ 周训银．颌面部骨组织战伤的早期救治［J］．解放军医学杂志，1990，15(5)：393-395.

［7］ 陈昃生，胡秀帆，张克豪．临床口腔颌面修复技术［M］．郑州：河南科学技术出版社，1999.

［8］ 邹沙沙，陈婷婷，田汝辉，等．自体髂骨植骨供骨区并发症的 Meta 分析［J］．中国组织工程研究，2013，17(5)：931-937.

［9］ MANKIN H J, HORNICEK F J, RASKIN K A. Infection in massive bone allografts［J］. Clinical Orthopaedics and Related Research, 2005(432)：210-216.

［10］ 吴俊伟，彭国光．大块同种异体骨移植重建下颌骨失败原因分析［J］．广东牙病防治，2005，13(2)：139-141.

［11］ 江捍平，王大平，张成裕．骨延长术研究进展［J］．中国现代医学杂志，2004，14(4)：66-69.

［12］ 邓天政．组织工程骨-软骨复合组织的构建及体内外形态学观察的实验研究［D］．西安：第四军医大学，2008.

［13］ MAO J J, STOSICH M S, MOIOLI E K, et al. Facial reconstruction by biosurgery：Cell transplantation versus cell homing［J］. Tissue Engineering Part B, 2010, 16(2)：257-262.

［14］ 王暘，吴文，李正，等．骨髓间充质干细胞向成骨细胞的定向诱导分化［J］．广东医学，2011，32(3)：401-403.

[15]　陆妍. 聚合物基羟基磷灰石纳米复合材料的制备及其在骨组织工程支架材料中的应用研究[D]. 扬州：扬州大学，2010.

[16]　李鹏，龙洁，汤炜，等. bFGF 和 BMP-2 联合应用对体外培养兔骨髓间充质干细胞增殖与骨向分化的影响[J]. 现代生物医学进展，2008，8(6)：1011-1015.

[17]　张健，胡敏，张文怡. 成骨细胞与血管内皮细胞联合培养对成骨细胞功能的影响[J]. 华西口腔医学杂志，2005，23(4)：325-328.

[18]　杨世茂，王明国，李静，等. 复合 ADSCs/β-TCP 组织工程骨与 PRF 修复下颌骨缺损的实验研究[J]. 实用口腔医学杂志，2012，28(6)：686-690.

[19]　屈瑞博. 组织工程学及细胞归巢理论在颌面部骨组织缺损修复中的应用[J]. 广东医学，2013，34(17)：2734-2737.

[20]　MOIOLI E K, CLARK P A, SUMNER D R, et al. Autologous stem cell regeneration in craniosynostosis[J]. Bone, 2008, 42(2)：332-340.

[21]　柴岗，张艳，胡晓洁，等. 基于点云数据建立颅骨缺损数字模型[J]. 组织工程与重建外科杂志，2005，1(3)：151-153.

[22]　崔磊，周晓，胡炳强，等. 组织工程骨修复下颌骨缺损的临床研究（附 3 例报告）[A]//中国抗癌协会头颈肿瘤专业委员会. 2011 国际暨全国第十一届头颈肿瘤学术大会论文集. 杭州：中国抗癌协会，2011：73-78.

[23]　URIST M R. Bone：Formation by autoinduction[J]. Science, 1965, 150(3698)：893-899.

[24]　韩宁波，赵建宁，张勇，等. 结合转化生长因子 β1 的肝素化胶原/壳聚糖支架复合脂肪干细胞修复兔关节软骨缺损[J]. 中国组织工程研究与临床康复，2009，13(34)：6611-6616.

[25]　宋泉生，王晶莹，朱静琳，等. 辛伐他汀募集内皮祖细胞归巢促进骨缺损修复的研究[J]. 中国修复重建外科杂志，2010，24(9)：1103-1106.

[26]　LATTANZI W, PARRILLA C, FETONI A, et al. Ex vivo-transduced autologousskin fibroblasts expressing human Lim mineralization protein-3 efficiently form new bone in animal models[J]. Gene Therapy, 2008, 15(19)：1330-1343.

[27]　WANG Q T, WU Z F, WU Y F, et al. Epidemiology and preventive direction of periodontology in China [J]. Journal of Clinical Periodontology, 2007, 34(11)：946-949.

[28] 李建华. 生物材料表面与微环境构建对细胞行为的调控及在生物医学工程应用[D]. 济南:山东大学,2016.

[29] 李殿奇. PDGF-BB 调节成、破骨细胞的作用机制及促进骨愈合的实验研究[D]. 武汉:武汉大学,2016.

[30] CAPLAN A L, CORREA D. PDGF in bone formation and regeneration: New insights into a novel mechanism involving MSCs[J]. Journal of Orthopaedic Research, 2011, 29(12): 1795-1803.

[31] FIEDLER J, RÖDERER G, GÜNTHER K P, et al. BMP-2, BMP-4, and PDGF-BB stimulate chemotactic migration of primary human mesenchymal progenitor cells[J]. Journal of Cellular Biochemistry, 2002, 87(3): 305-312.

[32] MOORE D C, ELULICH M G, MCALLISTER S C, et al. Recombinant human platelet-derived growth factor-BB augmentation of new bone formation in a rat model of distraction osteogenesis[J]. The Journal of Bone and Joint Surgery, 2009, 91A(8): 1973-1984.

[33] CHANG P C, CHONG L Y, DOVBAN A S M, et al. Sequential platelet-detived growth factor-sinivastain release promotes dentoalveolar regeneration[J]. Tissue Engineering Part A, 2014, 20(1-2): 356-364.

[34] NEVINS M, GIANNOBILE W V, MCGUIRE M K, et al. Platelet-derived growth factor stimulates bone fill and rate of attachment level gain: Results of a large multicenter randomized controlled trial[J]. Journal of Periodontology, 2005, 76(12): 2205-2215.

[35] NEVINS M L, REYNOLDS M A, CAMELO M, et al. Recombinant human platelet-derived growth factor BB for reconstruction of human large extraction site defects[J]. The International Journal of Periodontics & Restorative Dentistry, 2014, 34(2): 157-163.

[36] WALLACE S C, SNYDER M B, PRASAD H. Postextraction ridge preservation and augmentation with mineralized allograft with or without recombinant human platelet-derived growth factor BB (rhPDGF-BB): A consecutive case series[J]. The International Journal of Periodontics & Restorative Dentistry, 2013, 33(5): 599-609.

[37] 杨晓华,王玮. 下颌第三磨牙前倾阻生致第二磨牙龋坏作联冠修复[J]. 中国社区医师, 2009, 11(10): 92-93.

[38] 赵铱民. 上颌骨缺损的分类及修复疗效[J]. 实用口腔医学杂志, 1996, 12(1): 31-34.

[39] ARAMANY M A. Basic principles of obturator design for partially edentulous patients. Part I: Classification[J]. The Journal of Prosthetic Dentistry, 1978, 40(5): 554-557.

[40] LIU Y F, XU L W, ZHU H Y, et al. Technical procedures for template-guided surgery for mandibular reconstruction based on digital design and manufacturing[J]. Biomedical Engineering, 2014, 13: 63.

[41] 白石柱, 李涤尘, 赵铱民, 等. 无牙颌一侧上颌骨缺损种植修复后的有限元应力分析[J]. 实用口腔医学杂志, 2006, 22(5): 651-654.

[42] 周敏, 巢永烈, 徐玲, 等. 分段式上颌骨中空修复体的制作工艺[A]//中华口腔医学会口腔修复学组. 中华口腔医学会第三次全国口腔修复学术会议论文集. 上海: 中华口腔医学会, 1997.

[43] 孙健, 姜卫东, 焦婷, 等. 附着体应用于单侧上颌骨缺损修复的模型设计与制作[J]. 口腔颌面修复学杂志, 2006, 7(4): 258-260.

[44] 牛学刚, 赵铱民, 王艳清, 等. 全上颌骨缺失修复中种植体植入相关的颧骨区骨性结构测量[J]. 中国临床康复, 2005, 9(10): 220-223.

[45] 严君烈, 陈关福, 刘雁鸣, 等. 预成钛网结合颊脂垫瓣和自体植骨修复上颌骨缺损[J]. 中华整形外科杂志, 2007, 23(6): 469-472.

[46] 初晓阳. 单侧上颌骨缺损前牙附着体固位赝复体三维有限元研究[D]. 西安: 中国人民解放军医学院, 2014.

[47] 牛学刚, 赵铱民, 王艳清, 等. 颧骨牵张成骨修复上颌骨部分缺损的实验研究[J]. 实用口腔医学杂志, 2005, 20: 231-233.

[48] 刘辉. 镍钛记忆合金网在下颌骨缺损修复的临床研究[D]. 锦州: 辽宁医学院(锦州医科大学, 锦州医学院), 2004.

[49] 谌忠祚. Andrews ElementⅢ方法在错𬌗畸形患者牙弓及基骨宽度分析诊断中的应用[D]. 广州: 广州医科大学(广州医学院), 2012.

[50] BRÅNEMARK P I, SVENSSON B, VAN STEENBERGHE D. Ten-year survival rates of fixed prostheses on four or six implants ad modum Brånemark in full edentulism[J]. Clinical Oral Implants Research, 1995, 6(4): 227-231.

[51] MALÓ P, RANGERT B, NOBRE M. "All-in-four" immediate-function concept with Brånemark system implants for completely edentulous mandibles: A retrospective clinical study[J]. Clinical Implant Dentistry and Related Research, 2003, 5(S1): 2-9.

［52］ MENICUCCI G, MOSSOLOV A, MOZZATI M, et al. Tooth-implant connection: Some biomechanical aspects based on finite element analyses［J］. Clinical Oral Implants Research, 2002, 13(3): 334-341.

［53］ HITA-CARRILLO C, HERNÁNDEZ-ALIAGA M, CALVO-GUIRADO J. Tooth-implant connection: A bibliographic review［J］. Medicina Oral, Patología Oral y Cirugía Bucal, 2010, 15(2): e387-e394.

［54］ NAVEAU A, PIERRISNARD L. Mechanical effects of implant-tooth rigid connection by a fixed partial denture: A 3D finite element analysis［J］. The European Journal of Prosthodontics and Restorative Dentistry, 2009, 17 (3): 98-104.

［55］ NISHIMURA R D, OCHIAI K T, CAPUTO A A, et al. Photoelastic stress analysis of load transfer to implants and natural teeth comparing rigid and semirigid connectors［J］. The Journal of Prosthetic Dentistry, 1999, 81(6): 696-703.

［56］ GREENSTEIN G, CAVALLARO J, SMITH R, et al. Connecting teeth to implants: A critical review of the literature and presentation of practical guidelines［J］. Compendium of Continuing Education in Dentistry, 2009, 30 (7): 440-453.

［57］ SPIEKEMANN H. Implantology［M］. New York: Thieme Medical, 1995.

［58］ 赵铱民, 刘宝林, 马轩祥. 种植体-杆卡式附着体固位的全口覆盖义齿［J］. 华西口腔医学杂志, 1999, 17(4): 338-340.

［59］ BRÅNEMARK P I, ZARB G, ALBREKTSSON T. Tissue-integrated porstheses［M］. Chicago: Quintessence Publishing Co., 1986: 99.

［60］ 赵铱民, 欧阳官, 高元, 等. 磁性固位体固位的覆盖义齿固位特性及咀嚼效能的定量研究［J］. 中华口腔医学杂志, 1994, 29(3): 140.

第五章
颌骨缺损修复的技术

颌骨缺损修复的技术主要包括自体骨移植，异体、异种骨移植以及异质材料植入技术。此外，引导骨再生膜修复术、牵张成骨术、赝复体修复技术和组织工程技术的运用，为颌骨缺损修复提供了许多新的方法和思路。近代骨移植修复骨缺损的实验研究和临床应用，已有近200年的历史。近年来，随着材料学的发展及手术技术的不断革新，骨移植技术的方法及应用范围也得到了很大的扩展。

5.1 骨移植技术

5.1.1 自体骨移植修复骨缺损

骨缺损在临床上发生率较高，其治疗仍是骨科目前较为棘手的问题。骨缺损治疗虽然可采用骨移植、组织工程技术、膜引导组织再生技术和基因治疗等，但是临床上仍以自体骨移植治疗骨缺损为常见。自体骨移植骨材料生物来源与宿主是一致的，所以不用考虑组织相容性和移植后的排斥反应。自体骨移植骨诱导性好且无需提前取骨贮存，术中同时完成取骨、移植过程，愈合率高。

1. 骨移植修复骨缺损机制

移植骨具有提供结构性支持及促进骨形成作用。从生物学的角度来讲，理想的骨移植材料应同时提供骨传导基质、骨诱导因子及骨生成细胞三大因素，即骨移植应能实现骨传导、骨诱导和骨生成三项功能。

（1）骨传导

骨传导用来描述多孔材料植入骨内、骨旁时所观察到的一个三维演变过程。毛细血管、血管周围组织和骨祖细胞逐渐长入材料的孔隙中，并在其表面形成新骨，使材料与周围骨愈合。这个过程的典型特征是：新生的纤维血管组织长入多孔结构的孔隙中；紧贴其壁形成新骨。

（2）骨诱导

1934 年 Lavander 借鉴 Spemann 胚胎诱导理论，提出了骨诱导学说。Urist 于 1965 年报道脱钙骨基质可异位诱导成骨，证实了骨诱导学说，并进一步从骨基质中分离出具有重要意义的骨诱导作用物质骨形态发生蛋白（BMP），从而开创了骨诱导理论，为骨诱导理论科学建立奠定了坚实的基础[1]。他将骨诱导定义为：在一种可弥散的特定因子的作用下，引起间充质干细胞募集并向软骨、骨细胞转化的过程。具有骨诱导性的材料即使在非骨环境中也具有激发骨生成的能力，通常通过异位植入即非骨环境植入，能否成骨来判断一种材料是否具有骨诱导性。

（3）骨生成

骨生成是指由移植骨或宿主骨的细胞直接沉积新骨基质形成骨结构的过程。这些细胞包括骨祖细胞和成骨细胞，它们可以被骨诱导蛋白诱导成骨。新鲜自体骨，不论皮质骨或松质骨，如经适当处理，其表面细胞可以存活并产生新骨。通常，自体骨细胞在移植后能暂时存活并在术后 4~8 周生成新骨。有学者在定量研究骨密质不同细胞在成骨中的作用后指出，在前 4 周内新骨形成主要来自移植骨细胞，而在 4 周后新骨形成主要来自宿主骨。松质骨表面为大片休眠的衬细胞和活跃的成骨细胞所覆盖，所以松质骨形成新骨的潜能大于皮质骨。

2. 自体骨移植材料选择

目前临床上可用于修复骨质缺损的材料较多，但理想的骨移植材料应具有成骨性、骨诱导性、骨传导性及完全生物相容性等特性。自体骨移植由于具有上述所有特性，所以在临床上应用较广泛，自体骨目前仍是骨移植的"金标准"，包括松质骨、皮质骨和骨髓移植。

（1）不带血运游离自体骨移植

1）皮质骨移植。

皮质骨不但可提供功能性支持，并且具有骨传导和骨诱导作用。主要取自股骨、胫骨、腓骨、桡骨或者肋骨。而 Finkemeier[2]发现虽然皮质骨移植可为受区提供较好的结构支撑，并且具有骨传导和骨诱导作用，但不带血管蒂的皮质骨在移植后 6 周强度弱于带血管蒂的皮质骨移植，原因是前者移植后要经过吸收和再血管化。自体皮质骨移植的并发症远高于松质骨移植。Tang 等[3]报道，42%患者在自体腓骨移植后供区出现感觉异常。

　　2）松质骨移植。

　　自体松质骨表面积大，可提供大量的细胞。松质骨表面的骨细胞由于受组织液的弥散而得以存活，并积极参与骨形成，此种移植骨可迅速与宿主骨相融合。松质骨的孔隙状结构使血管重建容易，可有效发挥骨诱导和骨传导的作用，诱导新骨形成，但松质骨不能提供机械支持，常用于对移植骨强度无特殊要求时，松质骨主要取自髂骨、股骨远端、大粗隆和胫骨近端，供骨量有限，且手术时间长，供区损伤、疼痛等并发症高达 25%～30%。

　　（2）带血运自体骨移植

　　血管化骨可得到充足的血供，不必依赖受植床，移植骨中具有大量活的成骨细胞，移植后不必经过传统的非血管化骨移植的爬行替代过程，移植骨与骨床之间像骨折一样以骨生长的方式愈合，而且可同时修复与骨缺损并存的软组织缺损，骨折愈合的时间短，对感染和负荷的抵抗能力强。

　　1）带肌蒂骨瓣移植。

　　带肌蒂骨瓣移植是较为常见的方法，通过带血液循环的肌肉骨移植实现骨缺损处血液循环的重建。Huntington 等移植同侧带肌蒂腓骨修复长段胫骨缺损，开启了带肌蒂骨瓣移植修复骨缺损的新航路。实验研究表明，带肌蒂骨瓣植入不仅能重建骨缺损处血液循环，而且能向骨缺损区带入多种成骨因子[4]。带肌蒂骨瓣移植为骨缺损部位提供了存活骨块、成骨细胞和骨诱导的生长因子，提供丰富血液循环，扩大坏死骨小梁贴附，促进新骨形成，加速骨组织修复。带肌蒂骨瓣移植术的目的是提供活骨、改善血液循环，同时向骨缺损区提供力学支撑。

　　2）吻合血管骨移植。

　　由于传统游离骨移植无血液供应，其愈合过程缓慢，愈合率低，特别是对大块骨缺损来说，简单的骨移植往往不能解决问题。陈峥嵘等[5]认为，简单植骨长度超过 6 cm，不愈合的发生率达 80%以上。带血管骨移植成功地应用于临床，为传统的骨移植难以治愈的骨缺损或骨皮缺损创造了治愈的可能。MeKee（1971 年）首先进行了吻合血管的肋骨移植修复下颌骨缺损实验[6]，De Long 等[7]进行了吻合血管的肋骨移植的动物实验，证明移植骨成活良好，骨细胞保持存活。由于吻合血管的移植骨仍是活骨，所以又称活骨移植。王铁男和赵德伟[8]研究提示，吻合血管复合组织瓣移植不仅修复了骨与软组织缺损，而且给病灶带来新的血供，大大增强了病灶区的抗感染力，促进了骨折愈合，极大程度地恢复了患肢功能。虽然吻合血管骨移植较传统骨移植愈合快，其骨细胞不发生坏死、吸收，也无需爬行替代，但必须正确掌握手术适应证。吻合血管骨移位，血管栓塞后，缺血坏死的骨周围软组织起栅栏作用，反而阻止新生血管的生长和外骨痂的形成，从而妨碍骨爬行替代的正常修复。

3. 复合自体骨移植

（1）自体骨复合骨髓移植

红骨髓含有大量的骨祖细胞和各种具有成骨潜力的骨生长因子，有较强的成骨能力。有研究证实，自体红骨髓移植至骨缺损部位后有明显的成骨作用，且临床治疗骨折不愈合获得较好疗效[9]。骨髓基质中骨源性干细胞可在诱导下成骨，是骨折愈合过程中骨化的重要细胞。在骨移植修复骨缺损过程中，自体骨髓起重要作用，其中含有骨形成所需的骨祖细胞和生长因子，在非血管化骨移植的骨形成过程中对细胞诱导、分化有重要意义。即使采用血管化的自体骨移植，术后定期在术区注入红骨髓仍有利于骨折愈合和塑形的改变。然而对于需手术治疗的骨缺损，单纯自体红骨髓移植后，骨髓容易流失，局部浓度下降过快，且自体红骨髓移植凝块易碎、位置不易保持，难以经受骨折处渗血及引流的冲刷，也不能占据较大骨缺损空间。李亚非等[10]采用局部皮瓣移位加自体红骨髓注射治疗胫骨骨不连，证实了骨髓细胞具有良好的成骨性。

（2）自体骨复合骨形态发生蛋白移植

自 Urist 首先发现并制备出了牛的 BMP 粗提物以来，BMP 被广泛应用于骨缺损和异位成骨的研究。BMP 可对细胞分裂、基质合成和组织分化等发挥调节作用，BMP 是骨生长的启动因子，能诱导骨髓间充质干细胞分化为成骨细胞和骨细胞，引导成骨细胞表型的表达，促进钙化作用，产生钙化的骨基质。目前研究已经证实骨折愈合与 BMP 表达有关，表达水平越高，骨折愈合越快。而骨折术后的骨不连问题大部分是由于 BMP 合成或释放障碍。Mont 等[11]对犬缺损模型进行自体骨移植、自体骨复合 BMP-1 移植治疗，4 个月后通过放射线和生物力学检测，自体骨移植组和自体骨复合 BMP-1 移植组表现为中等到优良的愈合效果，未治疗的缺损组则未愈合。大量实验证实，单纯植入 BMP 溶液能提高组织成骨作用，且操作简单易于掌握，但单纯植入的 BMP，无论是全身或局部应用都易于在体内扩散稀释和被蛋白酶降解，而且难以在新骨形成全过程中充分发挥其诱导成骨的作用，对大面积的骨缺损没有塑形功能，所以其修复效果远不如自体骨复合 BMP。应用 BMP 治疗骨缺损、骨不连的动物实验开展得较早较多，并且大多数实验结果显示，复合 BMP 的骨移植效果优于骨移植治疗的金标准——自体骨移植或二者比较差异无显著性。

（3）自体骨复合血管内皮生成因子

骨折愈合过程受到全身因素和局部因素的影响，其中血供在骨折愈合中是最基本的因素之一。林成等[12]通过实验观察到，新骨的生成并不是单纯地从两侧骨断段向移植骨进行，而是以新生血管为中心，新生血管周围率先有新骨生成，因此移植骨内出现多个新骨生长点。同时，充分的血供不但可以将损伤修复所需要的营养物质与各种生长因子等输送到骨折部位，而且能把代谢产物带离骨折部位。血管的重建贯穿骨修复的全过程，多种细胞因子和生长因子参与新血管的形成，其中血管内皮生长因子（vascular endothelial growth factor，VEGF）起着最为关键的作用。VEGF 作为一种特异性促血管内皮细胞增生及血管生成因子，对正常生理及病理过程中的血管再生起着关键性作用，VEGF 在骨缺损骨折愈合过程中具有重要的作用。实验证实，脱蛋白骨复合 VEGF 后，可增加局部微血管的形成，能增进骨折愈合[13]。贾勇和关玉成[14]对骨折愈合过程中骨折端不同时间点所表达 VEGF 进行的研究表明，VEGF 表达贯穿于骨折愈合过程的始终，因此，他们断定 VEGF 参与了骨折修复过程，并可能通过参与骨折端血管网的重建而在骨折愈合过程中起重要作用。另外，VEGF 可介导其他因子的作用，多数骨诱导因子促进骨修复可能是通过刺散 VEGF 的产生来实现的。

4. 展望

自体骨移植具有诸多优势，所以在临床上应用较广泛，但进行自体骨移植取骨时必将增加新的创伤，且术后供骨区有可能出现一系列并发症，常见的并发症包括供骨区感染、失血、血肿、神经损伤、畸形、慢性持续性疼痛等，同时还受到供量不足影响。尽管自体骨移植亦存在缺陷与不足，然而目前仍以游离骨移植和带血运骨移植等自体骨移植修复方式效果最佳。其他替代物移植修复（如组织工程骨及基因治疗等）不能完全替代原组织功能，相关研究依然停留在基础研究阶段，但是，这些修复手段不仅丰富了骨缺损修复方法，而且提供了全新的、具有前景的路径，已经成为目前研究的热点。

5.1.2 自体骨移植修复下颌骨缺损

因肿瘤、外伤或先天性原因所致颌骨缺损的修复是口腔颌面部常见而疑难的治疗问题之一，也是学者们一直研究的重点课题之一。传统的非血管化自体骨移植修复下颌骨缺损在临床已应用多年，近年来在提高功能、恢复效果及外形方面又出现许多新的尝试。

1. 非血管化自体骨合并种植体同期移植

非血管化的自体骨移植在临床应用最为广泛，大多数下颌骨大型缺损是由根治性肿瘤手术所致。这些缺损造成咀嚼、咬合、吞咽和语言功能的破坏。术后瘢痕和软组织不足、变形所致残留下颌骨位置改变，又严重妨碍后期修复。为此，自体骨移植同时应用骨内种植体开始被尝试。众所周知，种植体植入后要有效地发挥作用，其关键在于种植体要有足够的长度并与周围的骨组织形成良好的骨融合。这就要求种植体周围有足够的骨组织支持。对于颌骨缺损或缺失的患者，以往是先行自体骨移植，待移植成活后再次植骨重建牙槽嵴或前庭沟加深，然后方可进行种植义齿修复，采用非血管化的自体骨合并种植体同期植入修复颌骨缺损易施行，并可同时重建牙颌系统功能，矫正骨缺损所致颌面畸形[15]。这种方法由 Breine 等首先提出。目前应用非血管化自体骨合并种植体同期植入修复颌骨节段性缺损的功能和形态，是一个尚有争议的问题。非血管化自体骨合并种植体同期移植用于下颌骨节段性缺损的功能与修复，虽有个别临床应用成功的报道，但远不能反映出该修复术成功的必然性和规律。目前尚缺乏相应的系统研究，现有的少数研究的实验设计和结果尚不能真正反映修复节段性骨缺损的情况。

2. 血管化自体骨移植

以往下颌骨缺损常用非血管化的髂骨或肋骨移植修复，随着游离的血管化骨移植的发展，下颌骨缺损的修复技术取得了重大突破。血管化骨可得到充足的血供，不再依赖受植床；移植骨中具有大量活的成骨细胞，移植后不再经过传统的爬行替代过程，移植骨与骨床之间像骨折一样以骨生长的方式愈合，而且可同时修复与骨缺损并存的软组织缺损；骨愈合时间短，对感染和负荷的抵抗能力强。临床上研究最多的是血管化髂骨移植，髂嵴具有合适的长度、宽度和曲度，目前被公认为修复下颌骨缺损的最佳材料。Taylor等[16]证明，旋髂深动脉是髂骨的主要血供来源。Taylor 等应用吻合旋髂深血管的髂骨移植，修复大型下颌骨缺损获得成功。沿髂嵴切取的骨块，最长可达 16 cm(图 5.1)。一般认为血管化髂骨移植是首选。然而，在某些患者中，髂骨的自身形态妨碍了下颌骨外形的准确修复。另外，髂骨皮瓣还存在着体积过大、携带组织过多的不足。为了克服这一缺点，David 等[17]切取髂骨内板做断层髂骨移植，并同时用前臂游离皮瓣修复口内缺损，获得了良好的效果。

目前最受人们关注的是血管化腓骨。它以腓动、静脉作为血管蒂，是唯一能提供长 20 cm 以上骨段的组织瓣，可用于修复较大节段的下颌骨缺损。1987 年，Horiuchi 等[18]已应用血管化腓骨进行下颌骨缺损的修复。单一腓骨移植为任何下颌骨缺损的修复提供了足够的骨量，甚至修复整个下颌骨，

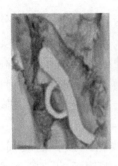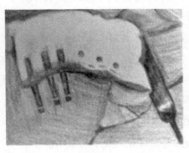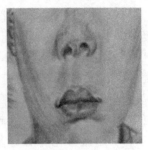

图 5.1　应用血管化髂骨进行下颌骨缺损修复的示意图

而不需其他骨移植(图 5.2)。Ferri 等[19]对 29 例血管化腓骨移植修复下颌骨缺损患者的供受区情况进行了总结分析,结果显示:供区未出现明显的后遗症;术后 1 月,所有患者行走正常;患者的进食力、张口度和下颌前伸及侧向运动达到正常水平;颏部凸度、下面部宽度及其两侧对称性均恢复良好;可同时获得长 25 cm、宽 5 cm 的皮瓣,为周围软组织的修复创造了条件;腓骨瓣切取简便,可允许供、受区两组手术同时进行而无相互干扰;是目前发现的唯一不影响生长发育的组织瓣,特别适合用于儿童下颌骨缺损的修复。但游离腓骨瓣也存在一些不足之处:为避免出现踝部不稳,踝关节以上 4 cm 的腓骨必须保留,这样就造成骨组织修复下颌骨缺损的难度;用于修复较大节段缺损时,下颌骨的形态恢复不理想;为了使移植的腓骨适合下颌弓的形态,需要将腓骨截断,可能会导致远离血管蒂的腓骨段缺血而引起骨愈合的延迟;不适用于因动脉炎或动脉硬化而导致的下肢缺血的患者;需要同时修复大量软组织缺损时,所能获得的皮瓣厚度尚显不足;少数患者可能出现踝部不适或疼痛。

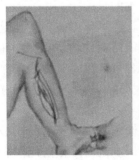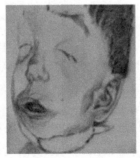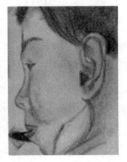

图 5.2　应用血管化腓骨进行下颌骨缺损修复的示意图

应用血管化腓骨移植修复下颌骨尚有其他的问题：

1）在东方人中，腓骨的厚度约为 1.5 cm，单一作为支架的腓骨移植修复下颌骨，很难达到镶配义齿或植入骨融合式种植体的要求；而欧洲人和美洲人单一腓骨的厚度为 2.5~3.0 cm，使植入骨融合式种植体具有足够的高度。Horiuchi 等[18]首先应用双层腓骨修复下颌骨缺损，解决了上述问题，且提供了高于 4 cm 的牙槽高度，没有损害骨的生存能力，甚至可用此方法修复半侧下颌骨缺损（长度超过 14 cm）。

2）用血管化腓骨修复下颌骨，如何用切取的腓骨模仿下颌骨的缺损，这个问题可以通过三维 CT 重建确定预成模板和骨膜外小型钢板的骨接合术而解决。

3. 血管化自体骨合并种植体移植

功能性下颌骨修复包括咀嚼、语言和吞咽功能的恢复，同时要求面部外观尽可能与正常的相同。这些目标不仅由骨重建的方法获得，如果有必要尚需义齿修复和软组织修复。使用不同的血管化骨联合骨融合式种植体修复下颌骨在文献中已有报道。Wei 等[20]报道用血管化复合骨皮瓣修复下颌骨后几个月植入骨融合式种植体，对于恢复口腔咀嚼功能是一种成功的方法。Schliephake 等[21]对 44 例患者施行骨移植合并骨融合式种植体（162 颗）修复下颌骨缺损，其 5 年和 10 年成活率分别为 100% 和 60.3%。Urken[22]证实，术后辅以适量放疗，有助于提高骨融合式种植体的成功率。每种外科技术都不是理想的，都有它的优缺点。

血管化腓骨较其他形式的血管化骨移植功能修复下颌骨有许多优势。它可以应用一次或多次骨切除术，很容易提高和调整下颌骨的形态，且提供足够的长度、双层皮质骨和管状骨。这种特殊的双层皮质骨结构对植入种植体达到初期平衡状态是很理想的。在其他血管化骨中，没有一种能提供这类结构。其在文献中报道的缺点常常是在有牙患者中缺乏移植骨的高度。Horiuchi 等[18]应用双层腓骨修复下颌骨达到了修复的目的。

髂骨移植的主要缺点是体积过大，这是松质骨移植所必需的，但这不能为种植体提供良好的早期平衡，供区并发症和功能后遗症较多见。应用髂骨移植因存在血供不稳定、骨切取术的危险而减少骨量，致使其良好的结果受到限制。肩胛骨移植的质量允许植入种植体，然而，皮瓣的厚度不够且单一，在二期切除术中不能够被应用。

种植体在骨重建特别是移植骨内的生物力学作用机理尚不清楚，成功的骨融合式种植体在它们的生理极限内所承受的义齿负荷，可预防周围骨质的吸收。根据临床研究，种植体植入合并显微外科的吻合血管化骨已经被观察到并取得了良好的结果。

综上所述，非血管化自体骨、血管化自体骨以及合并种植体植入的自体骨移植修复下颌骨缺损均取得了良好的效果。但都在不同程度上存在不足之处，还需要做进一步的研究探索。

5.1.3 骨组织工程技术修复骨缺损

骨缺损的修复一直是骨科临床的难题。经过40余年的发展，骨组织工程最终确立了将骨再生相关分子、成骨活性细胞与支架材料三者复合，构建组织工程骨的基本模式。这种基因增强的组织工程技术使修复骨缺损的各种因素在时间和空间上达到了完美的结合。应用骨组织工程技术促进骨缺损修复研究的进展情况如下。

1. 骨再生相关分子

自从 Urist 发现骨形态发生蛋白以来，人们已陆续发现多种分子具有促进骨再生的作用，主要包括内分泌因子、细胞因子、转录因子、受体及受体拮抗因子等。目前应用于骨组织工程的内分泌因子主要包括甲状旁腺激素、甲状旁腺激素相关蛋白等。细胞因子通过自分泌和旁分泌方式，发挥重要的局部调控作用，主要包括骨形态发生蛋白、转化生长因子、血小板衍生生长因子、成纤维细胞生长因子、胰岛素样生长因子、血管内皮生长因子等。与骨再生有关的受体及受体拮抗因子主要包括白介素-1受体、骨形态发生蛋白受体、矿化蛋白 1 等。骨再生信号通路中转录因子主要包括核心结合因子 α1（Runx2/Cbfα1）、Osterix、Sox9、DLX2-6 等。但在众多的骨再生相关分子当中，骨形态发生蛋白是目前唯一能诱导异位成骨的细胞因子。它已被公认为是目前最强的骨诱导因子。

（1）BMP 基因治疗

基因治疗是将某种形式的核酸转入患者体细胞内以减轻疾病的过程，也就是把目的基因转入细胞内，以改变细胞的功能来治疗或预防疾病。基因治疗分体外及体内两种方式。体外基因治疗，即在体外用携带因子基因的病毒感染靶细胞，然后将这些细胞种植于聚合材料或天然骨基质移植物中，再置于骨缺损部位。体内基因治疗，即将含有基因的载体直接与骨基质材料移植物混合后植于骨缺损部位，在原位转染周围细胞。BMP 作用的靶细胞是局部具有多向分化能力的母细胞。成骨细胞向矿化细胞的转化，是骨再生中的关键步骤。BMP 可启动骨形成的一系列步骤，启动细胞的矿化系统。

（2）基因载体

现在流行的基因载体包括病毒和非病毒两大类。常用的病毒基因载体有核糖核酸（ribonucleic acid，RNA）逆转录病毒和脱氧核糖核酸（deoxyribonucleic acid，DNA）腺病毒，非病毒基因载体包括脂粒-DNA 复合体、DNA 质粒、裸 DNA 和基因枪。逆转录病毒能稳定整合到染色体上，并随宿主细胞进行复制，宿主细胞的表型永久改变，因此，主要用于治疗遗传或慢性疾病。逆转录病毒有明显的缺点，如致畸、长期的细胞毒性、低度表达、只整合于分裂的细胞。腺病毒 DNA 只存在于染色体以外的表染色体上，因此不会致畸，基因表达效率较高，可以转导分裂或不分裂的细胞。但腺病毒 DNA 表达的稳定性差，表达时间在几个月以内。

2. 成骨活性细胞

成骨活性细胞是组织工程研究中最基本的环节。骨组织工程研究对于种子细胞的要求主要为：适合临床应用需要，取材容易，创伤小；具有明确形成骨组织的能力；在体外扩增达到所要求的细胞数量时保持其成骨表型；植入体内后能继续产生成骨活性；无致瘤性等。

（1）间充质干细胞

具有典型的干细胞特点，终身存在于骨髓和其他组织器官中，负责组织的修复和更新。少量的骨髓样本即可获得充足的细胞量。满足组织工程化组织构建的需要。

（2）骨髓间充质干细胞

骨髓间充质干细胞具有多分化潜能，且植入体内后能继续产生成骨活动。另外也有人从成骨分化及年龄差异方面对骨髓间充质干细胞做了相关研究，结果表明不同体外诱导条件、不同年龄来源的骨髓间充质干细胞在其成骨分化方面虽存在差异，但仍可满足临床修复骨缺损的需要。

（3）成骨细胞

成骨细胞是骨形成的主要细胞。组织工程骨的成功构建不仅靠种子细胞在支架材料表面的成骨分化，还与其在支架材料内形成足够数量的三维结构的骨基质即足够数量的成骨细胞有着不可分割的关系。但自体骨组织、骨膜来源的成骨细胞取材困难，来源局限，不适合临床工作的要求。

（4）其他

国外还有从皮下脂肪抽吸物中提取多能干细胞尤其是间充质干细胞以修复骨或软骨缺损的报道，虽然纯化过程尚需改进，但毕竟也提供了一条获取种子细胞的途径。但此项研究并未得到允许应用于临床，故仅能作为一种启发性的思路。利用引产胎儿骨细胞作为骨组织工程种子细胞的方法由于与伦理学诸多方面存在一定冲突，尚只能作为一种探索性研究，短期内难以达到满足临床应用的需要。

3. 支架材料

作为种子细胞载体的理想支架材料应具备如下特点：表面能使细胞黏附并生长；良好的生物相容性和生物降解性；材料能加工成三维结构；材料孔

隙率不得低于 90%；高分子支架降解速度应与不同组织细胞再生速度相匹配。从材料来源上可将支架材料分为天然材料和人工合成材料两大类。天然材料包括自体骨、同种异体骨、异种骨。人工合成材料包括羟基磷灰石、聚乙酸、聚乳酸、磷酸钙骨水泥、脱钙骨基质、聚乙烯吡咯烷、多孔纳米磷灰石-硅灰石生物活性玻璃陶瓷/壳聚糖复合支架材料等。

4. 联合血管生成技术

研究提出[23]，充足的血供是保证组织工程骨体内存活的重要因素，一方面复合的种子细胞需要养分以进行正常的新陈代谢，另一方面大块的支架材料也需尽快血管化才能变成活骨从而起到加速骨愈合的作用。骨缺损修复由血肿形成、血肿机化、骨痂形成和骨痂塑形阶段组成。即血管化和骨再生是骨愈合过程中的两个最基本环节，其中血管化起关键作用，且贯穿于整个修复过程，对骨再生与融合的方式及效果有决定意义。因此，实现骨与血供的联合重建是应用组织工程骨治疗骨缺损的最佳途径。

（1）血管内皮细胞与成骨细胞联合应用

骨髓间充质干细胞与支架材料复合后在体外构建人工骨的血管网络，证实有毛细血管样结构长入支架内部并形成弥散的内源性毛细血管网。血管内皮细胞与成骨细胞联合培养时，两者之间不出现接触抑制，成骨细胞的增殖能力及合成 I 型胶原、碱性磷酸酶、骨钙素的能力增强。

（2）血管内皮生长因子（VEGF）与骨诱导因子联合应用

在骨形成和骨折愈合过程中，VEGF 和 BMP-2 的表达是一对偶联过程，二者相互促进，起到级联放大效应。此外，实验观察还表明即使骨折区局部有 VEGF 的稳定存在，也多只形成无功能的毛细血管，而这些毛细血管随着时间的推移可以产生不同程度的退化，难以进化形成有意义的血管网。目前很多学者已经认识到，包括血管形成素 1 和 2（angiopoietin1，angiopoietin2）、内皮选择性跨膜受体酪氨酸激酶 Tiel、Gα13、神经调节蛋白、ErbB-2/3/4 RTKs 等在内的多种因素，都是血管新生过程所必需的。因此有必要从 VEGF 等因子的上游基因着手发挥包括 VEGF 在内的多种刺激毛细血管形成生长因子的作用以取得突破。

（3）低氧诱导因子（hypoxia inducible factor-1α，HIF-1α）与突变型低氧诱导因子（HIF-1αmu）

HIF-1α 是缺氧条件下广泛存在于哺乳动物和人体内的一种转录因子，对体内局部微环境中的氧浓度敏感。局部组织缺氧即可诱导其基因表达，缺氧时间延长，表达量亦增加，缺氧改善，HIF-1α 水平迅速下降。HIF-1α 可促进 VEGF 等刺激血管形成生长因子基因的上游基因，启动和促进 VEGF 等基因及其受体基因的表达，产生内源性的 VEGF 等因子及其受体，促进血管再生。为克服此基因只能在缺氧状态下表达的限制，锦州医科大学刘丹平等除去 HIF-1α 基因中的羟基化位点，诱变 HIF-1α 基因，获得突变型低氧诱导因子（HIF-Iαmu），使 HIF-lα 在常氧环境中不被氧化且转录高表达活性，发挥其生理作用。

（4）显微外科血供重建与组织工程骨联合应用

将显微外科技术应用于组织工程骨修复中，通过血管局部转移或吻合血管的方法使之成为带血运的移植骨，利用其内在的血供系统快速充足地获得血液供应，使组织工程骨与宿主骨的融合更接近正常的骨折愈合过程，而不似无血供移植骨那样须经过漫长的爬行替代过程，从而可达到骨优化愈合的目的。

5. 前景和展望

随着细胞和分子生物技术的发展，以及基因重组生长因子工艺的完善，载体材料的研发及对血管生成技术的联合运用必将对骨折治疗产生深远的影响，并为骨折治疗提供崭新的思路和广阔的前景。但基因工程技术及血管生成技术广泛进入骨缺损临床应用尚需解决以下问题：进一步明确各种已知生长因子对骨细胞增殖、分化的作用和机制，尤其是各生长因子之间的相互作用；进一步了解生长因子与人体宿主组织之间的相互作用；继续寻找合适的载体及给药方式，既能保证充分发挥生长因子的作用，又能减少对患者的副损伤；如何能够解决骨髓间充质干细胞的纯化以及向成骨细胞定向分化调控的信号转导机制和条件，提高非病毒载体转染靶细胞的效率；采用何种血供重建技术更简便有效和配合何种基因治疗方法能取得最佳修复效果，都有待进一步的研究证实。

5.1.4 骨组织工程技术瓶颈及其原因分析

随着骨组织工程技术的迅速发展及组织工程骨的临床应用，临床上对节段性或者大面积颌骨缺损修复取得了一定的疗效，但效果仍不甚理想。现以骨组织工程技术中存在的问题作为切入点，探讨其可能的原因，以探索骨组织工程技术研究的创新之路。

目前，组织工程骨与天然的生理性骨有较大差距：组织工程骨的痊愈能力低；功能性整合的出现被继续保留的缓慢降解的支架材料与诱导成骨信号的剂量或传递所限制，不可吸收材料在实验最后阶段仍保留在骨缺损缝隙内，虽然能行使功能，但这种生物材料和骨的混合体不能完全重新建立骨整合；组织工程骨特别是负重部位的骨不能完全替代病损的功能，移植效果尚难确定；没有证据表明组织工程骨具有感觉功能；组织工程骨的自我改建能力低。

以往的骨组织工程研究仅以成骨细胞研究为主。事实上，骨是一种动态性组织，它通过不断形成和吸收起到塑形和维持形态等作用。骨的改建从骨吸收开始，然后是骨形成。破骨细胞是骨吸收的必要条件，它必须通过募集和激活过程才能产生骨吸收并对骨的改建起作用。研究表明，破骨细胞缺乏会导致骨发育过程中骨基质排列紊乱、矿化缺陷、成骨细胞减少和成骨细胞行为异常，从而导致成骨细胞在骨形成表面的层状排列和向骨表面方向沉积骨基质的能力丧失[24-28]。Dai 等[29] 研究发现，把缺陷鼠的骨原基移植进入正常鼠的肾包囊下并形成嵌合体，由于正常鼠向缺陷鼠骨原基提供破骨细胞，经过一段时间植入后，缺陷鼠的骨原基形成了正常的骨组织结构。他们认为，破骨细胞在骨发育中对成骨细胞骨形成具有重要的调节作用。Boyan 等[30] 发现，经过对骨片表面 20 天的破骨细胞预处理，形成的骨钙、转化生长因子-β、地诺前列酮等，较塑料处理和未经处理的骨片显著增加。破骨细胞的引入可能会解决组织工程骨中存在的许多问题。

骨组织工程研究往往只注意到成骨因子的作用，而忽略了骨组织中神经的修复。骨由复杂的自主神经和感觉神经支配，骨细胞中有某些神经肽如神经肽 Y、降钙素基因相关肽、血管活性肽和 P 物质。有髓神经纤维和无髓神经纤维与营养血管伴行进入骨和骨髓，并位于中央管(又称哈弗斯管)的血管周围间隙内。正常骨组织中有广泛的肽能神经元分布，尤其在成骨活动活跃区域，新生骨组织中神经支配的现象更为显著。

神经生长因子(nerve growth factor, NGF)除营养神经外，还参与骨折愈合的过程。研究发现，在正常骨组织和骨折的骨痂中有 NGF 及其受体的表达，同时，局部给予外源性 NGF 对骨折愈合具有促进作用。在长骨不连患者的局部组织中，存在神经纤维缺失的现象，而失去神经支配可能是影响骨折正常愈合的原因之一。在截瘫和颅脑外伤伴四肢骨折的患者中，往往骨折的骨痂异常增大，甚至出现关节周围异位骨化现象。然而在动物失神经实验研究中，虽然骨痂形成加快且明显增大，但骨痂密度不规则，骨痂力学强度明显减弱。有研究证实[31]，肽能神经元具有抑制破骨细胞活性的作用，神经切断可导致抑制作用降低，从而导致破骨细胞活性增高并导致骨质疏松。破骨细胞过度活跃将导致骨小梁结构的改变。由于骨松质力学强度由骨量和骨结构共同决定，因此切除神经后所致破骨细胞活性的增强是导致骨密度不均匀、力学强度下降的原因。

Cherruau 等[32] 学者对成年大鼠的不同部位造成神经损伤，通过在骨骼肌中放置冻干骨密质，比较异位成骨情况。结果显示，颅脑损伤组表现为最典型的成骨加速，脊髓损伤组则表现为间充质干细胞活性下降、成骨延迟，周围神经损伤组也表现为成骨加速。这些现象说明，神经系统对骨形成的影响是复杂的，推测大脑皮层神经元对成骨有双向调节作用，而脊髓层次神经元的过度活动可刺激成骨。Elmquist 和 Strewler[33]认为，下丘脑及其控制的自主神经系统是调节骨动态平衡的关键。神经系统与骨生长发育、修复、重塑关系密切，但目前尚无组织工程骨中神经重建的研究报道。

随着骨组织工程研究的深入，模仿体内各种生物、物理和化学条件，构建与生理性骨相似的能实现同步血管化与神经化的复合组织工程骨，并进行自我改建使之符合仿生学观点，是未来研究的方向。

5.1.5　颌骨组织工程的研究进展

由肿瘤切除、外伤、感染等原因引起的颌骨缺损，会引起患者咬合、咀嚼等功能障碍或颜面部畸形，严重影响患者的生活质量。颌骨缺损重建一直以来都是口腔颌面外科面临的重要挑战之一，是口腔医学的一大难题。目前有多种修复方法可以应用于临床颌骨修复重建，但在修复过程中依然存在一些问题有待解决。骨组织工程的发展为颌骨缺损修复带来新的希望。

颌骨组织的再生修复是多细胞多因子时序性行为的结果。用于颌骨组织工程研究的种子细胞，主要是骨髓间充质干细胞和脂肪源性干细胞。另外，骨膜细胞、胚胎干细胞及从骨外组织发现的干细胞也是研究热点。骨髓间充质干细胞具有向成骨细胞分化的潜能，已成为骨组织工程和细胞治疗的成骨种子细胞。其是成体干细胞的一种，具有来源丰富、取材容易、体外培养增殖稳定、能表达成骨细胞的表型、植入机体内能快速进行成骨活动等特点。用基因标记的方法观察组织工程中骨髓间充质干细胞的分化，发现其在体内可以生存并成骨[34]。此外，标记的细胞在软骨和纤维组织中也可以看到，这表明骨髓间充质干细胞有多种分化的潜能。人脂肪源性干细胞由于容易获得，能很好地解决种子细胞的来源问题，因而自发现起一直是研究的重点。Dragoo 等[35]发现，人脂肪源性干细胞能生成更多的骨祖细胞，细胞基质的钙化发生更早，这提示人脂肪源性干细胞可能成为颌骨组织工程的一种理想的种子细胞。另外，骨膜细胞、胚胎干细胞及骨外组织的干细胞等也具有很高的研究价值。Gröger 等[36]用骨膜细胞和一种聚合物支架复合对下颌骨缺损进行修复，修复效果明显。有学者报道，胚胎干细胞在不同因子的共同作用下可以转化为不同的细胞。

巨噬细胞作为一种主要的先天性免疫应答细胞和抗原提呈细胞，在骨缺损修复中发挥着重要作用。同时，巨噬细胞也能根据细胞外微环境的改变而呈现不同的细胞表型。在组织损伤发生后，一般认为巨噬细胞首先呈现促炎表型(M1 型)，引发炎症和机体免疫应答。随着炎症的消退，巨噬细胞逐渐转变为抗炎表型(M2型),分泌细胞外基质及合成胶原等,促进组织修复。骨缺损修复过程中,巨噬细胞表型由 M1 型逐渐向 M2 型转变。巨噬细胞被改变的机体微环境准确地极化成 M1 型,产生大量炎性因子,杀死入侵的生物体并激活适应性免疫。同时,这些炎性因子又可诱导巨噬细胞凋亡或向 M2 型极化,缓解炎症作用,避免机体过度损伤,进而促进伤口愈合。这一转变对清除创伤后局部炎症、促进组织修复起到积极作用。由此可见,巨噬细胞对宿主炎症反应的转归、组织愈合及骨修复材料促骨再生能力起到关键性的调控作用。

在颌骨组织工程中,生长因子的作用越来越受到重视。其中骨形态发生蛋白(BMP)是应用和报道最多的,其促进骨生成的作用已得到公认(图 5.3)。其他还有转化生长因子-β(transforming growth factor-β,TGF-β)、成纤维细胞生长因子、血小板衍生生长因子及甲状旁腺激素。Zhang 等[37]发现环氧化酶-2(COX-2)能调节间充质干细胞向骨祖细胞分化,提示 COX-2 可用于颌骨组织工程。存在于细胞外基质中的一种蛋白——成骨细胞刺激因子-1 具有促进人骨祖细胞向成骨细胞分化的能力。研究生长因子是为了合理地应用生长因子,促进种子细胞的增殖,促进细胞向骨分化。生理情况下骨的生长代谢是由多种生长因子同时参与调节的,因此这些生长因子之间的协同和拮抗作用、信号转导途径以及它们对种子细胞基因表达的影响都是要研究的问题。Lee 等[38]报道,TGF-β 和 BMP-2 都是通过受体活化的 Smad 途径和细胞丝裂原活化蛋白激酶途径诱导转录因子 Runx2 的表达,而 Runx2 在多能干细胞向成骨细胞分化过程中起控制作用。

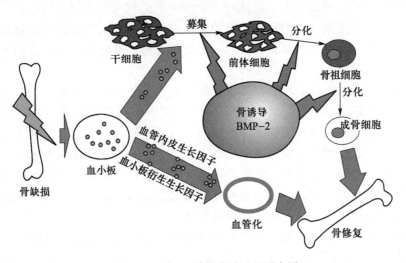

图 5.3 BMP-2 诱导成骨过程示意图

生长因子是蛋白质类物质，存在一定的衰减。而在组织工程中，需要将生长因子维持在一定浓度。经过多年研究，主要有两个方法来解决这一问题：一是选择合适的缓释系统；二是采用基因工程技术，将外源性的骨生长因子基因转入种子细胞，获得稳定的骨生长因子基因表达。Cheng 等[39]用腺病毒载体携带 BMP-2 基因转染成熟新西兰白兔的骨髓间充质干细胞，体外实验发现这些转染细胞可以生成 BMP-2 并向骨祖细胞转化，体内实验成骨效果明显。因 BMP 研究得比较早，产品已在临床中应用。

目前颌骨组织工程支架材料存在不同程度的缺陷，因此，新型支架材料的研发成为颌骨组织工程发展的希望。通过合适的方法将几种材料制成复合材料，取长补短，已成为当前研究的方向之一。Shigeno 等[40]观察胶原海绵对小猎犬下颌骨缺损的修复作用，植入缺损处一段时间后发现钙化骨生成量明显多于对照组，且胶原海绵完全吸收。Walboomers 和 Jansen[41]将含天然 BMP 的牛细胞外基质的溶胶注入钛纤维网制成的圆柱管道中制成一种复合支架，动物体内促骨形成作用明显。

众所周知，把支架材料制成表面多孔和内部小孔的结构对于组织工程中引导组织再生非常重要。制作含孔支架的方法很多，如纤维黏结技术、相分离技术、层压法及熔融铸形法等，然而这些方法不同程度上都存在一些缺点。快速原型（又称快速成型）技术是随着计算机技术的发展而产生的，它可以很好地控制支架材料的内部孔隙，因此该技术是制作组织工程支架的理想工艺。Taboas 等[42]利用快速原型技术发现了一种可以将支架材料制成表面多孔和内部小孔结构的方法，且这种方法适合于多种支架材料。颌骨的结构和功能特殊，形态复杂，因此对于颌骨组织工程三维支架的制作精度要求非常高。许多支架材料的物理性能较差，在将其制成所需形状时很难保证其精度。快速原型技术可以精确控制三维支架外形，其发展为颌骨组织工程的研究提供了基础。

随着骨组织工程的发展，其用于颌骨缺损修复的报道越来越多，成为颌骨缺损修复的重要方向。Abukawa 等[43]尝试用组织工程构建下颌髁突，将猪间充质干细胞与成骨生长因子共培养，待其转化为成骨细胞后种于塑料焊盘栅格阵列制成的猪下颌髁突形状的多孔支架，于旋转生物反应器中培养6周，形成下颌髁突形状的白色坚硬产物，X 线检查显示其密度比对照组高但比正常骨组织低一些，组织切片观察到支架表面有平均 0.03 mm 的骨组织，充分说明组织工程构建下颌髁突是可行的。

Schimming 和 Schmelzeisen[44]用下颌骨骨膜成骨细胞和支架 Ethisorb feece 对临床 27 例患者做了上颌窦后面加强。手术 3 个月后，骨活检显示其中 18 例有矿化的骨小梁形成，但支架材料有残余。而有 8 例无骨组织形成而是有结缔组织长入，在此分析是由于初期氧气和养分供应不足而致成骨细胞死亡。由此可见成骨细胞配合适当的支架在植入上颌窦后 3 个月可形成骨组织。

带血管蒂的组织工程颌骨，由于有营养保证，可以长得较大，植入缺损处后更易存活，与宿主骨连接处愈合快且牢固，从而符合临床中下颌骨节段性缺损的修复要求。有学者将骨髓间充质干细胞接种于人下颌骨升支外形的多孔珊瑚中，体外培养 2 天后植入干细胞供体兔的腹壁下动静脉深面，预构出以腹壁下动静脉为蒂的血管化的人下颌骨升支，普通 X 线检查显示有 X 线阻射影，珊瑚有部分吸收，组织学检查结果证实在珊瑚表面和孔隙内都有新骨形成。

生长因子基因工程与颌骨组织工程相结合，使得生长因子持续表达从而持续促进新骨生成，已有学者将此用于下颌骨缺损修复的研究。Alden 等[45]用腺病毒载体携带 BMP-2 和 BMP-9 基因治疗下颌骨缺损，肉眼观察、X 线及组织学检查可见明显的骨组织形成，且骨组织形成仅限于骨缺损处而不扩散到周围软组织。

Asamura 等用纤维蛋白胶等作为载体，以犬骨膜细胞为种子细胞，体外培养 4 周后植入犬腭裂骨缺损模型，8 周后组织学观测发现缺损区域产生大量的新骨，X 线检查显示多个矿化中心形成，结果表明组织工程颌骨可以用来修复动物腭裂的骨缺损[46]。Chang 等[47]将基因治疗与骨组织工程结合起来，用于小型猪上颌骨缺损修复的研究。他们用腺病毒携带 BMP-2 基因转染体外扩增的骨髓间充质干细胞，培养 7 天后，植入小型猪骨缺损处可吸收材料支架模型中，3 个月后观察到白色骨组织切片，显示成熟的网状骨形成且矿化组织形成，CT 显示眶下板几乎完全修复，生物力学测试新生骨的最大抗压强度与天然上颌骨在统计学上无差异。可见，生长因子基因工程与组织工程结合将是组织工程技术修复颌骨缺损具有良好前景的发展方向。

迄今为止，颌骨组织工程研究的骨缺损模型均较小，但临床工作中范围大、形状复杂的骨缺损较为常见。如要构建较大的组织工程颌骨，充足的营养非常重要，否则在植块中心的细胞将因缺少营养而死亡。不仅如此，组织工程颌骨植入修复处需要及时获得血供，显然，单靠毛细血管的长入肯定会影响其成活率。且颌骨在口腔这种特殊环境下，手术后伤口不易管理，植入后易感染，需要有丰富的血运循环来提高抗感染能力。因此，如何构建血管化组织工程颌骨成为颌骨组织工程由基础向临床大规模应用的关键性环节。目前，有关血管化组织工程颌骨研究还不够深入，究竟何种方法能获得最佳修复效果还不确定，需要更多实验来证实。

目前实验报道的组织工程颌骨仅限于不承重的小体积骨，甚至只是显微镜下观察到有骨组织形成而已。颌骨形态复杂，在咀嚼时不同部位的受力性质不同且不断变化，因此对组织工程颌骨承重能力的研究是非常必要的。然而迄今为止，关于这方面的报道很少，应在以后的研究中予以关注。

组织工程颌骨排斥反应的免疫原由载体及种子细胞两部分组成，载体一般都是生物相容性好、排斥反应低的材料。因此，组织工程颌骨移植的排斥反应取决于种子细胞。由于组织工程颌骨不同于一般器官移植的特殊性，学者们一直认为可能存在方法来降低或消除组织工程颌骨的免疫原性[48]。

颌骨组织工程可以构建与缺损形态一致的三维骨组织，再植入种植体重建其正常的咬合关系，从而达到形态和功能的完全重建，具有很好的应用前景。目前，组织工程颌骨用于加强上颌骨的颞下面为牙种植做准备已有临床报道。虽然这与真正意义上的颌骨组织工程有一定的差距，但却让颌骨组织工程应用于临床有了一定的可行性。

5.2　引导骨再生膜修复术

采用种植技术进行牙修复，缺损区牙槽骨质与量直接影响种植体骨结合、种植体长期稳定性及种植体周围软组织的愈合速度。意外创伤、长期牙缺失及重度牙周炎等因素导致的牙缺失，可造成牙槽骨进行性吸收，使牙槽嵴高度下降、宽度缩窄，影响种植体植入后的骨结合质量，同时有碍种植义齿的固位和稳定。以往解决骨量不足的问题，常采用自体髂骨、腓骨移植技术，但这会导致供骨区的手术创伤及术后可能诱发感染等并发症。引导骨再生（guided bone regeneration，GBR）技术已被实验及临床证实可以有效解决牙种植术中遇到的骨量不足问题。GBR 技术是在引导组织再生（guided tissue regeneration，GTR）技术上发展起来的。20 世纪 80 年代初，Karring 提出了 GTR 的概念，并将其定义为在完成外科手术后的愈合过程中，隔膜所创造的空间被合适的或正确的组织重新充填[49]。此后，针对骨组织的再生技术被定义为 GBR 技术。

引导骨再生是在牙龈软组织与骨缺损之间人为地竖起一道屏障膜，将软组织中成纤维细胞及上皮细胞阻挡在缺损区外，确保成骨过程无干扰，最终实现缺损区完全的骨修复。

1. 常用屏障膜的分类及特征

按照膜在体内能否被吸收，GBR 膜分为不可吸收膜和可吸收膜。

（1）不可吸收膜材料

又称非生物降解膜，主要有钛膜、聚四氟乙烯膜、钛加强的聚四氟乙烯膜、纤维素膜及微孔滤膜等。其中钛膜和聚四氟乙烯（polytetrafluoroethylene，

PTFE)膜研究较多，并证明在引导骨再生方面有积极效果，两者在临床上的应用也很广泛。

1）聚四氟乙烯膜(e-PTFE，又称 Core-Tex 膜)。

一种早期应用较广泛的引导骨再生膜材料。关于此膜，临床及实验研究较多，在体内不可降解、无炎症及免疫反应，引导骨再生作用已确认。分为两种类型：一种为中央区膜材料组织致密，有金属网加强；另一种为膜中加钛网支架或聚丙烯网架。Peterson 等[50]对多孔型 PTFE 非生物降解膜、致密型 PTFE 非生物降解膜、含聚乳酸和枸橼酸酰基(ABS)的多孔型生物降解膜做了比较，结果表明，致密型 PTFE 对骨组织愈合作用好且易摘除。聚四氟乙烯膜具有一定的可塑性，使用时易于成形，不可吸收膜可根据骨缺损愈合的具体情况决定膜在体内的留置时间。但由于它不可吸收，在临床应用中出现了许多并发症，如黏膜裂开、屏障膜暴露、感染等，这些并发症常导致骨形成的失败。膜早期暴露影响骨再生质量，骨缺损修复后膜在体内不可降解，需进行二次手术，对已修复牙龈组织造成损伤，且增加感染的风险。膜的取出过程延长了治疗时间，患者需承担更多的疼痛和更高的治疗费用。因此，PTFE 膜的临床应用越来越少，并且逐渐被可吸收膜替代。

2）钛膜。

钛膜具有良好的生物相容性、硬度和可塑性，可稳定地维持骨缺损空间，保护血肿。钛膜机械强度高，可维持骨再生需要的空间。2002 年，周磊等[51]对 30 例 47 只牙种植术中发现骨缺损、骨量不足的患者，采用钛膜引导骨再生修复骨缺损及骨增量，结果显示医用钛膜在种植术中有较好的引导骨再生效果，有利于种植术后骨融合期新骨的形成。钛膜常见的并发症是膜暴露，伤口裂开，在使用中，需要特殊钛钉固定位置，有一定的不便，对其性能的改进还需进一步的研究。

3）微孔滤膜。

美国 Miiliopore 公司生产，这种材料有无数相互穿通的微孔。它具有良好的强度和生物相容性，提供稳定的空间和保护血凝块。动物实验证明，微孔滤膜具有钛膜和 PTFE 膜的优点。因此，它能够作为引导骨再生膜。

不可吸收膜材料的缺点：需要通过二次手术取出屏障膜，延长了治疗时间，增加了手术费用，并且由于二次手术对软组织的损伤影响了骨形成的效果。

(2) 可吸收膜材料

又称生物降解膜，主要有胶原膜、聚乳酸膜、壳聚糖膜及异体冻干骨膜等。其中异体冻干骨膜由于来源有限、易引起免疫反应等因素，已很少使用。胶原膜和壳聚糖膜成为主要研究对象。理想的可吸收 GBR 膜应具备以下特点：具有良好的生物相容性及组织、细胞亲和性；降解速度与组织愈合时间相平衡，降解产物在体内无不良反应，降解过程不影响组织再生；具有一定的机械强度、良好的物理性能、柔韧性和可操作性；对伤口愈合无影响或利于伤口愈合；有良好的选择性和细胞阻隔功能；无抗原性。胶原膜和壳聚糖膜呈纤维网架结构，利于有骨再生潜能的细胞附着。但是可吸收膜的机械强度低，不能长时间保持骨再生所需空间。各种来源的材料因制备方式不同，导致膜降解速度不同。另外，降解过程中会引起轻度炎症反应。可吸收膜最大的优势在于，无需二次手术取出，减少了手术感染，有利于种植体颈部龈结合。

1）Bio-Gide 膜。

由猪的 I 型和 II 型胶原经过加工合成，属于胶原膜中较有代表性的一种膜。达到高度纯化后，制成的具有致密结构的可吸收双层生物膜，靠近周围组织面的纤维排列致密，可防止纤维结缔组织长入，具有良好的细胞阻隔作用；紧贴骨缺损区部位的纤维排列疏松，有较多的孔隙，起到稳定血凝块的作用，为成骨细胞的黏附和骨沉积提供附着的载体。经 FDA 认证，Bio-Gide 膜能维持 4~6 个月的屏障功能，为新骨形成提供了足够时间。胶原膜的缺点是价格昂贵，若单独使用，会有膜塌陷和移位等并发症，将会影响骨再生的效果。

2）聚乳酸（polylactic acid，PLA）膜。

PLA 是以微生物发酵产物乳酸为单体化学合成的一类聚合物，有三种立体构型：右旋聚乳酸［poly（D-lactic acid），PDLA］、左旋聚乳酸［poly（L-lactic acid），PLLA］、外消旋聚乳酸［poly（DL-lactic acid），PDLLA］。PDLLA 材料为非晶态，无迟发性组织反应，且降解吸收时间短，对骨修复干扰小，故目前选作骨修复材料的大多是 PDLLA 材料。PLA 的完全吸收需要 6~12 个月。但 PLA 具有疏水性，且表面缺乏可供细胞识别因子或其他生物活性因子结合的官能基团，导致与细胞结合的能力不强，降解过程中的酸致效应也不利于组织细胞的生长，使其应用受到了限制。

3）异体冻干骨膜。

抗原性低，具有成骨诱导性。该膜主要模拟骨膜的屏障作用引导组织再生。刘希云等用经液氮处理的兔颅骨骨膜覆盖兔下颌骨缺损，结果表明该膜无排斥反应，可在体内维持 8~12 周，具有良好的阻挡纤维组织、分隔细胞及引导组织再生的功能。Barboza[52]的犬牙槽嵴缺损修复实验，也说明此膜是一种良好的屏障膜，具有引导骨再生功能。

4）聚羟基丁酸酯（polyhydroxylbutyrate，PHB）膜。

PHB 是原核微生物在碳、氮营养失衡的情况下，作为碳源和能源贮存而合成的热塑性聚酯。广泛存在于微生物细胞，可作为营养物质和能量储存参与细胞的新陈代谢。包崇云等[53]用PHB作为引导组织再生膜材料植入动物肌肉内观察其组织反应，发现PHB膜有良好的机械强度和组织相容性。该膜的缺点是体内降解相当缓慢，易引起异物作用及其他不良反应。

5）壳聚糖膜。

壳聚糖的主要成分是氨基多糖，与人体细胞外基质结构相似，降解后能与组织整合，降解产物无致敏、致畸及炎症反应。因具备溶解性、黏性、可剪切性、亲水溶胀性、成膜性、生物降解性和良好的生物相容性，其作为一种新型生物高分子材料，被广泛应用在医学领域，如组织工程支架、药物缓释载体分离膜和抗菌涂料等。然而，壳聚糖在医学领域的应用，不单纯依赖其理化性质和生物性能，更多是其优异的生物学功能。壳聚糖主要的生物学功能为调节细胞生长、抑制微生物生长、促进凝血及加快创口愈合。壳聚糖可以维持成骨细胞外基质蛋白的表达，能加速伤口愈合和促进骨缺损愈合。许多研究者将壳聚糖与胶原、明胶、透明质酸、羟基磷灰石等材料，以不同比例通过不同结合方式制成复合材料，以期提高可吸收膜的生物性能。Shin等[54]将制备的壳聚糖纳米纤维膜植入兔颅骨内10 mm直径缺损处，4周时已有新生骨长入缺损处，6周后膜形态及膜下空间保持完整，显示壳聚糖膜具有促进骨生长的性能。Kuo等[55]通过大鼠体内实验发现壳聚糖膜覆盖组与空白对照组相比较在软组织与骨组织之间有明显的空间界线，且缺损处可见新生骨组织。王新木等[56]在犬胫骨上段制作洞穿性骨缺损，分别覆盖几丁质膜、聚四氟乙烯膜及钛网加强的聚四氟乙烯膜，不覆盖膜做空白对照，术后2周、4周、8周、12周取材，通过组织学及新骨形成量来观察骨再生情况，比较不同膜材料引导骨再生的效果，结果表明几丁质膜、聚四氟乙烯膜及钛网加强的聚四氟乙烯膜，均能引导骨再生。而王新木等[56]在家兔背部肌肉内埋植几丁糖（壳聚糖）风干膜，几丁糖冻干膜，几丁糖胶原复合膜、混合膜及冻干膜，结果显示家兔背部的膜植入区肌肉组织未见明显炎症反应。膜材料在家兔体内植入后6个月吸收率大于50%，3个月吸收率不到20%，可见壳聚糖膜有较好的组织相容性，在家兔体内可保持形状基本完整达3个月以上。良好的组织相容性及适宜的降解性表明壳聚糖已达到引导骨再生膜的基本要求。另外，也有研究者发现表面有壳聚糖涂层的钛钉植入兔胫骨后，金属与骨结合处可见编织骨形成，少见感染，成骨效果与钙磷酸盐涂层钛钉和无涂层钛钉相似。

壳聚糖与胶原、二氧化硅、羟基磷灰石等混合，制成的复合膜具有良好的生物相容性，能促进细胞的黏附移行和分化增殖，并具有良好的促进骨再生能力。王新木等[56]将几丁糖与胶原混合制备可吸收膜，同时评价膜的物理性能。根据制备方式不同，分为风干复合膜、风干混合膜和冻干膜。通过膜表面结构成分、吸水性以及抗张强度的测定，结果表明风干复合膜质地不如风干混合膜和冻干膜均匀，且胶原量及膜厚度的增加可使膜更均匀。根据表面结构测定，风干复合膜表面不平整无孔隙，风干混合膜和冻干膜表面均匀多孔。冻干膜的吸水性较其他两种膜高。同样成分的风干膜抗张强度无明显差异，但均大于冻干膜，胶原比例越高，膜强度越大。Lee 等[57]分别将纯壳聚糖膜和壳聚糖与二氧化硅混合制成的复合膜，覆盖在小鼠颅顶骨缺损处，3 周后发现新骨生成率复合膜组明显高于单纯膜组，组织形态分析可见复合膜较单纯膜有明显的生物降解现象。Cheng 等[58]将纳米羟基磷灰石与壳聚糖混合制成复合膜，通过细胞培养发现此复合膜不影响细胞的形态、生长活力和增殖，有很好的生物适应性，认为这种复合膜是较有应用前景的可吸收生物膜。Jiang 等[59]将纳米羟基磷灰石加入到壳聚糖羧甲基纤维素复合膜内，通过机械性能、吸水膨胀性能、降解性能和生物活性等体外实验发现复合膜内加入 40% 质量分数的羟基磷灰石后，具备最好的机械性能，GBR 的性能高于不添加羟基磷灰石的单纯壳聚糖羧甲基纤维素膜。Krzesińska 和 Majewska[60]将壳聚糖和碳化生物质合成一种可降解的生物复合材料，这种材料密度小、孔隙率高并且弹性模量高，膜表面的电导率也得到提高，这些性能的改进有助于壳聚糖膜的进一步研究。

复合生长因子的可吸收多孔膜为自体组织的再生起支架作用的研究中，BMP 是近年来研究较多的生长因子之一。杨小竺等[61]用羟基磷灰石、壳聚糖/羟基磷灰石及壳聚糖/羟基磷灰石/BMP 三种材料修复兔颅顶骨缺损，结果显示壳聚糖/羟基磷灰石/BMP 复合物比另外两种材料具备更好的成骨活性。Canter 等[62]的研究发现复合 BMP 的壳聚糖膜在骨再生的各个阶段都有明确的诱导效应，其效果与作为骨再生金标准的自体骨移植相似，并在 15 天之内显示出优于自体骨移植的诱导骨再生效果。而 TGF-β 没有明显的诱导骨再生作用，且同时使用 TGF-β 和 BMP 共同作用并未获得相互促进的诱导效应。近年来研究发现肝素具有明显促进组织再生的效应，因为其具有稳定和激活生长因子的作用。Engstrand 等[63]将肝素和壳聚糖混合制成凝胶和膜并混合不同剂量的 BMP-2，分别注射或植入大鼠体内。结果显示肝素/壳聚糖复合物降解时间长，有效促进骨再生，伴随着壳聚糖的降解，BMP/肝素持久缓释，在肝素的刺激下 BMP 发挥更强的诱导骨再生活力。Konas 等[64]将壳聚糖和 BMP-2 混合制成凝胶用于牵张成骨实验，复合物具有显著的诱导成骨作用，并且壳聚糖微粒充当骨细胞外基质成分与组织结合。

壳聚糖有明确的诱导骨再生能力，可应用于 GBR 技术中，作为即刻种植和修复骨缺损的治疗手段。但单一的壳聚糖诱导能力有限，并存在自身性能的不足，可采取与其他材料混合制成复合物的方法，这样既能最大程度地应用壳聚糖良好的生物性能，又可以弥补单一材料性能上的缺陷。对于近年来研究较多的壳聚糖复合生长因子制成的 GBR 膜，动物实验也证明其对骨再生的有效诱导作用，但在投入到临床试验和使用之前，还有很多问题需要解决：目前已经明确的具有促进组织再生作用的生长因子有多种，哪种或哪几种生长因子与壳聚糖复合可以达到最有效的诱导骨再生作用；壳聚糖复合膜上不同生长因子的最低有效浓度；壳聚糖复合膜的降解时间，这直接影响生长因子的释放速度；壳聚糖复合膜的韧性及硬度调节到满足维持膜下骨缺损空间和骨缺损修复时间的需要；壳聚糖膜表面形态的处理。

以上问题的解决，有利于完善复合生长因子的壳聚糖生物膜的诱导骨再生效果，并为临床试验提供依据，也是未来一段时间的研究重点。近年来，采用静电纺丝技术制备的纳米壳聚糖，因其具有纳米材料独有的比表面积大及孔隙率高等特性，被广泛应用于 GBR 膜的研制中；壳聚糖衍生物具有不同于壳聚糖的生物学特性，已经成为近年来的研究热点；壳聚糖可以作为各种生长因子的载体，使具有骨诱导作用的成分在体内缓慢释放，维持长时间有效浓度[58]。将组织工程、纳米技术和药物缓释技术相结合的思路应用在壳聚糖 GBR 膜的研究中，有效地从根本上解决骨缺损修复重建问题。

6）海藻酸钙膜。

Ishikawa 等[65]在大鼠实验中将海藻酸钠水溶液充满骨缺损，然后滴加氯化钙水溶液，在表面形成海藻酸钙膜，腔内充满海藻酸钠水溶液，证实海藻酸钙膜可以作为引导组织再生的屏障膜。黄剑奇等报道，以家兔为研究对象，比较海藻酸钙膜和胶原膜在骨缺损中的应用，结果显示海藻酸钙膜比胶原膜效果好，组织反应过程短、程度轻，能更快地促进骨缺损的愈合，在实验中，海藻酸钙膜的吸收时间为 4~6 周。可吸收膜的最大优势是，不需要二次手术取出屏障膜，这些膜材料的终产物是机体正常的成分。可吸收膜的降解速度取决于膜的来源及材料的制造技术。

7）矿化胶原膜。

矿化胶原膜主要由 I 型胶原和纳米羟基磷灰石有序排列组成，具有与天然骨一致的物质组成和微观结构，材料可被降解吸收，并同时引导骨再生修复。孙翼等[66]以 12 只杂种犬拔除下颌双侧第三前臼齿 24 个牙槽窝为研究对象，探讨了新型复合矿化胶原膜用于犬拔牙位点牙槽嵴保存实验研究的可行性，研究结果表明：新型复合矿化胶原膜可起到减缓牙槽嵴吸收、诱导新骨再生、保存牙槽嵴的作用。矿化胶原膜可单独作为引导骨再生膜使用：不规则缺损部位骨壁的贴附；关节融合；脊柱融合，包括椎旁融合、椎间融合、横突间融合等；新鲜骨折内固定术中骨折线的修复；骨折延迟愈合或不愈合，复合骨髓植骨；其他需常规植骨的手术。

2. 膜引导骨再生的作用机理

机械屏障作用；提供稳定的成骨空间；促进骨微循环系统重建；引导及诱导作用；参与机体代谢调节；载体作用；保护血肿的作用。

3. 问题与展望

（1）膜与膜下充填物的联合应用

由于膜的可降解性，加之临床需要膜有一定的柔韧性，膜下间隙的保持即受到影响。膜易受周围组织压迫发生变形，使膜下间隙缩小，成骨量减少。因此，膜与膜下充填物联合应用保持膜下间隙有一定的临床效果。膜下充填物有自体骨、异体骨、煅烧骨、羟基磷灰石等，这些材料中，自体骨来源有限且需手术取骨，异体骨有排斥反应，羟基磷灰石等无机材料也有各自的缺点，需进一步完善研究。

（2）膜材料研制方面

1）功能性复合膜。

将特定生长因子与 GBR 膜结合，用于治疗骨缺损和骨折是 GBR 膜研究的新方向，现已从骨愈合部位鉴别出几种能促进生长的物质，有骨形态发生蛋白（BMP）、转化生长因子（TGF）、碱性成纤维生长因子（bFGF）、胰岛素样生长因子（insulin like growth factor, IGF）等。Luca 等发现，在骨折愈合过程中，BMP 通过刺激软骨细胞增殖促进骨愈合[67]。将血小板衍生生长因子加入到多孔的聚乳酸膜中引导骨再生，在治疗鼠的颅盖骨缺损中取得一定效果。

2）生物复合膜。

将壳聚糖与海藻酸钠复合，浸泡至饱和的湿态膜，其拉伸强度增加，弹性模量成倍增大。有机-无机相的复合，不但可提高膜的强度，且无机相羟基磷灰石或磷酸三钙具有良好的骨诱导能力，可促进骨组织的再生，在有机-无机复合膜材料的研究中，解决两相的结合问题，膜柔韧性、膜降解速度与骨组织再生的协调问题，是这类膜的主要研究方向。

3）组织工程研究。

经体外扩增大量具有成骨活性的细胞作为种子细胞，以多孔材料作为细胞外基质，在体外共同构建细胞-材料复合物，是一种逐渐成熟的骨组织工程的研究方法。多孔材料中携带的大量种子细胞，在骨缺损的愈合中起到了重要的作用，这些细胞经体外研究表明具有一定的增殖能力，在很大程度上促进了局部骨缺损的成骨。但目前仍需对膜材料进行进一步的加工处理，以提高其亲水性及细胞黏附性；研制与细胞具有良好亲和性的 GBR 膜支架材料是此类 GBR 膜的研究重点。

5.3　牵张成骨术

牵张成骨术是近年来在颅颌面外科和整形外科领域发展的一项新技术，是通过对切开后的骨段施加特定大小的牵张力，使骨骼间隙内再生新骨以延长或扩宽骨骼，达到矫治骨骼发育不足或修复骨缺损的一种外科技术。颌骨牵张成骨术是由肢体长骨牵张成骨术发展而来，它的出现和应用为常规临床技术难以矫治的诸多复杂牙颌面畸形的矫治开辟了新的思路和途径。

5.3.1　颌骨牵张成骨术的发展及临床应用

1. 颌骨牵张成骨术的发展史

牵张成骨术雏形出现在 20 世纪初期，意大利学者 Codivilla 首次在斜行切开股骨后通过外部骨骼牵张实施下肢延长。随后，Magnuson、Putti、Haboush 和 Finkel-stein 等外科专家，通过其他术式和方法尝试对 Codivilla 的"持续牵张"外科方法进行某些改良。俄罗斯学者 Ilizarov 于 20 世纪 50 年代进行大量的实验研究和临床研究，使牵张成骨术成为一项可以成功应用的临床技术。通过 30 多年的研究，Ilizarov 奠定了牵张成骨的理论基础，并提出了一系列临床应用的基本原则和技术细节，使牵张成骨术被世界各国学者所认识[68]。

颌骨牵张成骨术是由肢体长骨牵张成骨术发展而来。文献记载显示[69]，最早颅颌面牵张成骨病例报道，见于德国著名口腔颌面外科医生 Wassmund 出版的《口腔颌面外科》，书中描述了 1927 年 Rosenthal 用牙支持式口内弹簧牵张装置成功矫治 1 例小下颌畸形病例。1973 年美国学者 Snyder 首次报道成功应用外置式牵张器牵张成骨修复一只犬半侧下颌骨长约 15 mm 的骨质缺损。不久之后，Michieli 和 Miotti 应用内置式牵张器牵张成骨延长两只犬的下颌骨。1976 年美国著名外科学者 Bell 和 Epker 报道成功应用牙固定式牵张装置进行牵张成骨扩宽上颌腭部以矫治横向发育不足畸形。1990 年 Guerrero 首次成功应用自制内置 Hyrax 式颌骨牵张装置扩宽 11 例患者宽度不足的颏部[70]。由于颅颌面骨解剖结构的复杂性及其对颅颌面容貌的重要性，真正意义上的颅颌面牵张成骨临床应用，则由美国著名整形外科学者 McCarthy 首次报道，1992 年他成功应用口外牵张装置牵张成骨矫治 4 例半侧颜面发育不足患者[71]。随着 McCarthy 的成功报道，牵张成骨术随后逐渐被临床广泛于下颌骨的延长、扩宽以及牙槽骨增高等。但由于 McCarthy 所报道的病例均采用口外牵张术，在牵张过程中导致颜面部皮肤瘢痕形成且极有可能导致面神经下颌缘支损伤等并发症，许多学者对该技术心存疑虑。1995 年

McCarthy 在美国，Wangerin 在德国，各自先后设计出了可以通过口内入路安放的颌骨牵张器，从而开启了内置式颌骨牵张成骨的新阶段（图 5.4 ~ 图 5.6）。

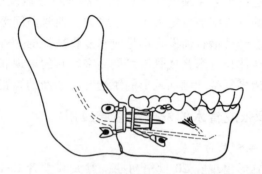

图 5.4　牵张器平行于殆平面示意图

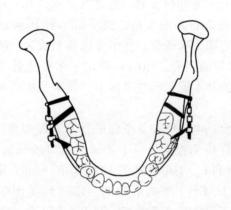

图 5.5　双皮质骨螺钉固定牵张器示意图

2. 颌骨牵张成骨术的临床应用

（1）颌骨牵张成骨术的临床经过

颌骨牵张成骨术在临床上从截骨、安放牵张器，到完成牵张成骨、拆除牵张器，一般有三个临床分期：间歇期、牵张期和稳定期。间歇期是指从安放牵张器到开始牵张的时间，一般为 5~7 天。根据临床经验成人患者间歇期在 7 天左右。儿童患者特别是年龄较小（4~6 岁）者，间歇期可适当减少，一般为 3~5 天。牵张期是指每天按照一定速度和频率进行牵张达到设计牵张幅度所需要的时间，牵张期的长短依据术前设计的牵张幅度而定，如计划牵张 25 mm，牵张期即为 25 天。稳定期是指从完成牵张后到拆除牵张器这段时间，稳定器要明显长于间歇期和牵张期，上颌骨为 4~6 个月，下颌骨

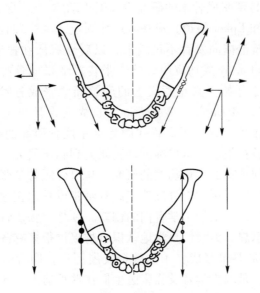

图 5.6　牵张器的前翼弯成台阶状示意图

为 3~4 个月。

（2）颌骨牵张成骨术的适应证

小下颌畸形；半侧颜面发育不全综合征；上下颌牙弓重度狭窄；下颌骨缺损、缺失的牵张成骨重建；垂直牵张成骨；上下颌骨发育不全的牵张成骨；颞下颌关节成形术的同期牵张成骨关节重建；颅颌面畸形综合征。

（3）颌骨牵张成骨术的并发症

伤口感染；牵张过程中创口裂开；牵张过程中牵张器脱落、断裂；过早骨化；纤维连接；口外入路的颌骨牵张成骨术会导致皮肤瘢痕形成，影响美观，并影响患者的日常生活，可能损伤面神经下颌缘支；下颌骨牵张成骨过程中，有可能损伤下牙槽神经血管束，亦可能对颞下颌关节造成影响。

3. 哲学思考

学者和临床医生共同推动着颌骨牵张成骨术的发展。事物发展的道路之所以是曲折的，是因为任何事物的发展总要经历一个由小到大、由弱到强、由不完善到完善的过程。渐进形式和跃进形式的统一，是颌骨牵张成骨术发展的趋势。技术发展是连续性与间断性的统一，表现为渐进形式和跃进形式。渐进形式和跃进形式是相互依赖和相互转化的，都是技术发展不可缺少的形式。这一点在颌骨牵张成骨术发展史上有明显的体现。尽管 1927 年 Rosenthal 用牙支持式口内弹簧牵张装置成功矫治 1 例小下颌畸形病例，但在随后的数十年颌骨牵张成骨术领域却是空白[72-74]。20 世纪 70 年代，美国学者 Snyder 等对颌骨牵张成骨术的研究也仅限于动物[75]。尽管 1976 年美国著名外科学者 Bell 和 Epker 报道，成功应用牙固定式牵张装置进行牵张成骨扩宽上颌腭部，以矫治横向发育不足畸形，以后也有散在报道，但直到 20 世纪 90 年代初，McCarthy 成功应用口外牵张装置牵张成骨矫治 4 例半侧颜面发育不足患者，才开始了真正意义上的颅颌面牵张成骨术的临床应用[76]。特别是在 1995 年，McCarthy、Wangerin 各自先后设计出了可以通过口内入路安放的颌骨牵张器，开启了内置式颌骨牵张成骨研究的新时代[77]。从技术领域的空白到散在报道，从单纯的动物研究到临床研究，从最初的个案报道的初探性研究到现在的大量病例的研究，从口外颌骨牵张术到内置式颌骨牵张成骨术，这些发展历程充分反映了颌骨牵张成骨术正逐渐走向成熟。颌骨牵张成骨术的改进，依赖于学者们的创新。颌骨牵张成骨术的发展史中渗透着丰富的哲学思想，为我们科学地认识事物提供很多有益的启示。

纵观 20 世纪颌骨牵张成骨术的整个发展历程，颌骨牵张成骨术之所以能得到迅速发展，是因为学者及临床医生们在继承前人或他人所创造的成果的基础上不断地创新，是在创新指导下的继承。"继承-创新-继承"循环往复、反复交替、无限发展推动颌骨牵张成骨术不断前进。经过学者及临床医生共同努力，颌骨牵张成骨术得到逐步完善，逐步解决了以往常规外科术难以获得满意疗效的一些临床难题。颌骨牵张成骨术迅速成为国际口腔颌面外科界以及整形外科界的研究热点，被认为是 20 世纪口腔颌面外科领域最重要的新进展。

5.3.2　颌骨牵张成骨术治疗陈旧性下颌骨骨折

面部骨折未得到及时有效的治疗，会造成骨折移位愈合伴面部畸形，并极大地增加了治疗的难度。随着交通事故和暴力事件的频发，因为对神经外科和骨科病症的处理而延误了颌面外科专科治疗，或颌面外科的治疗不当导致颌面部陈旧性骨折伴面部畸形的患者明显增多。资料显明，有运用颌骨牵张成骨术治疗 2 例陈旧性下颌骨骨折患者，取得较满意的效果，现报告如下。

1. 资料与方法

某科从 2008 年开始将颌骨牵张成骨术应用于临床，在此选用单向的下颌骨内置式牵张器治疗 2 例陈旧性下颌骨骨折患者。

病例 1

男，35 岁，因车祸致双侧髁突及右下颌体粉碎性骨折伴多根肋骨骨折，于当地乡镇医院治疗肋骨骨折并做颌间结扎及颅颌固定治疗髁突及右下颌体骨折。术后 2 个月即出现咬合不适，并逐渐加重，6 个月后到该院就诊，以右下颌骨骨折移位愈合入院。

检查患者：颏右偏，右下第一、二前磨牙缺失，缺牙间隙明显缩小，整个下颌牙弓变窄，右后牙正锁𬌗，前牙覆盖 8 mm，前牙开𬌗，上颌牙列整齐，张口度 3.0 cm。下牙槽神经和舌神经、颊神经阻滞麻醉后，右下颌前庭沟处做切口，翻起黏骨膜瓣，见颏孔周围均有骨痂，凿去部分骨痂，在颏孔两侧位于下牙槽神经管下方约 5 mm 处安置骨牵张器，并于骨牵张器两脚之间及颏孔前 2 mm 处，用来复锯垂直锯开移位愈合的下颌体，操作中防止舌侧黏膜的撕裂，冲洗创面缝合伤口。

术后下唇无麻木感，术后第 6 天将骨牵张器每日加力 3~4 次，每次 0.25~0.4 mm，1 mm/天，牵张第 6 天摄 X 线片，未见骨牵张器两脚固定螺钉周围有皮质骨的吸收。加力牵张共 12 天，牵开约 12 mm 后牙恢复正常咬合关系，前牙有接触，骨牵张器保持 8 周，咬合关系基本正常。

病例 2

女，19 岁，因下颌骨骨折未处理影响进食 1 年入院。

检查患者：患者不慎从四楼跌下，左股骨中段骨折及面部受伤，在当地医院行左股骨中段骨折切开复位内固定术及左下颌骨颏孔区骨折清创术，术中未做下颌骨骨折复位内固定。术后自感咬合差，影响进食。经检查，患者面部不对称，颏部偏向左侧，上颌前牙已缺失，下颌牙弓明显变窄。在局麻下于左下颌前庭沟处做横形切口，充分暴露下颌骨移位愈合处，用矢状锯和薄骨凿凿开移位愈合的骨断端，使之完全分离，注意勿损伤颏神经、邻牙及相对的舌侧黏膜。骨牵张器的两脚分别用螺钉固定于两侧骨断端，冲洗后缝合黏膜伤口。术后 5 天，骨牵张器开始加力，直至下颌牙弓到达预期的位置，具体方法同前例。骨牵张器共加力 8 天，左下颌体延长约 8 mm，基本恢复下颌牙弓的连续性，颏部位于面中线上，面部外形改善明显。为稳定下颌体被延长后的咬合关系，加用颌间牵引。6 周后去除骨牵张器和颌间牵引，1 年后行口内缺失牙固定桥修复。

2. 结果

2 例陈旧性下颌骨骨折的病例，在做下颌骨截开术后均无手术侧下唇麻木感。置入骨牵张器后口内伤口无裂开及感染，但异物感较强，影响进食。每次加力延长骨间隙时，患者均感疼痛明显，自述可以忍受。拆除骨牵张器后，已恢复的咬合关系稳定，且下颌偏斜畸形得到明显改善。

3. 讨论

俄国矫形外科医生 Ilizarov 分析了大量临床资料，总结出被牵张的骨断端形成新骨的必备条件[78]：

1）皮质骨截断时必须尽量减少对松质骨的损伤；

2）皮质骨截断后到骨牵张器加力，中间必须有 5~7 天的间歇期；

3）骨牵张器加力不能过快，每天约延长骨间隙 1 mm，以确保骨间隙新骨的生成，防止骨断端形成骨不连；

4）用骨牵张器要用坚强内固定术固定于两侧骨断端上；

5）骨牵张器牵张到位的稳定时间，至少是骨牵张器牵张时间的 2 倍。

在患者下颌骨移位愈合处，做骨断端垂直截开术后，安置以颌骨为支持的口腔内置式骨牵张器，以延长受损伤侧的下颌体、扩展下颌牙弓、恢复咬合关系及面部外形，2 例患者均取得满意疗效。术中应注意，在截骨前就牵张器安放位置及方向做好精确准备，首先按术前设计摆放好牵张器，修改牵张器固定臂，使之完全贴合于颌骨的表面形态，然后备好至少 3 个螺孔后，再开始截骨，在做下颌骨骨断端垂直截开术时，两端邻牙的牙根周围必须保留至少约 1 mm 厚的骨壁，以确保被凿开的骨断端间隙内有足量的新骨形成。

下颌骨牵张有可能对下牙槽神经产生不同程度的影响，在牵张过程中严格控制牵张的速度与频率，以避免对下牙槽神经产生不可逆性的损伤。在牵张过程中，一旦出现下唇麻木的情况，应立即减慢牵张速度。下颌骨牵张成骨对颞下颌关节的影响是轻微的、可逆的。有研究资料表明，如控制在每天牵张 1 mm 内对颞下颌关节没有明显损伤，研究资料中的 12 例患者均未出现下牙槽神经损伤、颞下颌关节疼痛和功能紊乱症状[79]。

颌骨牵张成骨术手术创伤小，手术时间短，患者痛苦小，无需供区提供骨组织，目前已逐渐成为治疗先天性和获得性颌面畸形的首选方法。对于临床上难以达到满意疗效的陈旧性下颌骨骨折，颌骨牵张成骨术提供了一个崭新而有效的治疗手段。

5.3.3　记忆合金牵张成骨治疗颌骨缺损病例

20 世纪 90 年代初，McCarthy 等应用牵张成骨术，治疗半侧颜面萎缩患者，成功地延长了下颌骨。Chin 和 Toth 报道了 5 例牵张成骨治疗颅面发育畸形的病例，并观察牵引延长后颞下颌关节的改变[80]。胡敏等利用钛镍记忆合金制成牵张器牵张成骨，在下颌骨牙槽嵴萎缩及下颌骨缺损修复中获得成功。记忆合金牵张器不仅造价低廉，且应用简便，令患者感觉舒适[81]。有资料证明，2003 年 10 月—2006 年 3 月，应用这种牵张器治疗颌骨缺损患者 18 例，效果满意[82]，现报道如下。

1. 临床资料

（1）一般资料

本组男 14 例，女 4 例；

年龄最小 18 岁，最大 53 岁；

颌骨囊肿 5 例，粉碎性骨折 4 例，牙龈癌截骨 1 例，其他 8 例；

病程最长 15 天，最短 1 天；

骨缺损最大 6.0 cm×5.0 cm，最小 2.0 cm×1.0 cm；

术后复查时间最长 20 个月，最短 9 个月。

（2）牵张器制作

选择 0.9 mm、1.0 mm、1.3 mm 三种直径的钛镍丝加热加工成"W"形、"S"形及螺旋形。将游离端弯制形成垂直于各种形状平面的支撑脚。脚间距离 2.0~4 0 cm，然后形状记忆化处理。

（3）手术方法

依据骨缺损范围大小及颌骨连续性是否中断，可将牵张成骨方式分为三类，术中注意保护舌侧骨膜，制作成骨移动盘等原则基本一致：

1）骨缺损范围较小。

如在囊腔距离边缘 0.5 cm 处，用磨头磨除约 0.5 cm 宽骨皮质，然后在缺损距离最大处两侧骨上打孔安置牵张器。具体情况视缺损而定，一般牵张器长度小于孔间距离 1.0~1.5 cm。

2）骨缺损范围较大，但下颌骨仍保持连续。

如对于下颌牙龈癌患者，术前 X 线片未见骨质破坏，术中行块状截骨，保留颌骨下缘，在骨缺损两端距边缘 0.5 cm 处安置牵张器。

3）颌骨连续性中断。

对于粉碎骨块造成骨缺损患者，先在骨缺损两端距断端 0.5 cm 处，去除颊侧骨皮质，注意保护舌侧骨膜，然后对咬合关系将骨折断端先用钛板固定，之后安置牵张器，方法同前，缝合关闭切口。

（4）术后处理

术后给予流质饮食至拆线，并静滴抗生素，以后每隔 1 个月、3 个月、6 个月随访，并拍 X 线片观察患者局部情况及骨质形成和延长情况。

2. 结果

患者术后能进流食，全身情况良好，口内外伤口均Ⅰ期愈合拆线。所有牵张器无松脱、端裂等。X 线片示，1 个月后大部分患者出现约 0.5 cm 大小之阴影缩小区，3 个月后缺损区骨质密度增高，6 个月后整个骨缺损区关闭。拆除牵张器后骨缺损被成骨填充。

3. 典型病例

病例 1

女，45 岁，因右侧面部隆起 1 天就诊。查患者右侧面部较左侧明显隆起，范围约 7.0 cm×5.0 cm。触压口腔前庭沟隆起黏膜，无触痛，有乒乓球样感。X 线片示，有一约 6.0 cm×3.0 cm 大小之阴影，内有牙齿，入院诊断为含牙囊肿。手术完整摘除囊肿。在囊肿四周用咬骨钳去除菲薄之骨壁，至有骨松质暴露，然后在距边缘 0.5 cm 处磨除约 0.5 cm 宽之骨皮质，在近远中处安放牵张器，关闭切口。术后 1 个月复查，见有约 0.5 cm 新骨形成，2 个月后腔阴影模糊，5 个月后骨缺损被新骨取代。

病例 2

男，44 岁，因左下颌牙龈糜烂疼痛 6 个月就诊。查颊侧牙龈糜烂达前庭沟，后至皱襞前约 0.5 cm，呈菜花状。左侧颈淋巴结未触及。术前取病检诊断为左下颌牙龈鳞状细胞癌。X 线片未见骨质破坏。手术行颈淋巴结清扫。牙龈在糜烂处约 1 cm 切除，下颌骨下缘块状切除，在缺损区近、远中距边缘 0.5 cm 处去除颊侧骨皮质约 0.5 cm，安放牵张器，1 个月后复查 X 线片，见有新骨形成，3 个月后基本恢复牙槽嵴高度。

4. 结论

牵张成骨术向着内置和小型化发展是一种趋势，而目前的内置式牵张器设计制作精度要求高，造价昂贵，基层医院开展较困难，且要手动调节完成牵张过程，另外内外伤口贯通容易引起感染。胡敏等通过动物实验完成了犬下颌牵张成骨。上述资料中将钛镍合金丝制成牵张器，利用钛镍合金的形状记忆和超弹性完成牵张力的自动加载，无需外界施力，术后可完全关闭口内外切口，减少感染可能性，并提高患者的舒适性。钛镍合金良好的组织相容性已被证实，患者在使用过程中也未出现植入物排斥或全身不适。可见，这种牵张器具有很高的临床应用价值。

医用钛镍合金牵张器在低温下失去弹性，可在术中安放牵张器，采用冰水降温，然后按预先预备好的位置安放牵张器，被覆组织复温后，恢复形状记忆特性和超弹性，便产生持续的弹性牵张力，使成骨后处于一种类似发育期的生理张力，从而促进新骨形成。X 线片证实骨矿化成熟速度也较快。

综上所述，牵张成骨治疗颌骨缺损，避免了取自体骨、异体骨及成骨填充材料，减少了创伤，但牵张器设计制作复杂，价格昂贵，不能完全关闭伤口，易造成感染，不适宜基层医院开展。钛镍合金牵张器不仅很好地解决了以上问题，且可在相当的变形范围内产生相对稳定亲和的弹性拉力，而不似普通钢弹簧的弹力，随变量的增大而明量增大，且反复变形导致的永久变形量近似为零，并有很好的组织相容性，而且提供了快速牵张骨再生的可能性，非常值得推广应用。

5.4 赝复体修复技术

5.4.1 颌面部缺损进行赝复体修复的研究进展

外科重建和赝复体修复是常用的颌面部缺损的修复方法。近年来，由于先天性因素、创伤以及肿瘤等引起的颌骨和面部缺损是临床较为常见的颌面部损伤。根据统计显示[83]，我国每年因为外伤、肿瘤和先天畸形等造成的颌面部缺损的发生率为 0.24%。在战争年代，颌面部创伤在所有战伤的创伤中的比例高达 23%。颌面部损伤不但阻碍患者咀嚼、吞咽、语言等口腔功能，还会导致颌面部的畸形，影响美观，使很多患者对生活失去信心。有90%的患者因此而产生自杀的念头。外科重建虽然可以恢复或者部分恢复患者的容貌以及丧失的部分功能，但是治疗时间长，组织供区也可能坏死，很多患者身体状况多不能忍受多次手术。因为颌面部有着特殊的解剖形态和组织结构，可以采用人工材料制作的赝复体对患者进行修复，且修复体费用较低，制作过程较短，可以定期进行清洁和评估。在发达国家，颌面赝复体修复的技术已经成为口腔医学的标志性技术之一。

1. 颌面部缺损修复的分类

颌面部的修复多分为颌骨缺损修复和面部缺损修复。颌骨缺损一般分为上颌骨缺损和下颌骨缺损，在手术中根据病症涉及的范围不同，颌骨有部分切除、上颌骨半侧切除、下颌骨半侧切除，从而形成半侧缺损。因为下颌骨不固定，会受肌肉和瘢痕的牵拉而移位，故上下颌骨缺损的修复有差别。有资料显示，上颌骨缺损患者占整个颌骨缺损患者的 78.5%[84]。

2. 颌面部缺损修复的原则

颌面部缺损要尽可能争取早期修复，恢复其生理功能和面部的正常外形，还要有足够的固位力，因此赝复体设计应简单、轻巧、使用方便，保护并且利用余留牙。研究表明[85]，余留牙的数量与修复后患者的咀嚼效能呈正相关，并且与患者对修复体的满意率呈正相关；余留牙的保持率与缺损的范围呈负相关，并且与余留牙的数量呈正相关。无论是在颌骨切除手术设计中，还是颌骨缺损的修复术中，都必须高度重视余留牙的保存与利用。

3. 赝复体修复的固位技术

赝复体修复成功的基础是要有可靠的固位，这也是赝复体修复中最困难的一点。眼镜架、黏结剂、软组织倒凹和卡环等传统的固位方法效果较差，特别在缺损范围较大、剩余的支持性组织不足或者软组织挛缩等情况出现时。

（1）种植固位技术

Brånemark 首次在颅骨放置改进型的骨融合种植体，作为义耳固位，成为了颌面部缺损修复的标志性进展[86]。这种骨融合种植技术，也是目前有效且较大范围应用于赝复体修复的固位方法，因其具有良好的生物相容性，并且其紧密地结合骨组织。颌面部种植赝复体，是由置入赝复体的固位部分和植入骨内的部分组成的（图 5.7）。骨内部分植入上颌的部位往往是颧骨、残余上颌结节和残余的上颌骨，一般只需要植入 2 只骨内种植体。磁性附着、杆卡式附着和插入式附着固位法，为现有的固位部分的附着方式。其长期固位效果好，外观逼真，取戴方便，并能最大程度地扩展颌面损伤的修复范围。

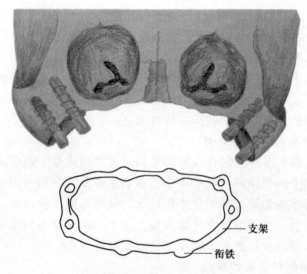

　　　　　　　　　　　　　　　　　　　　　　支架

　　　　　　　　　　　　　　　　　　　　　　衔铁

图 5.7　全上颌骨缺失颧骨植入种植体种植赝复体示意图

种植固位技术可以增强常规阻塞器的固位和稳定。当骨组织不足时，微型牙种植体（mini dentaliimpianti，MDI）较常规种植体更具有优势。最困难的是双侧上颌骨缺损的固位，必要时要联合外科方法。此技术在颜面部缺损中应用也比较广泛，应用种植支持赝复体修复大面积鼻缺损也是可靠的。林野等[87]报道，收治颌面部缺损患者 6 例，其中眼部缺损 3 例（含上下眼睑及眼球缺损），外鼻缺损 1 例，外耳缺损 2 例。一共植入 21 只长 5 mm 的口外专用种植体。6 例患者均在植入种植体平均 6 个月暴露后（最短 6 个月，最长 9 个月），制作硅橡胶赝复体。随访时间 0.5~6 年。21 只种植体骨结合良好，未发生种植体脱落或种植体周围炎。6 例患者均完成了硅橡胶赝复体修复，满意种植体赝复体固位及形态效果。

（2）磁性固位技术

磁性固位是由衔铁（软磁合金）和永磁体组成的，应用于口腔修复时，可以提供尽可能小的、外磁场良好的、耐腐蚀性和持久的固位力，体积小，操作简单，可自动复位，不传递侧向力和不需要经常调节修理，从而可以保护基牙（图 5.8）。有研究比较了磁性附着体、杆卡式附着体和球形附着体在相同牵张力作用下的压力，结果表明磁性固位的压力最小[88]。故种植磁性附着体系统，有力地拓宽了种植体和磁性固位的应用范围。王莺等[89]报道因肿瘤切除术致眼眶部缺损患者 2 例，男女各 1 例。在患者眼眶区分别植入 4 枚种植体，半年后进行二期手术，暴露种植体安放愈合基台，二期术后的 7 周开始取印模进行赝复体制作，2~3 周完成。赝复体使用专用硅橡胶材料制作，均采用磁性固位方式。修复制作的过程顺利，固位可靠，患者对外观、颜色都满意。修复术后随访多年，患者的种植体骨结合牢固，未出现种植体周围炎症反应。表明种植体支持的赝复体可以应用于眼眶部缺损的修复，而且手术创伤小，患者佩戴方便，固位可靠及外观效果满意。

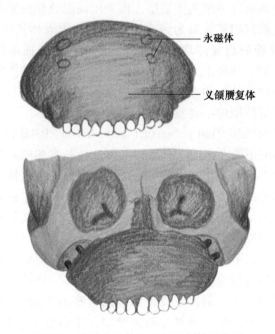

永磁体

义颌赝复体

图 5.8 带着永磁体的义颌赝复体示意图

4. 颌面部缺损赝复体的材料

依据应用部位，可以分为口腔内赝复体材料和颜面部赝复体材料。口腔内赝复体材料要有良好的耐生物老化性和生物相容性，而颜面部赝复体要求具有良好的美观仿真性能。依据材质的不同，可以分为软质（如丙烯酸酯类软塑料、硅橡胶和聚氨酯橡胶）和硬质（如聚甲基丙烯酸甲酯）。优质的颌面部赝复体，在于其使用材料的耐用性、弹性、生物相容性、颜色、质量、卫生等因素。

（1）硅橡胶

目前赝复体应用最广泛的材料，有室温硫化硅橡胶（room temperature vulcanized silicone rubber，RTVSR）、中温硫化硅橡胶（medium temperature vulcanized silicone rubber，MTVSR）和高温硫化硅橡胶（high temperature vulcanized silicone rubber，HTVSR）等。醋酸型 RTVSR 主要用于赝复体破损处的黏结、表面着色和补色、内部支架的表面处理。MTVSR 力学性能和生物安全性好，体积收缩小，可以应用于体积较大的赝复体。HTVSR 耐老化性能和生物相容性好，但是其胶料稠度和硬度较大。陈良建和黄冬梅[90]对单侧上颌骨缺损且张口不受限患者，采用分层法获取缺损区模型，对于单侧上颌骨缺损伴张口受限的患者，采用螺旋 CT 扫描数据三维重建和快速原型技术，制作上颌骨缺损区三维实体模型，再采用高温硫化法制备医用硅橡胶赝复体外囊，改良软组织扩张器为内囊采用，磁性附着体连接赝复体与义齿。随访 1~3 年，硅橡胶赝复体均固位良好，取戴方便，面部外形、语音和咀嚼功能均恢复良好，软硬组织面均无红肿糜烂。充气式硅橡胶赝复体是修复上颌骨缺损的一种比较好的方法，能较好地解决单侧上颌骨缺损伴中度张口受限患者常规赝复体固位不良及取戴不便的问题。

（2）聚甲基丙烯酸甲酯（polymethyl methacrylate，PMMA）

聚甲基丙烯酸甲酯在组成上有着与义齿基托基本相同的树脂材料，为硬质材料，仅颜色不同。采用聚甲基丙烯酸甲酯制作的赝复体，虽然有较好的色泽，但是其制作的赝复体质地较硬，仿真效果比较差，缺乏皮肤组织的柔软弹性。聚甲基丙烯酸甲酯多用于制作赝复体的框架、义眼和义耳。

（3）聚氨酯橡胶（polyurethanerubber，PUR）

根据其加工方式不同，可以分为反应注射型、热塑型、混炼型和浇铸型等类型，多采用浇铸型聚氨酯橡胶制作颌面赝复体。浇铸型聚氨酯橡胶多含双组分，其中甲组分为主剂，主要是扩链剂、液态多元醇低聚物和催化剂，另外乙组分主要是液态端二异氰酸酯预聚物，使用前要先混合甲乙两组分，继而发生反应后会生成网状弹性体或者线性体。可以通过调整两组分的混合比例调整弹性体的软硬程度。聚氨酯橡胶耐磨性能优异，但耐水性、耐光性和抗菌性差，是一种弹性聚合物。操作时应注意，硫化前的原料对操作人员的皮肤有一定刺激性。

（4）氯化聚乙烯

其颌面缺损解剖模型，可以准确记录患者所经历的组织变化，有利于短期回访时的修改和调整，而不需要重做；适用于任何类型的黏结剂，有更高的边缘强度，不容易滋生真菌，价格比硅橡胶更便宜。这些与硅橡胶相具部分优势。

现阶段，颌面部缺损赝复体修复正以功能性重建和仿真修复为研究目标，在颌面缺损修复领域不断取得重要的进展，如种植体技术的实现、颌面缺损修复的 CAD/CAM 技术、牵张成骨术修复颌骨缺损、仿真颜面部的修复材料等一系列重要的技术成果，从而使得颌面缺损赝复体修复的水平又有了进一步显著的提高。近年来，随着计算机技术的迅猛发展，三维图像信息的采集和结构重建技术逐渐被引入到颜面部缺损的领域中，为实现眼眶部缺损修复的计算机辅助设计提供可能。同时，快速原型(rapid prototyping，RP)技术特别适用于特殊形状人体器官的制造。赝复体修复体模型，即是通过三维设计的几何形态数据，经过计算机处理即可生成，可在快速原型机上加工的特定轮廓数据，并能直接制作出修复体的实物模型(CAM)。杜兵等[91]对 2例单侧上颌骨缺损患者采用 CAD 技术和快速原型技术，制作硅橡胶阻塞器，再通过临床硅胶印模制作活动支架义齿，并利用磁性附着体将两者连接。戴入阻塞器及活动义齿，检查其就位、固位和稳定情况，通过口内含水、低头鼓漱的方法，检测口鼻腔封闭性；利用分光光度法对附着体安放前后咀嚼效率进行比较。结果采用 CAD 和 RP 技术制作的硅橡胶阻塞器与口腔和鼻腔组织密贴，固位良好；安置磁性附着体的活动支架义齿与阻塞器贴合，就位顺利，固位和稳定性良好。口鼻腔封闭检查结果显示，封闭性良好，戴入义齿后无水从鼻腔流出。咀嚼效率测试结果显示，2 例患者在附着体安放后咀嚼效率都有显著提高。可见，磁性附着体的应用，可以提高单侧上颌骨缺损赝复体的固位与稳定，改善咀嚼功能。

5.4.2 上颌骨缺损赝复体修复的护理配合

上颌骨缺损是临床最常见的颌面部畸形，约占颌面部缺损的 85% 以上，多由外伤、肿瘤等原因造成，严重者可导致患者颜面部畸形、语言、咀嚼、吞咽功能障碍等。同时，颜面部的缺损不仅影响了患者的生理功能，而且给患者带来了严重的心理创伤。因此，应尽早对患者进行颌面部的修复，以最大程度改善面部外观，改善语言、咀嚼、吞咽等生理功能，从而提高患者的生活质量。在修复治疗过程中，有效的心理护理能够解除患者的心理障碍，默契的护理配合能有效地提高医疗质量，正确的口腔卫生宣教能够使患者及早适应和使用赝复体，从而达到满意的治疗效果。

1. 资料与方法

（1）临床资料

选择 2007 年 1 月—2010 年 7 月就诊的患者 21 例，均为上颌窦癌，其中男性 13 例，女性 8 例，年龄 23～68 岁。左侧上颌骨半侧切除 7 例，右侧上颌骨半侧切除 14 例。

（2）修复方法

修复前进行必要的治疗，如牙体牙髓的治疗、牙周的治疗等，并进行个人口腔卫生宣教，以利于远期赝复体修复效果。均采用赝复体方法修复缺损部位。初戴 1 周后复诊检查，以后每半年复查 1 次。

2. 结果

经随访，21 例患者赝复体固位、稳定性好，颜面部外观改善明显，均能正常咀嚼食物。赝复体舒适，患者满意度为 100%。对护士配合医生完成修复工作的满意度为 100%，其中非常满意为 95.2%，满意为 4.8%；患者心理状况明显改善为 80.9%，改善为 14.3%，无改善为 4.8%。

3. 讨论

在上颌骨缺损赝复体修复过程中，医护人员应满怀爱心与关怀同患者交流，以取得患者的信任，使患者了解并能积极配合医生进行治疗，帮助患者认识自我，增强自信心；了解患者对治疗的要求和期望值，是做好修复治疗工作的必要条件。通过健康教育和心理护理，还能激发患者的参与意识，取得患者的主动配合，从而提高生活质量。良好的心理护理与护士、医生默契的操作配合，是上颌骨缺损患者赝复体修复成功的保证。

4. 修复前的护理配合

（1）接诊护理

上颌骨缺损后常使口腔和鼻腔相通，患者不仅进食、吞咽功能产生障碍，而且语言功能也受到不同程度的损害，甚至被迫使用手势或书写方式，才能与人进行交流，这就要求护士要耐心仔细地倾听患者的病情陈述，尽可能理解患者的痛苦与前来就诊的要求和目的，使患者修复后的生活质量得到改善。

（2）心理护理

心理健康是修复治疗成功的关键因素之一。由于上颌骨缺损者生理功能产生不同程度的丧失，会使其心理产生障碍，主要表现为：丧失自尊与自信心、性格孤僻、心情沮丧；好猜疑、抑郁、焦虑；期望值过高、被迫依赖等。护士应针对患者的心理状况及需要，给予个性化的心理护理。同时，护士要在护理过程中和家属建立良好的相互信赖关系，指导患者家属为患者提供合理饮食，多与患者进行交流，鼓励患者参与，努力恢复其生理功能，提高其生活质量，使其增加自信心。

（3）口腔卫生宣教和功能锻炼

上颌骨缺损后的患者口腔和鼻腔相通，进食后口腔常存有食物残渣，嘱咐患者多漱口刷牙，保持口腔清洁，预防口腔炎症的发生，同时要加强患者张口功能的训练，以确保取印模时的精确度。

（4）物品准备

一次性口腔治疗盘、一次性口杯、一次性手套、吸唾管、高速手机、修复用金刚砂车针、适合患者口型大小的托盘、印模材、蜡片、橡皮碗、石膏调刀、酒精灯、火柴等。

5. 修复过程中的护理配合

（1）基牙预备的护理配合

将治疗椅调整至患者卧位舒适、医生操作方便的位置，调节好光源，将备好的物品就位。护士站在医生的左侧，用吸唾管及时吸走手机喷出的水和患者的唾液，使医生的视野清晰便于操作。由于患者张口时间较长，可能会出现肌肉及颞下颌关节疲劳，护士应提醒医生暂停休息片刻，并及时用手轻揉患者的颞下颌关节处，以缓解患者的疲劳。

（2）采集印模的护理配合

赝复体要求模型的精确度高，因此，护士应按照各种印模材的调拌要求，熟练地调拌均匀浓度适中的印模材，放入托盘内，传递给医生使用，托盘内的印模材应表面光滑无气泡。在量取印模材时，应根据托盘的大小取用，避免浪费，尤其在取上颌印模时，过多或过稀的印模材都会导致患者恶心、呕吐，以致无法成功采集。印模取出后检查是否完整、清晰，有无气泡，如果印模有血迹、分泌物或食物残渣，应用流动水冲去，并用气枪将多余的水分吹干，避免用石膏灌制印模时出现气泡，导致印模采集失败。

（3）取得颌关系的护理配合

安排患者就座，调整好椅位，点燃酒精灯，协助医生烤软蜡片，确定颌关系，完成后送技术室，预约复诊时间。

（4）石膏模型的灌制

应使用超硬石膏灌制，按照超硬石膏的调拌要求将石膏调匀，灌制时应少量，分次取石膏浆置于印模的腭部或下颌印模内舌侧壁稍高处，使石膏从高处向低处流入印模牙列处。用振荡机轻轻振荡托盘，防止空气或水分滞留于此处而产生气泡，然后同法逐步灌注其他部位，直到完成全部工作。

（5）认真做好器械、物品的消毒、灭菌工作，防止医源性的交叉感染。

6. 修复后的护理配合

（1）义齿初戴时的护理配合

初戴义齿时，必须严格检查义齿基托边缘和磨光面是否光滑，以免使缺损处的黏膜受伤出血。教授患者自行取戴赝复体，试戴合适时磨光消毒交与患者，并预约1周后复诊时间。

（2）赝复体使用时的注意事项

在初戴的24 h内会出现口内满胀感、唾液分泌增多、牙床压痛及发音不清等反应，要让患者明白，坚持佩戴，慢慢地这些症状将会逐渐消失，使患者具有充分的信心。如有不适及时复诊。

（3）口腔卫生的指导

每次饭后应将赝复体取出，漱口并用清水冲去食物残渣，尽量使用软毛牙刷、清水清洁基牙及赝复体，不要使用酒精等有机溶剂清洗赝复体，坚持叩齿和按摩牙龈，晚上睡觉前将赝复体清洁干净后放入清水中浸泡，使口腔中的软组织得到充分休息。定期进行牙周检查及维护，这样才能延长赝复体寿命。由于口腔内的软硬组织都在持续发生变化，因此应建议患者每年定期复诊，检查赝复体状况，必要时修整赝复体。

7. 复诊时的护理配合

仔细观察患者口腔黏膜情况，有无溃疡、糜烂、白斑等变化，仔细观察赝复体的颜色变化，表面是否有发黏、皲裂、变形等老化现象。

5.5　反求工程和快速原型修复术

快速原型（rapid prototyping，RP）技术是一种由CAD模型直接驱动的快速完成任意复杂形状的原型或零件的先进制造技术。RP技术涉及CAD技术、数据处理技术、数控技术、测试传感技术、激光技术等多种机械电子技术、材料技术和计算机软件技术，是各种高科技技术的有机综合及交叉应用。20世纪70年代以来，随着全球市场一体化的形成，制造业的竞争十分激烈，产品的开发速度日益成为竞争的主要矛盾。同时，制造业需要满足不断变化的用户需求，又要求制造技术有较强的灵活性，能够进行小批量甚至单件生产而不增加产品的成本。因此，产品开发的速度和制造技术的柔性变得十分关键。快速原型技术，就是在这样的社会背景下产生的。20世纪80年代后期，RP技术在美国首先产生并商品化。从那时起，RP技术一直以离散堆积原理为基础和特征。由于工艺过程无需专用工具，工艺规划步骤简单，总的来说，制造速度比传统方法快得多。对于大多数产品，都可以在通用的CAD软件（如solid works，pro/engineering等）上设计出它们的三维模型，求得相应的数据。另外我们还需要对已知的产品样件进行复制或仿制加工，或进行产品的再设计和改进。在某些情况下，由于存在多种需要考虑的因素，如功能、工艺、外观等，使得一些零件的形状十分复杂，很难准确地在CAD软件上设计出它们的实体模型。因此，必须先制造出产品的小比例或真实比例的实物模型，如木模、陶模等，然后测量实物模型。通过测量，获取三维实体模型数据并在计算机中处理。这就需要借助反求工程。

反求工程(reverse engineering, RE)是一门新兴学科，它在产品快速设计与快速制造方面具有重要意义。反求通过扫描现有实物，在计算机内形成实物模型，再对模型进行调整和修改，从而达到设计目的。快速原型是在计算机的控制下，根据物体的CAD模型或CT数据等，通过材料的精确堆积制造物体的数字化成型技术。RE涉及的内容比较广泛，包括几何形状反求、材料反求、工艺反求等方面。其中几何形状反求在RE技术中具有十分重要的地位和作用，它的主要任务是根据实物模型测得的数据，构造出CAD模型，继而将这些模型和设计表征用于产品的分析和制造。它可以方便快捷地提取难以用CAD设计的零件以及艺术模型的数据。快速原型制造中的反求工程，就是通过各种手段对实物进行三维测量，获得样件的数据，包括结构、功能、材料等，输入到计算机中进行处理，利用测量数据建立其三维CAD模型。借助反求工程，快速原型技术可用来快速复制实物，包括放大、缩小、修改等，也可以对已有产品进行创新设计，还可以方便地对快速原型技术本身制得的原型产品进行快速、准确的测量，用来验证由三维CAD设计而制得的零件与原设计的吻合程度，找出产品设计中的不足，重新设计，使产品更加完善。由此可见，在快速原型技术中引入反求工程，可以形成一个包括设计、制造、检测的快速设计制造的闭环反馈系统，这样能够充分发挥快速原型制造的优势，拓宽这一技术的使用范围。因此，一般的快速原型制造系统都有配套的反求工程系统。

颌骨缺损修复一直是口腔颌面外科的研究重点，目前常用游离骨移植、血管化骨移植及各种骨代用品植入修复。应用中存在以下问题：骨瓣塑形困难，面部外形恢复不理想；后期义齿修复困难，咀嚼功能差；手术时间较长等。快速原型技术所具有的快速性、准确性以及擅长制造复杂实体的特点，使该技术在颌骨替代物的形状匹配中具有独特的优势。由各种原因引起的颅颌面缺损，都因其丑陋面容严重影响患者的生活质量，并导致心理障碍，且颌骨缺损常有颌骨移位、咬合错乱、牙列缺失等，影响患者的口颌系统功能。目前，临床上虽可通过多种方法恢复面部形态，但采用现有的修复方法均不能达到理想的个体颌骨形态，只能大致恢复面部形貌，特别是不能为牙列缺失修复创造必要的条件，直接影响口腔功能的重建。

利用反求与快速原型技术的快速性、准确性,以及擅长制造复杂实体的特点,将其运用于颌骨缺损的修复,采用个体化设计和个体化制造的理念和手段,在精确修复缺损、恢复外形的基础上,通过在修复体上设计的义齿固位装置进行牙列修复,探索一种既能获得满意的面部外形,又能恢复功能的颌面缺损修复手段,可为颌骨缺损形态与功能的仿生修复提供一条新的思路,为解决颌骨畸形、缺损修复中的难题奠定基础。

1. 临床资料

6 例下颌骨疾患患者,男性 3 例,女性 3 例,年龄 19~42 岁。

2. 治疗程序

(1) 修复体三维数字模型的获得及实体化

行颌面部螺旋 CT 扫描获得图像并下载,将数据转换并行三维重建获得数字化的颌骨模型。对需切除部分下颌骨的患者,按照手术设计在数字模型上切除病变区下颌骨,获得缺损下颌骨的模型;对下颌骨缺损患者直接形成缺损下颌骨数字模型。调整点云数据的位置和角度,通过数据的镜像对称形成缺损区的数据资料,再进行修复体的曲面设计与修饰,然后通过快速原型技术进行修复体的实体化获得树脂模型,最后包埋铸造形成钛修复体并进行后处理(含修复体的清洗、钝化和义齿固位装置的制备)。

(2) 修复体的植入

全麻下制备受床以容纳修复体,注意勿与口腔相通。支架内用碎松质髂骨充填,牙槽嵴面由薄层皮质骨覆盖并用种植体固位。健侧需做颌间结扎以防止咬合错乱,检查健侧咬合关系无误后,用双皮质螺钉将延伸板与下颌骨残端固定。术后常规应用抗生素预防感染,辅助颌间牵张 2~4 周。

(3) 义齿修复

种植义齿修复一般在半年后进行。程序与常规种植义齿修复相同。

3. 治疗结果

术中修复体就位顺利,延伸板与骨面贴合。术后面部外形满意,咬合关系良好,张口时下颌偏斜得到纠正。术后随访(随访 39~68 个月,平均 50 个月),复查 X 线片,头颅后前位、颅基位及全口曲面断层片显示修复体固定良好无松脱,外形对称。种植二期手术时,见修复体牙槽嵴面的植骨块致密坚实,与种植体结合紧密,种植体牢固无松动,基台穿龈后与对颌牙的位置关系理想,义齿修复效果满意。1 例完成义齿修复的患者,因顽固性种植体周围炎继发感染在修复完成 16 个月后去除修复体。

4. 讨论

准确恢复颌骨的完整性和美观的面部形貌,重建良好的咀嚼、语言、吞咽等功能,是下颌骨缺损治疗的目标。多年以来,人们在基础实验和临床研究方面做了许多尝试，自体骨移植仍然是目前治疗下颌骨缺损的主要手段。一般范围小的缺损采用髂骨、肋骨移植，均可以获得较好的外形修复。但对于下颌骨这一对称性器官来讲，大范围的特别是涉及弯曲部位(如颏部及下颌角)的下颌骨缺损，采用髂骨移植难以获得满意的外形，主要因为髂骨的外形与颌骨不匹配，手术中需要花费大量时间对移植骨进行塑形和拼对。且无论采用何种方法进行缺损修复，植入物的成型均带有一定程度的主观性，很难恢复到左右对称的正常面型。而且自体骨移植后，尽管恢复了下颌骨的连续性，但是常常因骨量和形态的限制，牙槽突形态不能恢复，没有适合义齿功能性就位和固位的牙槽突，口腔功能难以得到重建。虽然目前可在植骨修复缺损的同期或二期植入种植体，临床实践中常存在着同期种植时种植体的位置与方向在术中难以准确把握，影响最终义齿修复效果；二期植入种植体又有治疗周期长、患者缺牙时间长等不足。此外，现有的修复手段均存在创伤大、难以达到外形与功能俱佳的修复效果的缺点。植骨块离体时间长，直接影响修复质量。吻合血管的骨移植亦存在此类问题，且创伤更大、手术时间长、技术要求高、推广受限。因此，寻求外形与功能相协调，同时创伤尽可能小、时间尽可能短的修复方法，是颅颌面畸形与缺损修复的方向。

反求技术应用在颅颌面修复方面，主要是因为颌面部器官多呈对称性，对于一侧器官缺损可以通过对侧数据来对缺损进行重建，能保证面部双侧的对称性。对于跨过中线区的缺损，可以通过剩余颌骨的外形曲线计算出颌骨整体的曲线，进一步恢复颌骨的形态。还可以对模型进行快速、准确地测量，找出设计中的不足进行修改，特别是对颌骨重建后种植体位置及方向的确定，可以有一个直观的概念。因此，采用这一技术进行颌骨缺损的功能重建，从初步临床效果看，在形态与功能重建两方面都具有很大的优势，特别是在手术中省去了修复体塑形的过程，大大节省了手术时间。当然，上述结果表明，尽管此方法很好地恢复了患者的外形与功能，但随访时间相对较短，最长的也仅68个月，完成义齿修复的患者仍有潜在感染的风险。从该研究中取出修复体的患者临床检查看，修复体牙槽嵴面的骨质已在缺损区形成完整坚实的骨桥，但修复体内部仍有部分由纤维组织充填，表明修复体本身对其内部骨移植后再血管化有影响。因此，有关修复体再优化和促进移植骨再血管化的问题，还需要深入研究。是否会有其他并发症还需要更长时间的观察。同时，能应用生物活性材料制造修复体，并结合组织工程方法减少甚至不需自体取骨，将是今后研究的方向。反求结合快速原型能够完成颌骨缺损修复体的设计和制造，提高手术精度，节省手术时间，在颌骨缺损的个体化和定制化修复中有独特的优势。

5.6　3D 打印修复术

5.6.1　3D 打印技术在医学中的应用进展

三维打印(three dimensional printing, 3D printing)技术是一种快速原型技术，它以数字模型文件为基础，运用粉末状、液态金属或塑料等可黏合材料，通过逐层打印的方式快速制造所需实物。在 1984 年，Hull[92]首次利用计算机建模并打印出三维实体，标志着 3D 打印技术的诞生。3D 打印对传统制造业生产模式的变革产生了重大影响，并逐渐向其他领域渗透。"生物制造"概念提出后，3D 打印技术开始受到医疗行业的重视，但目前在国内的发展还处于初步阶段。2015 年 8 月，我国首个儿科 3D 数字医学研究中心在上海交通大学医学院附属上海儿童医学中心成立，该中心致力于 3D 数字医学研究与 3D 打印技术的结合，表明国内医学领域对该技术的重视。

1. 3D 打印技术在医学领域的应用

(1) 医用模型

医用模型在教学中有很好的应用前景。Fasel 等[93]提出将 3D 打印技术融入解剖学教学中。他们将 3D 打印的精度较高的医用模型与影像资料、传统解剖相结合，有利于医学生对知识、技能的掌握，同时也符合外科教学趋势。同时，3D 打印模型由于高保真的特点，常应用于临床。华盛顿大学的Monfared 等[94]依靠 3D 打印技术，低成本制作出中耳模型，可有效用于外科医学生的培训，同时也可用于医生和患者进行耳部病情的交流。Sheth 等[95]针对患者的复发性肩关节前方的 Bankart 和 Hill-Sachs 损伤，打印出相应的3D 实体模型，并以此确定病灶情况，克服了传统二维成像技术在反映解剖和骨缺损方面的不足。Paeng 等[96]利用 3D 打印技术成功打印出左侧颌骨缺损男孩的颌骨模型，准确显示了骨的薄壁结构，帮助主治医师很快制定出了颌面骨修补方案。芬兰奥卢大学耳鼻咽喉科医生在 1 例复杂电子耳蜗植入术前，利用 3D 打印技术复制出患者的颞骨模型，并进行了术前模拟，降低了手术风险[97]。Olivieri 等[98]利用打印出的患者的 3D 心脏模型进行手术模拟后，成功治疗了患者的完全性大动脉转位伴皮肤黏膜发绀，显示出 3D 模型在诊治复杂先天性心脏病过程中极高的应用价值。Ripley 等[99]基于心脏 CT数据打印出的主动脉根部模型，提供了一个评估主动脉根部与植入的瓣膜间的物理相互作用的具体办法，为预测主动脉瓣关闭不全提供了新的方法。

(2) 手术辅助器械

目前依靠 3D 打印技术打印出的手术辅助器械主要集中于无生物相容性

或生物相容性较低的个体化手术导板。Chang 等[100]将氧化铁纳米粒子纳入一个可生物降解的聚合物制成的复合材料骨螺钉，该螺钉有良好的力学效应并可促进成骨。马学晓等在打印出的患者的胸骨模型上找到可能压迫到脊髓的骨折块，又打印了与患者的脊椎结构完全契合的导板，手术时将导板安置在患者的脊椎上，利用导板上预留的进钉口准确无误地选定进钉点，轻松完成了脊椎固定手术，体现出了 3D 打印导板在确定钉道方向方面的巨大价值[101]。付军等[102]利用 3D 打印技术个体化制备不同形状的骨肿瘤手术导板，在术中准确地贴附于骨表面，在确定肿瘤范围、截骨角度等方面发挥了强大的作用，提高了手术精确度并有效降低了放射性暴露。于乃春和吉光荣[103]对脊柱畸形的患者利用三维重建快速原型技术制备实物模型，通过个体化导航模板引导椎弓根置钉的方式实现了准确置钉，避免了烦琐的手术操作，明显缩短了手术时间，降低了手术风险。Lim 等[104]利用 3D 打印技术和计算机辅助设计了去骨手术导板，其能够帮助医生准确地切割去除骨段，并能够指导颏部截骨段移动到预定的位置。Ma 等[105]利用 3D 打印塑形导板成功矫正了远端尺、桡骨畸形和腕部骨折。Juergens 等[106]在下颌骨部分切除再造手术中，利用 3D 打印技术设计并制作弧形下颌牵张成骨器，很大程度上便利了手术进程。Bagaria 等[107]在治疗复杂的骨盆、髋臼及股骨内侧髁骨折手术中，发现模板除引导功能以外，还能减少术中出血及麻醉药物的使用。Qiao 等[108]将 3D 打印技术与计算机辅助技术相结合，开发出一个定制的具有长骨骨折复位功能的外部固定器，能有效解决传统手术中手术时间长、操作复杂、精度低等方面的不足，并且具有应力调整功能，可优化骨愈合。

（3）人工骨骼和支架

3D 打印骨骼符合患者需求的形状，形态拟合性较高，能有效减少局部创伤和缩短手术时间，同时可为患者本身骨细胞生长提供孔隙，有效地与患者自身骨组织建立联系，甚至打印与患者原下颌骨外形完全一致的人工下颌骨并成功植入，使患者不久便恢复咀嚼和吞咽功能。Sun 等[109]利用 3D 打印技术分别对骨盆肿瘤患者设计个体化人工半骨盆假体，在保证假体固定效果的同时，可保证髋臼部件位置与方向的准确，有利于手术的顺利进行。Benum 等[110]应用 3D 打印技术制备个体化股骨假体和股骨髓腔导向器，成功为 2 例患者施行人工全髋关节置换术。

3D 支架在临床主要发挥支撑、引导作用。Meseguer 等[111]将 3D 打印技术制备的羟基磷灰石/聚己内酯/脱钙骨基质植入兔子体内，不仅在该支架周围成功诱导骨生成，同时能够引导产生新生骨，并在一定程度上降低了免疫排斥反应。Zhang 等[112]构建了一个双关节垫片，此装置主体是一个 3D 打印出的具有特定几何形状的磷酸钙鞘和一个能提供抗生素的骨轴向水泥柱。从理论上已经证明其具有控制全髋关节置换术后感染的作用。刘阳和谭最[113]利用 3D 技术制造出了 3D 多孔性支架，并且能够人为地控制其孔隙率和孔尺寸。Xu 等[114]利用 3D 打印技术在体外成功构建了三维曲折蜂窝管支架，为人工血管的制造打下了基础。美国密歇根大学医学院的 Zopf 等[115]利用 3D 打印技术成功给 1 名先天性支气管软化症患儿移植了支气管支架。他们将 3D 打印技术设计的夹板用于支撑呼吸道，以满足患有支气管软化症的儿童的生长需要。Mohanty 等[116]以聚二甲基硅氧烷和可生物降解的聚己内酯为原料，利用 3D 打印技术打印出的双孔支架具有结构化的毛孔，利于营养和氧气的有效运输，使细胞分布均匀，提高了细胞活性和增殖能力，适合应用于大型器官和组织的制造过程。

（4）组织和器官

人工器官面临的关键问题是如何制造出能够保证营养供给和废物排出的血管系统，以及如何保证细胞在材料中的存活力。Boland 等[117]应用喷墨打印技术，将牛血管内皮细胞与藻酸盐水凝胶同步打印，形成内皮细胞-水凝胶三维复合物，扫描电镜观察发现，内皮细胞保持了良好的细胞活性。Mironov 等[118]将一层血管内皮细胞打印在基质材料上，形成了形似管状的三维结构。Wu 等[119]利用 3D 打印设备成功打印了可进出的血管网络。清华大学利用自主研发的 3D 打印技术成功打印出血管化的脂肪组织，并与动物体的血管系统相连接，为临床上修复女性乳房组织提供了方法[120]。宾夕法尼亚大学 Miller 等[121]以碳水化合物材质制成的模板，利用浇灌法等技术制成管道状血液通路。华盛顿大学 Zheng 等[122]利用类似技术制备出内皮化的微流通路。东京大学的 Huang 等[123]将肝癌细胞种植在打印出的带分支的血管系统上。Pinnock 等[124]设置了独特的 3D 打印系统，通过改变 3D 打印插入板可控制打印出的人工血管的细胞组成及壁厚，并有望用于血管修复。清华大学器官制造中心最早组装成具有分支血管系统的肝前体模型。2014 年初，爱丁堡赫瑞瓦特大学的研究人员率先研制出利用人体细胞打印人工肝组织的技术[125]。美国 Organovo 公司打印出了微型肝，该微型肝具有真正肝的大多数功能。

（5）药物

Wu 等[126]首先提出用 3D 打印技术制造可控释放药物的想法后，Katsta 等[127]和 Rowe 等[128]从材料、结构和剂型设计、制造工艺等方面，对用 3D 打印技术制造可控释放药物的可行性和实用性进行了研究，并成功制造出具有单药和多药复合释药特征的口服可控释放药片。Khaled 等[129]利用 3D 打印技术成功地制成复合多释片，内含卡托普利、格列吡嗪、硝苯地平三种药物，并为其提供了两种释放机制。这种药物有望用于有高血压的糖尿病患者。华中科技大学的余灯广等利用 3D 打印技术也成功地制备出了药物梯度控释给药系统[130]。药物转运和释放方面的研究也十分深入。Goyanes 等[131]通过实验证实不同形状的 3D 打印载药几何体在药物释放方面的不同作用。Song 等[132]研发出能够局部缓释免疫抑制剂环孢素 A（cyclosporine A，CSA）的 3D 药物载体，在一定程度上解决了 CSA 全身给药导致的不良反应。

2. 3D 打印在医学应用方面待完善之处

（1）打印材料及流程

打印材料种类少，研发难度大。比如在个体化假体制造方面，能够满足临床应用的材料仅限于金属、陶瓷和塑料，而具有良好生物相容性和安全性的生物材料，如胶原蛋白、硫酸软骨素、透明质酸和羟基磷灰石等，尚处于实验室研究阶段。在逐层打印过程中，要求用于打印的生物墨水具有不同的活性和强度，而活性与强度可调的生物墨水目前还停留在初步研究中。由于材料和设备的局限性，导致在逐层打印的过程中很容易出现后层材料堵塞前层孔隙的情况。在打印器官方面的难点，仍然是嵌入式血管和导管的打印。目前已经能够实现打印器官部分组织，使其在体内扩散、增殖、分化生成全器官。但是在打印全器官时由于耗时较长，往往出现前层细胞坏死的情况。

（2）打印产品临床应用局限

在构建内部结构复杂的组织器官时，细胞往往无法精确打印，而细胞外环境、活性因子等因素对细胞的影响也难以控制，这些势必对 3D 打印组织器官在临床上的应用造成很大的阻碍。另外，3D 打印出的人工骨骼所能承受的机械程度，是否能够满足人在正常生活中的要求？一些不必要的、但不易取出的内植物，是否能够在体内预期时间内完成降解也直接关系患者的安全。同时 3D 打印技术的复制功能，使得任何个人的身体组织有可能被成功打印。由此带来的不同个体间的器官移植等情况，是否能够保护供体和受体的个人隐私可能会引起伦理问题。

3. 总结

3D 打印医学正在快速发展，不断进化。3D 打印人工器官的研究依然是工作的重中之重。与此同时，针对不同患者的个体化手术用具的 3D 打印也逐渐受到相关学者的重视，预计在今后会有很大发展和进步。目前虽然还有一些问题亟待解决，但是 3D 打印医学的前景却十分光明。随着更安全的打印材料的发现，打印质量的提高，3D 打印技术会随着更多医务工作者的重视，进入到更多科室的临床工作中，并发挥其强大的作用，有望在一定程度上为 4D 打印（four dimensional printing，4D printing）技术在医学方面的引入提供扎实的基础。

5.6.2 3D 打印技术在颌面骨缺损修复重建的应用

颌面部具有解剖结构复杂、血管神经丰富，以及与呼吸、咀嚼、吞咽等功能密切相关的特点。该部位疾病，如肿瘤、外伤和发育畸形等导致的组织缺损变形，可引发面部畸形和功能障碍，严重影响患者生存质量和心理健康。3D 打印技术的出现开创了医学领域新天地，尤其在硬组织缺损修复重建中，直接或间接提高了手术精度，满足了微创性和个性化要求。

1. 成型技术和三维模型

通过处理 CT 数据建立患者硬组织三维数字模型，输入快速原型机，制成的 1∶1 模型与实际硬组织一致，有助于医生准确了解硬组织的细微解剖结构及病变与周围结构的关系，讨论并制定手术方案。例如可参照下颌骨镜像模型，术前预弯重建钛板，使其完全贴合于模型表面，省去术中弯制钛板步骤，减少了手术时间，同时达到理想贴合。对于相对复杂病例，可通过模型预演手术过程，比较不同手术方案的优劣，针对术中可能出现的问题进行术式调整并预测手术效果(图 5.9)。

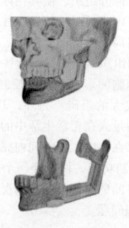

图 5.9 3D 打印下颌骨模型示意图

根据浙大一院提供的病例资料[133]，患者为左下颌骨造釉细胞瘤致面部畸形，通过手术规划系统生成病灶和健侧镜像虚拟模型，3D 打印技术制作实物模型，术前设计截骨区域，测量所需植骨长度及塑形模式，按照术前规划进行手术，术后获得良好效果。在上颌骨大型骨缺损修复重建中，孙坚[134]运用计算机辅助设计和制作技术开展模型外科，在病态三维模型上进行截骨线设计、固位等模拟手术操作，有助于术中移植骨的准确植入，避免了术后移位。同时，还可向年轻医生演示手术操作以及提供操作训练间。对于疑难重症病例，仿真模型可促进多学科诊疗模式下各科医生进行更直观有效的沟通。另外，仿真模型便于临床医生向患者解释手术计划，建立医患互信基础，从而取得患者在诊治中的积极配合与理解。

用于颌面骨缺损外科领域的3D打印技术主要有：立体光固化成型、选择性激光烧结、熔融沉积成型、三维喷印以及近年发展较快的立体喷射成型和金属激光熔融成型。熟悉各种3D打印技术的成型原理、材料、精度、表面光洁度以及力学强度等特征，有助于精确制定手术方案，保证手术效果。有研究采用立体喷射成型系统[135]，以琥珀酸树脂为成型材料，制备出用于展示组织器官内部结构的半透明模型，如根管、导管和窦道等。此外，该类模型的力学性能与骨组织相似，可作为教学模型进行手术方案设计和实施，并验证截骨线或螺钉固定后的手术效果。不同手术计划中的模型作用不同，在满足手术模拟要求下，尽可能选择低廉的成型方式，有利于模型外科的推广。如模拟植骨手术时，受区模型主要用于检验与植骨块之间是否匹配，对精度要求不高，因而可选用性价比较高的3D打印技术，如熔融沉积成型的塑料模具。

2. 基于计算机辅助设计的外科导板

结合计算机辅助设计、反求工程和3D打印技术的外科导板，可将手术规划转至实际手术中。即术前制定手术方案，设计并制作外科导板；术中将导板准确定位于受区，根据轮廓或截骨沟(槽)进行截骨，以确保肿瘤在最小范围内被扩大切除。大量临床研究表明[136]，外科导板的应用可确保肿瘤在安全边界下完整切除，并最大程度保留自体正常组织，同时大大缩短手术时间；塑形导板的应用可帮助预测手术效果。

根据术中作用不同，外科导板分为两类：截骨导板和塑形导板。根据浙大一院提供的下颌骨造釉细胞瘤病例资料[137]，有例患者行下颌骨部分切除同期腓骨瓣游离移植修复术，术前医生定制了三块导板：截骨导板、取骨导板及塑形导板。外科导板术中准确就位和稳定固位，是提高外科手术精确度的关键，但目前导板的设计尚无配套应用标准。

一般而言，理想导板由主件和附件组成，主件为就位臂或就位凹槽和固定孔；附件可为引导截骨的沟槽，或直接根据截骨导板的外形轮廓进行截骨，无需设计附件。Ciocca等[138]在外科导板的设计应用方面具有较丰富的经验，如下颌骨半侧切除术中，截骨导板通过两个分别伸向近中方向、远中方向的就位臂和一个"锚钉"精确就位于骨面，其中"锚钉"和颏孔互相匹配。再如下颌骨节段性缺损的二期重建术中，用再定位导板将三个就位臂(一个近中方向，两个远中方向)和两个再定位挡板与两残颌端骨面紧密贴合，完成两残颌端重新定位。准确就位后的外科导板通过四个固位孔(直径 2.4 mm)和钛钉固定于骨面,可防止导板松动、移位等,以免影响手术精度。

截骨导板现已逐渐应用于临床,而塑形导板的设计应用仅见于少数病例报道或小型尸体研究。目前,常用的下颌骨塑形法为"三段式"(体部-颏部-体部)塑形法,会造成下颌骨前、侧突不足等问题。针对此问题,徐立群等[139]提出"四段式"塑形法(体部-颏部-颏部-体部),以更加突出下颌骨外形弧度。

基于3D打印技术的导板外科和模型外科可促进手术的个性化和精确性,但增加了一部分用于手术辅助模具设计和制作的费用。此外,外科导板在应用中必须严格按照术前规划实施,如果术中出现某切缘阳性,则该次手术规划和导板不再适用,必须按肿瘤安全边界原则行大切除术。为避免术中出现此情况,要求临床医生必须清楚了解患者术前各项检查结果,进行手术方案,规划时严格按照肿瘤安全边界的截断要求设计截骨线。此外,应尽可能将手术时间安排在患者CT、MRI检查后的2周内,以避免肿瘤快速浸润安全边界,迫使术中更改手术方案。

3. 个性化金属植入物

颌面外科手术常需植入替代物以修复损坏、切除的组织,而其不规则的解剖结构,使得无论采用自体组织还是固定模式制作的替代物,均难以精确契合缺损部位,尤其是上颌骨缺损的修复重建。而3D打印技术可同时仿制物体内部三维结构和外部空间造型,从微观组织到宏观结构均可满足个性化修复的需求。尤其是金属3D打印技术的出现,不仅为个性化植入物提供强大的技术支持,也是其发展的巨大推力。

目前,医用植入物主要为传统工艺铸造的大块金属实体,具有质量大、结构不匹配等缺点。金属3D打印技术可实现植入物轻量化,简便地制作各种空间结构和孔隙率的多孔钛实体,使其力学性能与人体骨组织更匹配,生物学多孔表面设计更合理,工艺更精湛。Mazzoni等[140]通过比较导板引导手术和传统术式(根据CT影像进行手术)中下颌骨四个解剖位点(髁突外侧点、下颌骨正中点、下颌骨牙弓曲度和髁突空间位置)术后位置与术前规划的偏差,认为导板引导下的个性化骨板植入术,可大大缩短手术时间,提高手术精度,在髁突空间位置和下颌骨牙弓曲度上作用尤为凸显。表明个性化骨板可为髁突正常运动、上下牙列正中咬合等口颌功能重建奠定良好的解剖基础。近年来,国外学者[141]通过激光直接烧结Ti-6Al-4V粉末定制个性化骨板、个性化髁突与下颌骨骨板,进行下颌骨缺损的腓骨瓣游离移植修复术,认为个性化骨板可以避免传统手术中依赖医生临床经验反复修改调整钛板的过程，减少手术耗时，并且最大程度恢复下颌骨轮廓外形，减少术后并发症，如术中反复弯制钛板、钛板与下颌骨骨面不贴合等造成的术后钛板松动、断裂等。2012 年 2 月 5 日，比利时 Hasselt 大学 BIOMED 研究所宣布[142]，已成功为 1 例 83 岁患者实施世界首例人工下颌骨置换术，手术耗时 4 h，术后第 1 天患者便恢复部分语言、吞咽功能。该例患者的人工下颌骨是基于 MRI 数据、由高能激光烧结的纯钛超细粉末（33 层海片/1 mm）熔融成型，不仅具有髁突、下颌神经管，甚至还有种植窝等结构，净重 107 g，仅比患者自体下颌骨重 30 g。为避免免疫排斥反应，植入物表面进行了生物陶瓷涂层处理。该例手术的成功表明 3D 打印技术可用于人体骨骼和器官移植。

但是，金属 3D 打印技术目前仍处于发展初期，临床应用仅为个案报道，缺乏大量实验证据和应用评价；同时，激光快速原型术的制作工艺和应用技术相关行业标准尚未出台，无法评估激光成型过程中是否破坏植入物内部三维结构、外部精度以及力学性能（如强度、构件疲劳、断裂韧性）等。因而尚待大量生物学实验逐一明确，用以设定人体植入物的制作参数。

4. 展望

目前颌面骨缺损修复重建的 3D 打印技术已发展到一个新阶段，由最初的模型外科到目前的外科导板设计制作并应用以及已有少量研究和临床案例的个性化植入物制备，表明 3D 打印技术正影响着医学诊疗水平的发展及推广应用。但仍有许多问题需进一步探索解决，如目前对于外科导板的设计无统一规范；金属 3D 打印成品仍有很多疑问而无法放心用于临床；3D 打印技术将来能否用于生物医用高分子材料的制备；组织工程技术能否被 3D 打印技术所支持；这些技术能否为人体组织缺损修复重建提供一条光明之路；甚至能通过 3D 打印机将自身活细胞直接打印成缺损的活体组织器官，医学界面临着巨大挑战。但随着新型材料、制作技术和计算机科学的发展进步，未来有望制备出理想的"人工组织器官"并将其用于临床。

参考文献

[1] 马武秀，程迅生. 自体骨移植修复骨缺损的研究进展[J]. 中国骨与关节损伤杂志，2011，26(6)：574-576.

[2] FINKEMEIER C G. Bone-grafting and bone-graft substitutes[J]. The Journal of Bone and Joint Surgery，2002，84(3)：454-464.

[3] TANG C L, MAHONEYJ L, MCKEEM D, et al. Donor site morbidity following vascularized fibular grafting[J]. Microsurgery，1998，18(6)：

383-386.

[4] 廖宏伟, 乔治刚, 张建福, 等. 带肌蒂骨瓣移植术治疗股骨头缺血性坏死[J]. 中医正骨, 2007, 19(8): 59-60.

[5] 陈峥嵘, 陈中伟, 张光键. 腓骨移植治疗肢体侵袭性骨肿瘤和恶性骨肿瘤[J]. 中华显微外科杂志, 1996, 19(3): 161-163.

[6] KEATING J F, MCQUEEN M M. Substitutes for autologous bone graft in orthopaedic trauma[J]. The Journal of Bone and Joint Surgery, 2001, 83(1): 3-8.

[7] DE LONG W G, EINHORN T A, KOVAL K, et al. One grafts and bone graft substitutes in orthopaedic trauma surgery[J]. The Journal of Bone and Joint Surgery, 2007, 89(3): 649-658.

[8] 王铁男, 赵德伟. 胫腓骨严重开放骨折并骨缺损的修复[J]. 中国骨与关节损伤杂志, 2005, 20(9): 632-633.

[9] 杨光诗, 许扬滨. 骨髓基质干细胞及其应用研究进展[J]. 中华创伤骨科杂志, 2004, 6(7): 824-827.

[10] 李亚非, 时述山, 刘智, 等. 股骨重建髓内钉内固定与经皮注射自体红骨髓治疗股骨粗隆下骨不连[J]. 中国矫形外科杂志, 2000, 7(6): 544-546.

[11] MONT M A, JONES L C, ELIAS J J, et al. Strutantografting with and without osteogenic protein: A preliminary study of a canine femoral head defect model[J]. The Journal of Bone and Joint Surgery, 2001, 83(7): 1013-1022.

[12] 林成, 刘宝林, 刘晓辉, 等. 非血管化游离髂骨移植血供重建的动物实验研究[J]. 临床口腔医学杂志, 2007, 23(7): 387-389.

[13] 孟纯阳, 安洪, 蒋电明, 等. 带蒂骨膜包裹脱蛋白骨、血管内皮细胞生长因子复合体修复关节端缺损的实验研究[J]. 中华创伤杂志, 2003, 19(7): 413-416.

[14] 贾勇, 关玉成. 骨折后骨痂中VEGF的表达[J]. 新疆中医药, 2005, 23(5): 10-12.

[15] 谢富强, 孙健. 非血管化髂骨移植重建下颌骨缺损的临床分析[J]. 华西口腔医学杂志, 2012, 30(4): 411-413.

[16] TAYLOR G I, TOWNSEND P, CORLETT R. Superiority of the deep circumflex iliac vessels as the supply for free groin flaps[J]. Plastic and Reconstructive Surgery, 1979, 64(6): 745-759.

[17] DAVID D J, TAN F, KATSAROS J, et al. Mandibular reconstruction with

vascularized iliac crest: A 10-year experience [J]. Plastic and Reconstructive Surgery, 1988, 82(5): 792-801.

[18] HORIUCHI K, HATTORI A, INADA I, et al. Mandibular reconstruction using the double barrel fibula graft[J]. Microsurgery, 1995, 16(7): 450-454.

[19] FERRI J, PIOT B, RUHIN B, et al. Advantages and limitations of the fibula free flap in mandibular reconstruction [J]. Journal of Oral and Maxillofacial Surgery, 1997, 55(5): 440-448.

[20] WEI F C, SANTAMARIA E, CHANG Y M, et al. Mandibular reconstruction with fibular osteoseptocutaneous free flap and simultaneous placement of osseointegrated dental implants [J]. The Journal of Craniofacial Surgery, 1997, 8(6): 512-521.

[21] SCHLIEPHAKE H, SCHMELZEISEN R, HUSSTEDT H, et al. Comparison of the late results of mandibular reconstruction using nonvascularized or vascularized grafts and dental implants[J]. Journal of Oral and Maxillofacial Surgery, 1999, 57(8): 944-950.

[22] URKEN M L. Composite free flapsfibular osteocutaneous[M]//URKEN M L, CHENEY M L, SULLIVAN M J, et al. Atlas of regional and free flaps for head and neck reconstruction[J]. New York: Raven press, 1995.

[23] KROLL S S, SCHUSTERMAN M A, REECE G P, et al. Choice of flap and incidence of free flap success[J]. Plastic and Reconstructive Surgery, 1996, 98(3): 459-463.

[24] CHIODO A A, GUR E, PANG C Y, et al. The vascularized pig fibula bone flap model: Effect of segmental osteotomies and internal fixation on blood flow [J]. Plastic and Reconstructive Surgery, 2000, 105(3): 1004-1012.

[25] 闫香珍, 杨丕山. 骨组织工程技术瓶颈及其原因分析[J]. 国际口腔医学杂志, 2009, 36(1): 117-119.

[26] OEST M E, DUPONT K M, KONG H J, et al. Quantitative assessment of scaffold and growth factor-mediated repair of critically sized bone defects [J]. Journal of Orthopaedic Research, 2007, 25(7): 941-950.

[27] LEE S Y, MIWA M, SAKAI Y, et al. In vitro multipotentiality and characterization of human unfractured traumatic hemarthrosis-derived progenitor cells: A potential cell source for tissue repair[J]. Journal of Cell Physioljournal of Cellular Physiology, 2007, 210(3): 561-566.

[28]　MARCACCI M, KON E, MOUKHACHEV V, et al. Stem cells associated with macroporous bioceramics for long bone repair: 6-to 7-Year outcome of a pilot clinical study [J]. Tissue Engineering, 2007, 13 (5): 947-955.

[29]　DAI X M, ZONG X H, AKHTER M P, et al. Osteoclast deficiency results in disorganized matrix, reduced mineralization, and abnormal osteoblast behavior in developing bone [J]. Journal of Bone and Mineral Research, 2004, 19(9): 1441-1451.

[30]　BOYAN B D, SCHWARTZ Z, LOHMANN C H, et al. Pretreatment of bone with osteoclasts affects phenotypic expression of osteoblast like cells [J]. Journal of Orthopaedic Research, 2003, 2(4): 638-647.

[31]　HAN D, ZHANG Q. An essential requirement for osteoclasts in refined bone-like tissue reconstruction in vitro [J]. Medical Hypotheses, 2006, 67(1): 75-78.

[32]　CHERRUAU M, MORVAN F O, SCHIRAR A, et al. Chemical sympathectomy-induced changes in TH-, VIP-, and CGRP-immunoreactive fibers in the rat mandible periosteum: Influence on bone resorption [J]. Journal of Cellular Physiology, 2003, 194(3): 341-348.

[33]　ELMQUIST J K, STREWLER G J. Physiology: Do neural signals remodel bone? [J]. Nature, 2005, 434(7032): 447-448.

[34]　赵领洲, 金岩. 颌骨组织工程的研究进展[J]. 国外医学(口腔医学分册), 2006, 33(3): 195-197, 203.

[35]　DRAGOO J L, CHOI J Y, LIEBERMAN J R, et al. Bone induction by BMP-2 transduced stem cells derived from human fat [J]. Journal of Orthopaedic Research, 2003, 21(4): 622-629.

[36]　GRÖGER A, KLÄRING S, MERTEN H A, et al. Tissue engineering of bone for mandibular augmentation in immunocompetent minipigs: Preliminary study [J]. Scandinavian Journal of Plastic and Reconstructive Surgery and Hand Surgery, 2003, 37(3): 129-133.

[37]　ZHANG W, WALBOOMERS X F, VAN OSCH G J, et al. Hard tissue formation in a porous HA/TCP ceramic scaffold loaded with stromal cells derived from dental pulp and bone marrow [J]. Tissue Engineering Part A, 2008, 14(2): 285-294.

[38]　LEE J Y, NAM H, PARK Y J, et al. The effects of platelet-rich plasma derived from human umbilical cord blood on the osteogenic differentiation

of human dental stem cells [J]. In Vitro Cellular & Developmental Biology, 2011, 47(2): 157–164.

[39] CHENG S L, LOU J, WRIGHT N M, et al. In vitro and in vivo induction of bone formation using a recombinant adenoviral vector carrying the human BMP – 2 gene [J]. Calcified Tissue International, 2001, 68 (2): 87–94.

[40] SHIGENO K, NAKAMURA T, INOUE M, et al. Regenerative repair of the mandible using a collagen sponge containing TGF – β1 [J]. International Journal of Artificialorgans, 2002, 25(11): 1095–1102.

[41] WALBOOMERS X F, JANSEN J A. Bone tissue induction, using a COLLOSS–filled Titanium fibre mesh–scaffolding material [J]. Biomaterials, 2005, 26(23): 4779–4785.

[42] TABOAS J M, MADDOX R D, KREBSBACH P H, et al. Indirect solid free form fabrication of local and global porous, biomimetic and composite 3D polymer–ceramic scaffolds [J]. Biomaterials, 2003, 24(1): 181–194.

[43] ABUKAWA H, TERAI H, HANNOUCHE D, et al. Formation of a mandibular condyle in vitro by tissue engineering[J]. Journal of Oral and Maxillofacial Surgery, 2003, 61(1): 94–100.

[44] SCHIMMING R, SCHMELZEISEN R. Tissue–engineered bone for maxillary sinus augmentation [J]. Journal of Oral and Maxillofacial Surgery, 2004, 62(6): 724–729.

[45] ALDEN T D, BERES J, LAURENT J S, et al. The use of bone morphogenetic protein gene therapy in craniofacial bone repair[J]. Journal of Craniofacial Surgery, 2000, 11(1): 24–30.

[46] AFRAMIAN D J, CUKIERMAN E, NIKOLOVSKI J, et al. The growth and morphological behavior of salivary epithelial cells on matrix protein–coated biodegradable substrata[J]. Tissue Engineering, 2000, 6 (3): 209–216.

[47] CHANG S C, CHUANG H L, CHEN Y R, et al. Ex vivo gene therapy in autologous bone marrow stromal stem cells for tissue – engineered maxillofacial bone regeneration [J]. Gene Therapy, 2003, 10 (24): 2013–2019.

[48] HULMES D J. Building collagen molecules, fibrils, and suprafibrillar structures[J]. Journal of Structural Biology, 2002, 37(1–2): 2–10.

[49]　KARRING T. Guided tissue regeneration [J]. Advances in Dental Research, 1995, 9(3): 18-21.

[50]　PETERSON L J, CRUMP T B, Francisco R-H, et al. Influence of three membrane types on healing of bone defects [J]. Oral surgery, Oral medicine, Oral pathology, Oral radiology, and Endodontology, 1996, 82 (4): 365-374.

[51]　周磊, 黄建生, 黄云飞, 等. 钛膜引导骨再生在骨内种植体植入中的应用[J]. 中国口腔种植学杂志, 2002, 7(4): 169-171.

[52]　BARBOZA E P. Clinical and histologic evaluation of the demineralized freeze-dried bone membrane used for ridge augmentation [J]. The International Journal of Periodontics & Restorative Dentistry, 1999, 19 (6): 601-607.

[53]　包崇云, 陈治清, 欧国敏, 等. 聚羟基丁酸酯作为引导组织再生膜材料的初探[J]. 华西口腔医学杂志, 2002, 20(2): 107-109.

[54]　SHIN S Y, PARK H N, KIM K H, et al. Biological evaluation of chitosan nanofiber membrane for guided bone regeneration [J]. Journal of Periodontology, 2005, 76(10): 1778-1784.

[55]　KUO S M, CHANG S J, CHEN T W, et al. Guied tissue regeneration for using a chitosan membrane: An experimental study in rates[J]. Journal of Biomedical Materials Research A, 2006, 76(2): 408-415.

[56]　王新木, 董研, 张存宝, 等. 几丁糖胶原可吸收膜的体内埋植及降解实验研究[J]. 实用口腔医学杂志, 2010, 26(3): 298-301.

[57]　LEE E J, SHIN D S, KIM H E, et al. Membrane of hybridchitosan-silicaxerogel for guided bone regeneration[J]. Biomaterials, 2009, 30 (5): 743-750.

[58]　CHENG X M, LI Y B, ZUO Y. Properties and in vitro biological evaluational of nano-hydroxyapatite/chitosan membranes for bone guided regeneration[J]. Materials Science and Engineering: C, 2009, 29(1): 29-35.

[59]　JIANG L Y, LI Y B, XIONG C D. A novel composite membrane of chitosan-carboxymethyl cellulose polyelectrolyte complex membrane filled with nano-hydroxyapatite I. Preparation and properties[J]. Journal of Materials Science: Materials in Medicine, 2009, 20(8): 1645-1652.

[60]　KRZESIŃSKA M, MAJEWSKA J. The development and characterization of a novel chitosan/carbonised yucca (Yucca flaccida) bio-composite

[J]. Materials Science and Engineering：C, 2010, 30(2)：273-276.

[61] 杨小竺, 王琳, 宫萍, 等. 壳聚糖复合物修复骨缺损的实验研究 [J]. 实用医学杂志, 2007, 23(10)：1464-1465.

[62] CANTER H I, VARGEL I, KORKUSUZ P, et al. Effect of use of slow release of bone morphogenetic protein-2 and transforoming growth factor-beta-2 in a chitosan gelmaxtrix on cranial bone graft survival in expetimental cranial critical size defect model [J]. Annals of Plastic Surgery, 2010, 64(3)：342-350.

[63] ENGSTRAND T, VELTHEIM R, ARNANDER C, et al. A novel biodegradable delivery system for bone morpho genetic protein-2 [J]. Plastic and Reconstructive Surgery, 2008, 121(6)：1920-1928.

[64] KONAS E, EMIN M M, KORKUSUZ P, et al. Acceleration of distraction osteogenesis with drug-releasing distractor [J]. Journal of Craniofacial Surgery, 2009, 20(6)：2041-2043.

[65] ISHIKAWA K, UEYAWA Y, MANO T, et al. Self-setting barrier membrane for guided tissue regeneration method：Intial evaluation of alginate membrake made with sodium alginate and calcium chloride aqueous solutions[J]. Journal of Biomedical Masterials Research, 1999, 47(2)：111-115.

[66] 孙翼, 王程越, 王彦夫, 等. 新型复合矿化胶原膜用于牙槽嵴保存的实验研究[J]. 实用口腔医学杂志, 2016, 32(5)：645-649.

[67] 裘吉雨, 英司奇, 刘湘, 等. BMP9 转染的 hPDLSCs 与 HA-TCP 支架复合体促进牙槽骨再生的实验研究[J]. 重庆医学, 2020, 49(17)：2849-2856.

[68] 张志愿. 口腔颌面外科学[M]. 北京：人民卫生出版社, 2012.

[69] 胡静. 颌骨牵张成骨的临床及基础研究[J]. 中华口腔医学杂志, 2005, 40(1)：10-12.

[70] 周诺. 牵张成骨研究中的几个热点问题[J]. 口腔颌面外科杂志, 2011, 21(4)：229-237.

[71] MCCARTHY J G. Distraction osteogenesis on reconstruction of jaw bone defects [J]. Plastic and Reconstructive Surgery, 1992, 12(3)：239-246.

[72] 舒远招. 马克思主义哲学原理[M]. 长沙：湖南师范大学出版社, 2001：257.

[73] 桂平, 黄宇文, 白植宝, 等. 兔下颌骨牵张成骨动物实验模型的建立

［J］. 现代医院，2010，10（11）：24-26.

［74］ 冯显威. 医学科学技术哲学［M］. 北京：人民卫生出版社，2004：195.

［75］ MITSUKAWA N, MORISHITA T, SAIGA A, et al. Backward distraction osteogenesis in a patient with severe mandibular micrognathia［J］. Journal of Craniofacial Surgery, 2013, 24(5): 1653-1656.

［76］ MCCARTHY J G, SCHREIBER J, KARP N, et al. Lengthening the human mandible by gradual distractian［J］. Plastic and Reconstructive Surgery, 1992, 89(1): 1-8, 9-10.

［77］ MCCARTHY J G, STAFFENBERG D A, WOOD R J, et al. Introduction of an intraonal bone-lengthening device［J］. Plastic and Reconstructive Surgery, 1995, 96(4): 978-981.

［78］ RACHMIEL A, POTPARIC Z, JACKSON I T, et al. Midface advancement bygradul distraction［J］. British Journal of Plastic Surgery, 1993, 46(3): 201-207.

［79］ CHALIDIS B, TZIOUPIS C, TSIRIDIS E, et al. Enhancement of fracture healing with parathyroid hormone: Preclinical studies and potential clinical applications［J］. Expert Opinion on Investigational Drugs, 2007, 16(4): 441-449.

［80］ CHIN M, TOTH B A. Distraction osteogenesis in maxillofacial surgery using internal devices: Review of five cases［J］. Journal of Oral and Maxillofacial Surgery, 1996, 54(1): 45-53.

［81］ 胡敏，谢昊，周宏志，等. 应用内置钛镍记忆合金牵张器在下颌骨牵张成骨的初步研究［J］. 中国药物与临床，2003，3(6)：465-468.

［82］ 谢昊，胡敏，黄旭明，等. 应用钛镍记忆合金牵张成骨增高下颌骨牙槽嵴的初步研究［J］. 中华口腔医学杂志，2003，38(2)：106-108.

［83］ 马轩祥，赵铱民. 口腔修复学［M］. 北京：人民卫生出版社，2007：89-96.

［84］ GOIATO M C, FERNANDES A U, DOSSANTOS D M, et al. Positioning magnets on a multiple/sectional maxillofacial prosthesis［J］. Journal of contemporary dental practice, 2007, 8(7): 101-107.

［85］ 郭悦欣. 颌面部缺损进行赝复体修复的研究进展［J］. 中国医疗前沿，2013，8(5)：21-22.

［86］ DUCIC Y. An effective, inexpensive, temporary surgical obturator following maxillectomy［J］. Laryngoscope, 2001, 111(2): 356-358.

［87］ 林野，王莺，霍宏燕，等．种植固位赝复体修复面部缺损的研究
　　　［J］．中华口腔医学杂志，2006，41（2）：65-68．

［88］ 李晓烨，阎艾慧，郝帅，等．上颌窦癌上颌骨全切除即刻中空充填式
　　　赝复体修复［J］．中华耳鼻咽喉头颈外科杂志，2011，46（5）：
　　　362-367．

［89］ 王莺，林野，霍宏燕．种植体支持的赝复体修复眼眶部的缺损
　　　［J］．中国修复重建外科杂志，2005，19（4）：300-303．

［90］ 陈良建，黄冬梅．充气式硅胶橡胶赝复体修复单侧上颌骨缺损的研
　　　究［J］．口腔颌面修复学杂志，2009，10（3）：157-161．

［91］ 杜兵，陈巨峰，符志峰．计算机辅助设计与制作在磁性固位分体式上
　　　颌骨赝复体修复这种的应用［J］．中华口腔医学研究杂志电子版，
　　　2011，2（5）：178-183．

［92］ HULL C W. Apparatus for production of three-dimensional objects by
　　　stereolithography：US4575330A［P］．1984-08-08．

［93］ FASEL J A H, AGUIAR D, KISS-BODOLAY D, et al. Adapting
　　　anatomy teaching to suigical trends：a combination of classical dissection,
　　　medical imaging, and 3D-printing technologies［J］．Surgical and
　　　Radiologic Anatomy, 2016, 38（3）：361-367．

［94］ MONFARED A, MITTERAMSKOGLER G, GRUBER S, et al. High-
　　　fidelity, inexpensive surgical middle ear simulator［J］．Otology &
　　　Neurotology, 2012, 33（9）：1573-1577．

［95］ SHETH U, THEODOROPOULOS J, ABOUALI J. Use of 3-dimensional
　　　printing for preoperative planning in the treatment of recurrent anterior
　　　shoulder instability［J］．Arthroscopy Techniques, 2015, 4（4）：
　　　e311-e316．

［96］ PAENG J Y, LEE J H, KIM M J, et al. Condyle as the point of rotation
　　　for 3-D planting of distraction osteogenesis for hemifacial microsomia
　　　［J］．Journal of Cranio-Maxillofacial Surgery, 2007, 35（2）：91-102．

［97］ LÖPPÖNEN H, HOLMA T, SORRI M, et al. Computed tomography data
　　　based rapid prototyping model of the temporal bone before cochlear implant
　　　surgery［J］．Acta Oto-Laryngologica Supplementum, 1997, 117（529）：
　　　47-49．

［98］ OLIVIERI L, KRIEGER A, CHEN M, et al. 3D heart model guides
　　　complex stent angioplasty of pulmonary venous baffle obstruction in a
　　　Mustard repair of D-TGA［J］．International Journal of Cardiology, 2014,

172(2)：e297-e298.

[99] RIPLEY B, KELIL T, CHEEZUM M K, et al. 3D printing based on cardiac CT assists anatomic visualization prior to transcatheter aortic valve replacement[J]. Journal of Cardiovascular Computed Tomography, 2016, 10(1)：28-26.

[100] CHANG W J, PAN Y H, TZENG J J, et al. Development and testing of X-ray imaging-enhanced polyllactide bone screws[J]. PLoS One, 2015, 10(10)：0140354.

[101] 王哲. 3D 打印：生命的新希望[J]. 中国报道, 2015(1)：26-27.

[102] 付军, 郭征, 王臻, 等. 多种 3D 打印手术导板在骨肿瘤切除重建手术中的应用[J]. 中国修复重建外科杂志, 2014, 28(3)：304-308.

[103] 于乃春, 吉光荣. 快速成型技术在复杂脊柱畸形矫形手术中的应用[J]. 实用临床医药杂志, 2013, 17(15)：34-35.

[104] LIM S H, KIM M K, KANG S H. Genioplasty using a simple CAD/CAM (computer-aided design and computer-aided manufacturing) surgical guided[J]. Maxillofacial Plastic and Reconstructive Surgery, 2015, 37(1)：44.

[105] MA B, KUNZ M, GAMMON B, et al. A laboratory comparison of computer navigation and individualized guides for distal radius osteotomy[J]. International Journal of Computer Assisted Radiology Surgery, 2014, 4(9)：713-724.

[106] JUERGENS P, KROL Z, ZEIHOFER H F, et al. Computer simulation and rapid prototyping for the reconstruction of the mandible[J]. Journal of Oral and Maxillofacial Surgery, 2009, 67(10)：2167-2170.

[107] BAGARIA V, DESJHANDE S, RASALKARD, et al. Use of rapid prototyping and three-dimensionalre construction modeling in the management of complex fractures[J]. European Journal of Radiology, 2011, 80(3)：814-820.

[108] QIAO F, LI D, JIN Z, et al. Application of 3D printed customized extend fixator in fractor in fracture reduction[J]. Injury, 2015, 46(6)：1150-1155.

[109] SUN W, LI J, LI Q, et al. Clinical effectiveness of hemipelvie reconstrucition using computer-aided custom-made prostheses after resection of malignant pelvic tumors[J]. Journal of Arthroplasty, 2011, 26(8)：1508-1513.

［110］ BENUM P, AAMODT P, NORDSLETTEN L. Customised femoral stems in osteopetrosis and the development of a guiding system for the preparation of anintramedullarycavity: A report of two cases［J］. The Journal of Bone and Joint Surgery, 2010, 92B(9): 1303-1305.

［111］ MESEGUER L, VICENTE V, ALCARAZ M, et al. Vivo behavior of Si - hydroxyapatite/polycaprolactone/DMB scaffolds fabricated by 3D printing［J］. Journal of Biomedicine Material Research A, 2013, 101A (7): 2038-2048.

［112］ ZHANG Y, ZHU J, WANG Z B, et al. Constructing a 3D-printable, bioceramic sheathedarticular spacer assembly for infected hiparthroplasty ［J］. Journal of Medicine Hypotheses Ideas, 2015, 9(1): 13-19.

［113］ 刘阳, 谭最. 快速成型制作组织工程带瓣静脉支架模型［J］. 武汉大学学报(医学版), 2006, 27(6): 727-730.

［114］ XU T, GREGORY C A, MOLNAR P, et al. Viability and electrophysiology of neural cell structures generated by the inkjet printing method［J］. Biomaterials, 2006, 27(19): 3580-3588.

［115］ ZOPF D A, HOLLISTER S J, NELSON M E, et al. Bioresorbable airway splint created with a three - dimensional printer［J］. The New England Journal of Medicine, 2013, 368(21): 2043-2045.

［116］ MOHANTY S, SANGER K, HELSKANEN A, et al. Fabrication of scalable tissue engineering scaffolds with dual-pore microarchitecture by combining 3D printing and particle leaching［J］. Material Science Engineering: C, 2016, 61: 180-189.

［117］ BOLAND T, XU T, DAMON B, et al. Application of inkjet printing to tissue engineering［J］. Biotechnology Journal, 2006, 1(9): 910-917.

［118］ MIRONOV V, BOLAND T, TRUSK T, et al. Organ printing: Computer-aided jet-based 3D tissue engineering［J］. Trends Biotechnology, 2003, 21(4): 157-161.

［119］ WU W, HANSEN C J, ARAGON A M, et al. Direct-write assembly of biomimetic microvascular networks for efficient fluid transport［J］. Soft Matter, 2010, 6(4): 739-742.

［120］ YAO R, ZHANG R, YAN Y, et al. In vitro angiogenesis of 3D tissue engineering adipose tissue［J］. Journal of Bioactive and Compatible Polymers, 2009, 24(1): 5-24.

［121］ MILLER J S, STEVENS K R, YANG M Y, et al. Rapid casting of patterned vascular networks for perfusable engineered three-dimensional tissue[J]. Nature Materials, 2012, 11(9): 768-774.

[122]　ZHENG Y, CHEN J, CRAVEN M, et al. In vitro microvessels for the study of angiogenesis and thrombosis[J]. Proceedings of the National Academy of Sciences of the United States of America, 2012, 109(24): 9342-9347.

[123]　HUANG H, OIZUMI S, KOJIMA N, et al. Avidin-bioyin binding-based cell seeding and perfusion culture of liver-derived cells in a porous scaffold with a 3D interconnected flow-channel network[J]. Biomaterials, 2007, 28(26): 3815-3823.

[124]　PINNOCK C B, MEIER E M, JOSHI N N, et al. Customizable engineered blood vessels using 3D printed inserts[J]. Methods, 2016, 99(15): 20-27.

[125]　王湘, 蔡震宇, 于洪涛, 等. 3D打印技术辅助腹主动脉瘤腔内治疗一例[J]. 新医学, 2020, 51(12): 966-970.

[126]　WU B M, BORLAND S W, GIORDAND R A, et al. Solid free-form fabrication of drug delivery devices[J]. Journal of Controlled Release, 1996, 40(1-2): 77-87.

[127]　KATSTA W E, PALAZZOLO R D, ROWE C W, et al. Oral dosage forms fabricated by three dimensional printing[J]. Journal of Controlled Release, 2000, 66(1): 1-9.

[128]　ROWE C W, KATSTA W E, PALAZZOLD R D, et al. Multimechanism oral dosage forms fabricated by three dimensional printing[J]. Journal of Controlled Release, 2000, 66(1): 11-17.

[129]　KHALED S A, BURLEY J C, ALEXANDER M R, et al. 3D printing of tablets containing muitiple drugs with defined release profiles[J]. International Journal of Pharmaceutics, 2015, 494(2): 643-650.

[130]　余灯广, 刘洁, 杨勇, 等. 三维打印成形技术制备药物梯度控释给药系统研究[J]. 中国药学杂志, 2006, 14(41): 1080-1083.

[131]　GOYANES A, MARTINEZ P R, BUANZ A, et al. Effect of geometry on drug release from 3D printed tablets[J]. International Journal of Pharmaceutics, 2015, 494(2): 657-663.

[132]　SONG T H, JANG J, CHOI Y J, et al. 3D-printed drug/cell carrier enabling effective releaseof cyclosporine a for xenogeneic cell-based therapy[J]. Cell Transplant, 2015, 24(12): 2513-2525.

[133] 田冶，曾庆慧，胡相华，等 . 3D 打印技术及在组织工程领域的研究进展[J]. 中国医疗器械信息，2015(8)：7-12.

[134] 孙坚 . 口腔颌面-头颈部功能性重建[M]. 南京：江苏科学技术出版社，2012：230-232.

[135] ANCHIETA M, QUARESMA M, SALLES F. Rapid prototyping applied to maxillofacial surgery[M]// Hoque M. Advanced applications of rapid prototyping technology in modern engineering. Rijeka：IntechOpen，2011：153-172.

[136] DZIEGIELEWSKI P T, ZHU J, KING B. Three - dimensional biomodeling in complex mandibular reconstruction and surgical simulation：Prospective trial[J]. Archives of Otolaryngology-Head and Neck Surgery, 2011, 40 (S1)：70-81.

[137] LEIGGENER C, MESSO E, THOR A, et al. A selective laser sintering guide for transferring a virtual plan to real time surgery in composite mandibular reconstruction with free fibula osseous flaps[J]. International Journal of Oral and Maxillofacial Surgery, 2009, 38(2)：187-192.

[138] CIOCCA L, MAZZONI S, FANTINI M, et al. CAD/CAM guided secondary mandibular reconstruction of a discontinuity defect after ablative cancer surgery[J]. Journal of Craniomaxillofacial Surgery, 2012, 40 (8)：e511-e515.

[139] 徐立群，陈晓军，袁建兵，等 . 下颌骨重建腓骨塑形板的试制与初步应用[J]. 中国口腔颌面外科杂志，2011，9(6)：482-486.

[140] MAZZONI S, MARCHETTI C, SGARZANI R, et al. Prosthetically guided maxillofacial surgery：evaluation of the accuracy of a surgical guide and custom-made bone plate in oncology patients after mandibular reconstruction[J]. Plastic and Reconstructive Surgery, 2013, 131(6)：1376-1385.

[141] WEITZ J, DEPPE H, STOPP S, et al. Accuracy of templates for navigated implantation made by rapid prototyping with DICOM datasets of cone beam computer tomography （CBCT）[J]. Clinical Oral Investigations, 2011, 15(6)：1001-1005.

[142] KLEIN G T, LU Y, WANG M Y, et al. 3D printing and neurosurgery-ready for primg time?[J]. World Neurosurg, 2013, 80 (3-4)：233-235.

第六章
颌骨缺损修复的材料

因疾病、创伤、人口老龄化及自然灾害等原因导致临床上对骨修复、颌面及口腔修复等硬组织材料的需求越来越大。目前，临床中颌骨缺损修复的材料主要有：自体骨、同种异体骨、异种骨、人工合成生物材料等。自体骨因无免疫排斥反应、成活率高及可负载牙种植体等优点，是目前大段下颌骨缺损最常用的修复方法。如，采用带血管蒂的腓骨瓣移植修复下颌骨缺损。但是取自体骨往往造成供区的功能障碍，给患者增加了痛苦和瘢痕，而且供骨区的骨量有限，因此自体骨不是十分理想的修复材料。同种异体冻干骨技术成熟、应用安全、不需要全身应用免疫抑制剂，其修复效果已被大量的临床应用所证实；经冻干的同种异体骨仍含有骨形态发生蛋白和胶原，具有促进骨细胞的分化和成骨的潜能。因此，同种异体骨是较佳的生物支架材料。但是同种异体骨仍具有一定的免疫原性，成骨速度缓慢。组织工程骨修复是近10年来国内外研究较多的一种新的修复方法，通过种子细胞、支架材料和生长因子的共同作用实现组织再生，达到修复的目的。但目前骨组织工程所用的支架材料无法满足临床应用的生物力学强度，同时也较难达到自体下颌骨的形态要求。

6.1　同种异体骨

人们用骨移植来治疗骨缺损已经有近 300 年的历史[1]，但一直到 20 世纪 70 年代中期，骨移植才推广开来，主要在美国和加拿大。目前在这些国家的一些中心每年进行 60 多例骨移植。同种异体骨移植是在两个无亲属关系的个体或种属之间进行的骨移植。不需进行组织相容抗原配型，可在不考虑血型和组织型的情况下进行骨移植。此种骨移植可引起免疫反应，但不发生真正的排斥反应，这是由于血清抑制因子阻断了细胞的移植排斥。

同种异体骨的来源主要是捐献，包括尸体捐献、手术中切除的正常骨组织等。一般认为，骨组织供体的最佳年龄为 18~55 岁，带软骨的移植供体应小于 35 岁。有下列情况之一的不得作为供体：患有急慢性感染或恶性肿瘤者；实验室血清学检查有艾滋病、乙型肝炎、丙型肝炎等病毒及性病检测阳性的患者；同性恋或有吸毒、卖淫史者；中毒死亡者；类风湿因子阳性者；有长期或大剂量使用类固醇、胰岛素、生长激素或麻醉药史者。为了减少免疫反应，国内外骨库对同种异体骨进行了物理及化学方法的处理以减少其免疫原性。目前效果较好的方法是冷冻法和冻干法。冷冻法是将新鲜制备的同种异体骨先放入 -4 ℃ 的冷库中 12 h，然后采用逐级降温的方法降至 -80 ℃ 长期保存。冻干法是在冷冻法的基础上，将新制成的冷冻骨放入冻干机内将水分降低到 5% 以下，然后进行无菌包装，辐照灭菌后可以放在常温保存。虽然在无菌状态下制备同种异体骨，但是无法避免细菌污染。因此，对同种异体骨的灭菌是重要环节。目前最常用的灭菌方法主要有环氧乙烷熏蒸灭菌和 γ 射线辐照灭菌。环氧乙烷穿透能力差，仅能穿透 6 mm 的骨皮质，因此仅用于颗粒骨的消毒。而 25 Gy 的 γ 射线辐照不影响移植骨力学强度，并保留部分骨诱导能力。辐照灭菌的灭菌辐照剂量是 15~25 Gy，γ 射线辐照是大多数骨组织库最常用的灭菌方法。

不论何部位的骨缺损都可进行骨移植。小的缺损包括骨折不愈合，一般用自体骨移植；大的缺损，病人没有足够的自体骨充填，可用大块骨进行异体移植。任何病人均可接受异体骨移植。移植病人须不负重至少 3 个月，要充填的骨缺损必须是未受感染的。受者也必须从感情上愿意接受大量异体。有些病人由于个人或宗教原因不能接受外来骨。清除移植骨上所有附着的软组织，然后植入受者。宿主骨与供骨之间接触要严密，此处放入移植骨可促进受者骨长入或长在供骨上。骨移植手术要在矫形手术室进行，严格无菌，使用抗生素。移植骨基本上是血供阻断的部分，因此容易成为感染灶，必须减少此种可能。在获取移植骨时应进行细菌学检查，进行标准培养及增菌培养。如确定有细菌存在，植入前进行 γ 射线照射，手术时再取标本行紧急革兰氏染色检查，保证手术时不发生污染。如出现阳性结果应放弃此移植骨。为了使供骨与宿主骨有效地结合，必须保护移植骨避免过度使用，要求病人卧床 3~6 个月，抗生素持续使用至术后 3 周，并在较长时期对病人进行放射治疗和临床检查。美国和加拿大进行的选择性大量骨移植移植后 4 年完全连接愈合，80%功能良好，效果比金属移植好。

6.2 异种骨

由外伤、感染、骨肿瘤及医源性等因素所致的骨缺损治疗困难，是临床医生面临的一个难题，将异种骨进行移植是修复骨缺损常用的治疗方法之一。异种骨因其来源丰富，价格低廉，形态、结构类似于人体骨组织等优点，而逐渐成为骨缺损修复及重建研究领域的热点。在此就异种骨移植的免疫原性、制备方法和其在基础及临床运用中的研究进展加以综述，为异种骨移植进一步的基础和临床研究提供理论依据。

6.2.1 异种骨移植物的免疫原性

异种骨的抗原主要位于骨的有机质中，目前研究发现的异种骨抗原主要包括以下五个：

1）天然异种抗原。α-半乳糖抗原（galactosyl antigen，α-Gal 抗原）是公认的主要存在于灵长目以外的哺乳动物体内的异种抗原，主要分布于哈弗斯管的内皮细胞膜上面，在骨组织中分布比细胞上少。

2）主要组织相容性复合物（major histocompatibility complex，MHC）决定的细胞表面糖蛋白。MHC-Ⅰ型抗原分布于所有有核细胞的表面，即骨细胞、成骨细胞、破骨细胞等细胞膜表面均有 MHC-Ⅰ型抗原表达。不同种属间 MHC-Ⅱ型抗原的分布有差异，其在骨组织中分布尚未明确。

3）血型抗原和组织特异性抗原等。目前研究认为骨组织不表达该类抗原。

4）松质骨中骨髓和血液的细胞成分。在其细胞膜表面有 α-Gal 抗原和 MHC-Ⅰ型抗原表达，因此也具有一定的抗原性。

5）骨中的胶原和基质等。骨胶原主要为Ⅰ型胶原，目前研究认为各种系之间组成成分差异较小，抗原性较弱，骨中的矿物质成分无抗原性。

异种骨移植后的免疫排斥反应主要有以下两种方式：

1）体液免疫。异种骨的 α-Gal 抗原会与人血清中天然存在的抗 α-Gal 抗体相结合，通过替代途径和经典途径激活补体，从而对异种骨移植物进行攻击。

2）细胞免疫。异种骨移植后，机体将通过辅助细胞对抗原进行摄取、处理和提呈，进而引发 T 淋巴细胞和 B 淋巴细胞的活化、增殖，并最终引起细胞免疫。在异种骨移植后的免疫排斥反应中，细胞和抗体均可介导细胞毒作用，其中细胞介导的细胞毒作用在整个免疫反应中占有极其重要的地位，它是由 CD8$^+$T 淋巴细胞所介导的。异种骨移植后，由于组织相容性差异较大，可发生急性排斥反应而影响移植骨的存活。此外，异种骨移植属于游离组织移植，不存在超急性排斥反应。

6.2.2　异种骨移植物的制备

异种骨移植材料不受来源限制，经适当处理后可用于修复骨缺损，但由于移植的种属间存在较大抗原差异，可导致免疫排斥反应的发生，从而影响移植骨的存活。所以，异种移植骨的处理是骨移植取得成功的前提和关键，处理的目的是减少或去除抗原成分，降低或消除移植所引起的免疫排斥反应。目前常用的异种骨处理方法包括深低温冷冻、冻融、脱脂、脱钙、脱蛋白、煅烧、辐照等，或多种方法联合运用，处理方法将影响异种骨的生物力学性能。

深低温冷冻法是常用于处理各种骨移植材料的方法之一。深低温冷冻技术可对细胞表面的抗原结构进行破坏，使血管内皮细胞坏死脱落与再生保持相对的平衡状态，利于血管内皮的修复，保持血管的通畅，以保障供肢血供[2]。降低其抗原性，使移植后的免疫排斥反应降低，并保持了一定的生物及物理学性能。但其骨诱导活性也会降低，且单用此法不能将移植骨的抗原彻底消除。

高温煅烧法也常用于制备异种骨，其优点是保留了移植骨原有的无机盐骨架，且形成了多孔结构而更适合移植，但是该法使异种骨的力学强度和诱导活性严重破坏。脱蛋白骨具有较好的生物力学性能，其羟基磷灰石结构具有较好的抗压强度，但脱蛋白法使部分 I 型胶原蛋白变性，降低了骨力学强度和弹性。脱钙法也是常用的异种骨处理方法，由于其能将部分成骨诱导因子释放出来，使脱钙骨能更快地被新骨所替代，所以部分脱钙骨的骨诱导能力强于不脱钙骨。

特异性地降低或者消除异种骨表面的抗原物质，从而减少受体对异种骨抗原的免疫排斥反应，是目前研究较多的异种骨的处理方法，如：采用 α-半乳糖苷酶处理，减少或者去除异种骨组织中的 α-Gal 抗原。陈学英等[3]对新鲜猪骨进行深低温冷冻、脱脂、α-半乳糖苷酶消化、冻干、辐照灭菌等处理后，制备出异种移植骨，检测其 α-半乳糖抗原的光密度值，并

将其植入大鼠股部肌袋，于术后 3 周、4 周、5 周、6 周取材行组织学及
ALP 活性检测，结果表明该制备方法能有效去除猪骨组织中的主要异种抗
原，且使制备出的猪异种骨具有良好的力学性能及骨诱导活性，为异种骨的
制备提供了一种新的思路。

6.2.3 异种骨移植修复骨缺损的应用研究

1. 在口腔颌面外科修复骨缺损的应用研究

由炎症、肿瘤、创伤及先天畸形等多种原因导致的颌骨缺损和牙周骨缺
损较常见，是口腔颌面外科医生面临的难题。随着异种骨制备方法的不断改
进，异种骨移植被广泛应用于治疗该类型的骨缺损，并表现出了良好的生物
相容性和修复效果[4]。Camelo 等[5] 应用 Bio-Oss 复合自体骨，并联合使用
Bio-Gide 膜来治疗人牙周骨缺损，获得牙周再生，9 个月后的组织学检测显
示，可见明显的新骨和牙骨质形成，在其表面有较多胶原纤维长入，修复效
果良好。王常勇等[6]将人重组骨形态发生蛋白-2(rhBMP-2)与经综合化学
处理的新生小羊松质骨结合，制备成新型复合异种骨。将其移植修复兔下颌
骨缺损，免疫组织化学观察结果表明：复合异种骨移植后，术后各时期移植
区成骨活跃，成骨细胞及软骨细胞呈强阳性染色；而单纯松质骨组移植区新
骨形成少，染色浅淡，从而证实，rhBMP-2 对复合异种骨内新骨形成具有
决定性意义。这种新型复合异种骨是一种较理想的植骨材料。

目前，在临床上异种骨材料已经被广泛用于修复牙周骨及下颌骨缺损，
并取得了良好的修复效果。Kim 等[7]用异种骨移植材料和胶原膜对 20 名牙
槽骨骨缺损患者进行治疗，在治疗 3 个月后复查，发现在移植骨处有较多新
骨形成，且未见明显的炎症反应。田智慧等[8]用异种骨移植物 Bio-Oss 联合
Bio-Gide 治疗牙周骨缺损患者，并于术后 3 个月、6 个月、12 个月回访，发
现术后探诊出血指数、临床附着丧失、牙周探诊深度等指标，均比术前及阴
性对照组明显改善，牙松动度比术前及阴性对照组明显减轻。Tonetti 等[9]用
异种骨移植材料和引导组织再生(guided tissue regeneration，GTR)技术治疗
慢性牙周炎所致的骨缺损，结果表明该异种骨移植材料可刺激新骨形成，对
人慢性牙周炎所致骨缺损的修复也具有骨诱导作用。

2. 在修复大块骨缺损方面的应用研究

各种原因所导致的长骨骨缺损、大块骨缺损的修复和功能重建，是骨科
领域研究的热点。临床上对于大块骨缺损并无明确的界定，但长期动物研究
发现长骨骨缺损的长度超过了其直径的 1.5 倍时就无法自行愈合。因此
Schmitz 和 Hollinger[10]将长骨骨缺损长度超过其直径的 1.5 倍界定为大段骨
缺损，并将该理念应用于动物模型。经一系列理化因素处理后的异种骨保留

了天然的多孔结构，降低了抗原性，被认为是修复骨缺损的有效方法。Bagher 等[11]用异种骨移植修复兔胫骨骨缺损，3 个月后行 X 线检查及病理组织学观察，发现移植骨有新生血管长入，移植骨材料与宿主骨融合良好，骨折线模糊，周围可见骨痂形成。Bigham 等[12]在兔桡骨制造一个长度为其直径 2 倍左右的骨缺损，然后用牛异种脱钙骨基质（DBM）修复，术后 8 周行 X 线检查及病理组织学观察，结果显示骨折线模糊，周围有骨痂形成，未见明显炎性细胞浸润。对于大块骨缺损的治疗除了用异种松质骨填充修复以外，还有学者提出运用异种骨管对其进行修复并提供结构性的支持作用。丁真奇等[13]在山羊胫骨中段制造约 2.5 cm 的骨缺损，并切除骨缺损区骨膜，分别用异种脱蛋白骨管及异种脱蛋白骨粒对其进行修复，并采用骨板、钢板双重固定，于术后 5 周、10 周、15 周对山羊胫骨行影像学观察和生物力学检测，结果两组均有新骨形成，骨缺损区骨折线基本消失，但异种脱蛋白骨管组在骨缺损修复、成骨方面的效果及生物力学性能均优于异种脱蛋白骨粒组，15 周时检测其生物力学强度与正常胫骨已无明显差异。

3. 重组合异种骨修复骨缺损的应用研究

重组合异种骨（reconstituted bone xenograft，RBX）是指将某些促进骨生长的因子、细胞和处理过的异种骨相结合而成的复合物。目前经处理过的异种松质骨因其来源丰富、具有天然的多孔结构、良好的组织相容性、具有一定的结构和机械强度及易于被吸收替代等优点，而在 RBX 中被广泛使用。在 RBX 中，大量具有高诱导活性的物质如碱性成纤维细胞生长因子（bFGF）、骨形态发生蛋白（BMP）、骨髓间充质干细胞、富血小板血浆（platelet-rich plasma，PRP）、血管内皮生长因子（VEGF）等被选择性地与异种松质骨复合。这样制备而成的 RBX 既具有较低的抗原性，又具有良好的骨诱导和骨传导能力，已成为有着广泛应用前景的植骨材料。毕龙[14]用猪异种骨复合 BMP 制成重组合异种骨，对其实验研究后发现，该重组合骨材料，既保持了复合多孔结构和天然成分，又使 α-半乳糖苷酶异种抗原水平显著降低。将其用于修复兔桡骨大段骨缺损，发现其生物相容性良好，且具有高诱导活性，可诱导大量的间充质干细胞增殖、分化为软骨细胞和成骨细胞，增强了骨修复能力。杨铁军和李良栋[15]将 RBX 应用于临床研究，他们对 21 名良性骨肿瘤或骨瘤样变的患者行病灶清除术后，分别植入自体骨和 RBX 于残腔中，其中自体骨移植组 6 例，RBX 组 15 例，术后进行观察随访，随访时间 5~9 个月，平均约 6.5 个月。结果发现 RBX 具有较强诱导成骨能力，且成骨迅速，对患者早期康复有利。万东东等[16]将重组合异种骨骨粉与羧甲基纤维素（CMC）复合，制备出的小牛脱钙骨泥极易塑形，具有一定的弯曲强度，且其孔隙较多，与 BMP 复合良好，有望成为一种新型的骨移植材料。

6.2.4 展望

经处理后的异种骨所具备的天然网状结构，良好的生物相容性，低免疫原性，易降解性和制备方便等优点，使其具有其他骨移植材料无法比拟的优势。目前在异种骨移植研究方面，虽然已经取得了许多可喜成果，但是仍有许多科学问题需要继续深入探索和研究，如植骨免疫与成骨诱导的相互关系等。相信随着基础研究和临床研究的不断深入，异种骨移植将会有更加广阔的应用前景。

6.3 生物陶瓷

21 世纪以来，新材料逐渐在我们的日常生活中占据了一席之地，而生物陶瓷作为一种为人们的生活乃至身体健康等各方面都带来了不可忽视的便利的新材料，近年来越发受到医疗器械和生物医用材料界的重视。生物陶瓷（bioceramics）是指用作特定的生物或生理功能的一类陶瓷材料，即直接用于人体或与人体直接相关的生物、医用、生物化学等的陶瓷材料。因其具有良好的生物相容性和稳定的物化性质等特点，被广泛应用于人工骨、人工关节、人工齿根、骨充填材料、骨置换材料、骨结合材料（图 6.1），还可应用于人工心脏瓣膜、人工肌腱、人工血管、人工气管，经皮引线可应用于体内

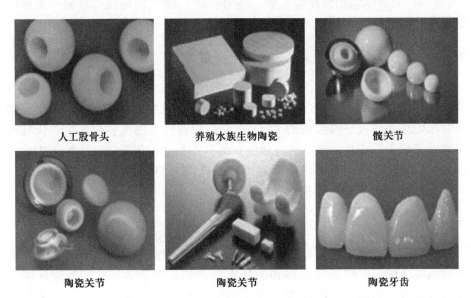

人工股骨头　　　　养殖水族生物陶瓷　　　　髋关节

陶瓷关节　　　　陶瓷关节　　　　陶瓷牙齿

图 6.1　生物陶瓷材料的应用

医学监测等。

6.3.1 生物陶瓷的发展

生物陶瓷材料用作生物医学材料始于 18 世纪初。1808 年初，成功制成了用于镶牙的陶齿[17]。1871 年，羟基磷灰石被人工合成[18]。1894 年，Dreeman 报道使用熟石膏作为骨替换材料[19]。1928 年，Leriche 和 Policard 开始研究和应用磷酸钙作为骨替换材料[20]。1963 年在生物陶瓷发展史上也是重要的一年，该年，Smith 报告发展了一种陶瓷骨替代材料[21]。由于技术方面的限制，直到 1971 年才有羟基磷灰石被成功研制并扩大到临床应用的报道[22]。1974 年，Hench 在设计玻璃成分时，曾有意识地寻求一种容易降解的玻璃，当把这种玻璃材料植入生物体内作为骨骼和牙齿的替代物时，发现有些材料中的组织可以和生物体内的组分互相交换或者反应，最终形成与生物体本身相容的性质，构成新生骨骼和牙齿的一部分。这种将无机材料与生物医学相联系的开创性研究成果，很快得到了各国学者的高度重视[23]。由于生物陶瓷材料具有许多优点，它在人体内无危害作用、不会致癌、抗血栓、与生物体组织的亲和性好，有些陶瓷还能与骨骼组织形成强的化学结合，所以生物陶瓷制成的人工骨、关节、牙齿、心脏瓣膜等，在临床上有着广泛的应用。生物陶瓷材料的研究，在生物材料科学中已成为一个重要的分支。但今后，在性能优良的新材料及复合材料的开发，以及材料的制备、加工，材料-生物体组织界面等方面，还有待进行深入的研究。这是一项艰巨的任务，但它将造福于亿万人民。

6.3.2 生物陶瓷的种类

根据生物陶瓷的活性，可以将它大致分成两大类。一类是惰性陶瓷，在生物体内不发生或发生极小反应的材料，如碳质材料、Al_2O_3、ZrO_2 等，应用于临床的为高密度、高纯度的 Al_2O_3 陶瓷，它有良好的生物相容性、优良的耐磨性和化学稳定性、高的机械强度；另一类是活性陶瓷，在生物体中会发生分解、吸收、反应及析出等，例如含 CaO 及 P_2O_2 的活性玻璃、含 CaO 及 P_2O_2 的微晶玻璃、羟基磷灰石等。

1. 惰性陶瓷

（1）碳质材料

作为生物材料的碳，有玻璃碳、热解碳和高性能碳纤维。玻璃碳是对酚醛树脂在 2 000 ℃附近碳化得到的具有非晶态结构的碳，它的物理性能优良，强度高，耐腐蚀，但缺点是加工困难、不耐冲击等，所以目前不太使用。热解碳是使用最多的碳质生物材料。它是用碳氢化合物在高于 2 000 ℃

的高温或低于 1 500 ℃ 的较低温度下碳化、蒸发形成的涂层材料。Bokros 等[24]学者指出，普通石墨的晶格尺寸大于 1 000 Å，但这种各向同性碳的晶格尺寸为 100 Å 左右，密度为 1.5~2.2 g/cm³，比玻璃碳致密（表 6.1）。这种材料复合在其他材料上时，能结合得很牢固且具有优良的抗血栓性，在人体内不吸收，耐磨损牢。目前，已用这种材料做成心脏瓣膜，进行了十几万次成功的手术。这种瓣膜表面平滑，血栓减少；此外，还可做人工关节、人工牙且功能良好，它与周围组织的亲和性好，骨骼组织生长良好，几个月就能固定。中国吉林等地区[25]，已将这种材料用于临床，表明这种材料具有质轻、耐腐蚀、抗压、抗折、强度高于自然骨骼、弹性模量与自然骨相近、耐磨性优于钛钢、无毒、和人体组织的亲和性好等优点。Retzepi 和 Donos[26]学者还利用碳质材料进行人体膝盖人工韧带的研究，采用直径 6 μm 左右的碳纤维/热解碳，再涂覆和人体亲和性好的多乳酸聚合物做成复合材料，植入人体后，随着多乳酸被身体吸收，韧带纤维就可发挥出它的作用。特种碳材料也在临床应用中获得相当的成功，它具有良好的生物相容性，特别是抗凝血性能显著，模量低，韧性好，因此耐磨和抗疲劳[27]，在临床中广泛应用于心血管外科，如起搏器电极等。

表 6.1　涡轮层碳质材料的性质

性能	多晶石墨	低温各向同性热解碳	玻璃碳	超低温各向同性热解碳
密度/(g/cm³)	1.5~1.8	1.7~2.2	1.4~1.6	1.5~2.2
粒径/nm	15~250	3~5	1~4	8~15
膨胀系数/(10/K)	0.5~5.0	5~6	2~6	
硬度(DPH)	50~120	230~370	150~200	150~250
杨氏模量/GPa	4~12	27~31	24~31	14~21
抗弯强度/MPa	65~300	350~530	69~206	345~690
断裂变形/%	0.1~0.7	1.5~2.0	0.8~1.3	2.0~5.0

（2）氧化铝

氧化铝生物材料有多晶氧化铝，即氧化铝陶瓷和氧化铝单晶。氧化铝陶瓷是采用通常的陶瓷工艺，将氧化铝原料成型后，通过高温烧结制成的。为了使其具有高的机械强度，必须降低陶瓷的孔隙率并增加具有细晶（晶粒直径 5 μm 左右）的微观结构。氧化铝单晶也就是无色透明的白宝石，纯度在 99.99% 以上，它是采用引上法或焰熔法生长的。氧化铝无论是陶瓷或单晶，在人体中几乎不发生化学变化，长期稳定，对身体无害，与人体组织的亲和性好，但不形成化学结合。氧化铝单晶和氧化铝陶瓷的机械强度都比自然骨高得多，耐磨损，所以适宜制作人工关节与骨骼等。1971 年 Hulbert 曾将氧化铝陶瓷用于动物实验，1972 年德国 Boutin 首先将其应用于临床获得成功，目前美国、德国、瑞士、澳大利亚等国家已广泛应用氧化铝陶瓷做人工骨、关节、牙齿，日本有陶瓷公司还大力开发氧化铝单晶材料[28]。氧化铝单晶比陶瓷强度高，且能进行精细加工，可做人工牙和骨折或骨移植后的固定具，如各种螺钉、针等，这种螺钉和针不像金属件那样，不用再动手术拔去。此外，氧化铝陶瓷还可作填充物，如果骨的损伤不在关节处，以往是采用病人的髂骨、胫骨或人工骨等进行修补的。最近，利用氧化铝陶瓷优良的人体亲和性，采用黄豆大小的陶粒进行填充，骨的新生情况很好。我国自20 世纪 70 年代中期起，开始研究氧化铝陶瓷生物材料，1977 年 9 月在上海首先将氧化铝陶瓷全髋关节成功地应用于临床，至今全国已有数百例患者施行了氧化铝陶瓷全髋关节置换手术[29]。

（3）其他惰性材料

正在研究的其他惰性生物材料有氮化硅陶瓷以及 TiO_2、$CaO-Al_2O_2$ 系统、$Na_2O-Al_2O_2-SiO_2$ 系统多孔陶瓷。热压氮化硅陶瓷抗弯强度高达 600~1 000 MPa，但它与人体组织的亲和性比不锈钢要差。后三种多孔陶瓷都对人体无害，与人体的亲和性好，但机械强度低。

2. 活性陶瓷

（1）含 CaO 及 P_2O_5 的活性玻璃

Hench 研究了 $Na_2O-CaO-SiO_2$ 系统的生物玻璃[30]。它的组成为 $Na_2O-24.5\%$、$CaO-24.5\%$、$SiO_2-45\%$、$P_2O_5-6.0\%$（均为质量分数）。这种玻璃对身体无害，不仅亲和性好，且与自然骨的结合牢，他认为在生物体内，从玻璃表面会溶出 Na^+，这表面是富含二氧化硅的凝胶层，而凝胶层靠自然骨的一侧能增殖骨生长细胞，形成骨胶原纤维，而从玻璃中溶出的 Ca^{2+} 及 P^{2+} 能在骨胶原纤维周围生成羟基磷灰石晶体。自然骨是由直径小于几十微米的羟基磷灰石微晶（约占 77%）和纤维性蛋白质的骨胶原（约占23%）构成的。由此可见，含 CaO 及 P_2O_5 两种成分的羟基磷灰石晶体，是人体自然骨中无机物质的重要组成部分。事实上 Roriz 等[31]已确认在植入的生物玻璃表面生成了羟基磷灰石。他们还研究了生物玻璃在模拟的生理条件下，表面形成羟基磷灰石层的过程及其动力学，用来阐述玻璃与自然骨间结合的机理。

（2）含 CaO 及 P_2O_5 的微晶玻璃

采用添加晶化剂的方法将上述生物玻璃制成微晶玻璃，典型的玻璃组成（质量分数）为 $SiO_2-43\%$、$Ca_3(PO_4)_2-21\%$、$CaO-11\%$、$Na_2O-5.7\%$、

MgO-11.5%、K_2O-6.8%、CaF_2-1%。这种玻璃含 CaO、Na_2O 少，而添加了 5%~10% 的 K_2O 和 MgO，目的是使陶瓷的化学组成更接近人体的生理学组成，这种材料比上述的生物玻璃难溶，微晶玻璃中析出的磷灰石晶体的大小与自然骨中的晶体相近，为 300 Å 左右，这种微晶玻璃材料植入体内 6~10 周就已经与骨结合在一起，目前已用于人的下颌骨和头盖骨。国内北京等地[32]也已经开始了 SiO_2-Al_2O_3-MgO-TiO_2 等系统的生物微晶玻璃的研究，并成功地进行了人体髋关节的更换实验，开始用于临床。

这里值得一提的是另一类用途的生物玻璃材料，即固定酶和其他生物物质用的玻璃载体。酶是一种具有催化活性的蛋白质，生物体内发生的多数化学反应，都是由于它的参与而能在常温常压高效地进行。至于酶在工业上的应用已有悠久的历史，但过去工业上应用的酶都是水溶性的。这种酶在水溶液状态下会较快地失去活性，不稳定、有杂质，同时反应后不易与产物分离，因而用后不能回收。

近 10 多年来发展了一种新技术[33]，该技术将溶于水的酶经过物理或化学方法处理，使其固定在不溶于水的固相载体上。这样，不仅保持酶的催化活性，而且使酶的稳定性提高，不带进杂质，又可反复使用，有可能使工艺过程实现连续化与自动化。固定酶用的生物玻璃是利用分相现象做成的多孔玻璃，例如 Na_2O-8%、B_2O_3-24%、SiO_2-68%（质量分数）组成的硼硅酸钠玻璃熔化成型后，再加热到 500~650 ℃，便分成 Na_2O-B_2O_3 组成和 SiO_2 组成的两相玻璃，将其浸于约 5% 的盐酸中，易溶于酸的 Na_2O-B_2O_3 相溶出，残留 SiO_2 相，得到含有无数的连续细孔、组成为 96% SiO_2 的多孔玻璃，这种玻璃具有一系列特点，例如其微孔直径能根据需要在 50~2 500 Å 的宽范围内进行调节，材料的比表面积十分大，为 20~200 m^2/g，机械强度高，不易被微生物所污染，是一种很有希望的酶固定用的载体。

此外，多孔玻璃还可作为其他各种生物物质的固定用载体（如抗原、抗体等），用于分析、计量等方面。利用微孔尺寸不同的玻璃还可进行血清蛋白质、核酸、糖原、淀粉、酶的分离和精制。

（3）羟基磷灰石

上面已经提到羟基磷灰石的组成与骨骼的主要无机物质的成分是相同的，所以采用含大量 CaO 和 P_2O_5 的陶瓷作骨修补、更换材料时，可以预料它会分解成新骨的成分。这种烧结体的孔隙率为 0~4%，它是由 0.3~4 μm 微晶组成的。其抗压强度、抗弯强度都比自然骨大数倍。周辉等将这种材料对犬股骨进行了几百次植入实验，结果表明在植入后 2 周内，在烧结体表面都出现了新生骨，骨和磷灰石之间直接结合。羟基磷灰石除了多晶烧结体以外，还可做成颗粒作为骨的修补材料。

6.3.3　生物陶瓷材料的界面控制

在选择、设计生物材料时，必须考虑许多物理学的、生物学的、临床的技术因素等，其中生物材料和生物体组织界面的控制是非常重要的。在过去10多年中已经进行了许多研究工作，企图通过控制生物陶瓷材料的化学反应和微观结构来稳定生物陶瓷材料和生物体组织的界面。归纳起来，这些研究大致有三种方法。

一种方法是改变生物材料的表面微观结构。以往为了提高陶瓷材料与周围组织界面的结合力，曾做过许多实验，如在氧化铝陶瓷表面加骨胶原和白蛋白等涂层，均没有获得成功。多孔结构看来是一种有效的途径，当这种材料植入生物体组织后，组织可以长入微孔，从而达到生物陶瓷材料在身体内固定的目的。对组织长入不同尺寸的孔进行定量分析[34]，发现骨细胞能长入软组织，能长入直径大于 50 μm 的孔。显然，整体的多孔材料的机械强度差。目前正在发展表面多孔结构材料。

处理生物陶瓷材料-生物体组织界面的另一种方法，是控制陶瓷材料的化学特性，使其能被人体组织吸收，这似乎能圆满解决界面问题，即在理想的情况下，最终在植入物与自体组织之间不存在明显的差异，例如可再吸收的磷酸钙或磷灰石陶瓷变成可溶性盐类，能在生物体的硬组织中进行代谢。这方面存在的问题是，由于再吸收作用的发生，生物陶瓷材料的强度会下降，但与此同时，其被生物体组织吸收后会使组织的强度增加，这就要求两者能很好配合，否则植入物-生物体组织系统就达不到预期的效果。

控制陶瓷材料界面的第三种方法，是控制生物陶瓷材料的表面活性，即使陶瓷材料的表面在生理系统中具有选择的化学活性，当其植入体内后，在人体组织和植入物表面间能形成化学结合，获得所希望的结合界面，并能保护植入材料不随时间而劣化。例如，某种组成的钠-钙-磷硅酸盐、生物微晶玻璃、致密的生物活性羟基磷灰石能与活的骨骼组织形成化学结合。有时，为了提高材料的机械强度，可以将惰性的基材和表面活性材料做成复合材料再使用。

6.3.4　生物陶瓷在骨缺损修复中的应用

骨组织工程材料通常是指将分离的自体高浓度成骨细胞-骨髓间充质干细胞或软骨细胞，经体外培养扩增后，种植于一种天然或人工合成的、具有良好生物相容性、并可被人体逐步降解吸收的细胞支架，或称细胞外基质（extracellular matrix，ECM）上。这种生物材料细胞支架可为细胞提供生存的三维空间，有利于细胞获得足够的营养物质，进行气体交换，排除废物，使细胞按预制形态的三维支架生长，然后将这种细胞材料复合体植入骨缺损部位，在生物材料逐步降解的同时，种植的骨细胞不断增殖，以达到修复骨缺损的目的。在众多生物材料中，生物活性陶瓷是应用较多的一种生物支架，同时也是应用较早的一种生物支架。

生物陶瓷主要包括生物惰性陶瓷如氧化铝陶瓷（Al_2O_3）；生物降解陶瓷如磷酸三钙（TCP）等；生物活性陶瓷如羟基磷灰石（HA）、生物活性玻璃陶瓷（BGC）、双相钙磷陶瓷（BCP）等。其中 HA、TCP、BGC 和 BCP 是骨组织工程中常用的细胞外基质材料。生物玻璃陶瓷是新近的研究热点。

1. 磷酸钙陶瓷

磷酸钙（表 6.2）陶瓷中应用最广泛的是 β-磷酸三钙（β-TCP）和 HA。

表 6.2　磷酸钙按照钙磷比进行分类

钙磷比	分子式	名称	简写
2.0	$Ca_4O(PO_4)_2$	磷酸四钙	TTCP
1.67	$Ca_{10}(PO_4)_6(OH)_2$	羟基磷灰石	HA
1.67	$Ca_5(PO_4)_3F$	氟磷灰石	FAP
<1.67	$Ca_{10-x}H_{2x}(PO_4)_6(OH)_2$	无定形磷酸钙	ACP
1.5	$Ca_3(PO_4)_2$	磷酸三钙	TCP
1.33	$Ca_8H_2(PO_4)_6 \cdot 5H_2O$	磷酸八钙	OCP
1.0	$CaHPO_4 \cdot 2H_2O$	二水磷酸氢钙	DCPD
1.0	$CaHPO_4$	无水磷酸氢钙	DCPA
1.0	$Ca_2P_2O_7$	焦磷酸钙	CPP
1.0	$Ca_2P_2O_7 \cdot 2H_2O$	二水焦磷酸钙	CPPD
0.7	$Ca(P_5O_{16})_2$	磷酸七钙	HCP
0.67	$Ca_4H_2P_6O_{20}$	磷酸二氢四钙	TDHP
0.5	$Ca(H_2PO_4)_2 \cdot H_2O$	一水磷酸二氢钙	MCPM
0.5	$Ca(H_2PO_4)_2$	无水磷酸二氢钙	MCPA
0.5	$Ca(PO_3)_2$	偏磷酸钙	CMP

（1）β-TCP

β-TCP 最大的优势是生物相容性好，植入机体后与骨直接融合，无任何排斥和不良反应。有研究认为[35]，磷酸钙陶瓷不仅有骨传导作用，还有诱导成骨作用，其机制尚不清楚，推测可能是某些磷酸钙陶瓷能吸附局部组织中的骨形态发生蛋白而产生诱导作用的结果。用这种生物陶瓷复合细胞进行异源移植，可表现出二重成骨现象。早在 20 世纪 80 年代初期即有实验证明[36]，生物陶瓷与新鲜骨髓细胞悬液有促进骨再生作用。常用的 β-TCP 植入体内可逐渐降解，降解速度可因其表面构造、结晶构型、孔隙率及植入物的不同而异，其强度常随降解而减弱。已证实改变孔径和材料纯度能减缓降解速度，提高生物强度。将 β-TCP 与其他材料混合，制成双相或多相陶瓷，也是提高其力学强度的方法之一。通常认为双相钙磷陶瓷（biphasic calcium phosphate，BCP）的骨传导效应优于单一的 HA 或 TCP，可以结合 HA 强度优异和 TCP 生物降解性能优异的优点，而且化学成分与骨相似。Bruder 等[37]将骨髓间充质干细胞（bone marrow stem cell，BMSC）接种于多孔 BCP 上，修复 21 mm 长的犬股骨节段性缺损获得成功。傅荣和杨志明[38]发现 BCP 上培养 BMSC 能更好地表达成骨细胞特性，表明 BCP 更适用于骨组织工程的基质材料。

（2）羟基磷灰石（HA）

HA 为哺乳动物体内硬组织的主要无机成分。20 世纪 70 年代初，日本的青木秀希和美国的 Jarcho 首次人工合成出 HA，从此其作为硬组织修复材料，一直是骨修复生物医用材料研究领域的热门课题之一[39]。人工合成的 HA 因其结构成分与人骨组织中的无机质相似，故有良好的生物相容性和骨传导性，能与人体骨良好结合，并对新骨生长有一定的诱导作用。临床上将 HA 与富血小板血浆复合，适用于牙周骨缺损的治疗。郭昭庆等[40]将 BMSC 植于多孔 HA 上培养，发现生成的新骨具有成骨细胞及类似于正常髓腔样的骨腔隙组织。然而纯的 HA 物理机械性能不理想，脆性大，骨诱导作用弱而大大局限了它的应用范围。曾怡等[41]以 HA 为主体材料，研制出多种新型复合材料，提高了其生物活性及机械强度。

2. 碳酸钙陶瓷（calcium carbonate ceramics，CCC）

CCC 最早由 Cheroff 从珊瑚中提取，并应用于骨缺损动物模型修复。研究认为，珊瑚孔径 100 μm 是骨生长的最有效孔径[42]，所以珊瑚状结构的 CCC 更利于引导骨生长。当人骨髓细胞黏附于 CCC 表面后，培养液中的钙离子浓度明显降低，显示钙沉积于碳酸钙表面形成骨样磷灰石表层，因此有利于钙盐沉积。它与磷酸钙陶瓷不同，磷酸钙表层磷灰石的形成无需功能细胞的参与。

3. 生物活性玻璃（bioactive glass，BG）

BG 是一种硅酸盐性质的异质移植材料，与骨和软组织都有良好的结合性，它具有区别于其他生物材料的独特属性，能在植入部位迅速发生一系列表面反应，最终导致含碳酸盐基磷灰石层的形成。BG 具有以下优点：生物相容性好，材料植入体内无排斥、炎症及组织坏死等反应，能与骨形成骨性结合；与骨结合强度大，界面结合能力好；成骨较快。Bosetti 和 Cannas[43] 研究证实，三维立体结构生物活性玻璃（45S、58S 和 77S）能早期诱导骨髓间充质干细胞向成骨细胞分化和矿化。目前制备生物活性玻璃的方法主要是采用溶胶凝胶法制备，采用该方法制备的材料具有特殊的化学组成、纳米团簇结构和微孔，因而比表面积较大，生物活性比其他生物玻璃及微晶玻璃更好。由于溶胶凝胶法制备的材料具有纯度好、均匀性高、生物活性好和比表面积大等特点，具有更好的研究及应用价值，特别是生物活性玻璃多孔材料在用作骨组织工程支架方面具有很好的前景。

生物玻璃研制的成功，引起了各国学者的极大兴趣。Lastumaki 等[44] 将 BG 可生物降解高分子材料进行复合，制成了具有连续孔洞结构的三维骨架材料；2004 年已有生物玻璃制品投入欧洲市场，应用于头及颈部骨骼缺损的临床治疗；Zhang 等[45] 曾将多孔聚交酯与生物玻璃复合，此复合物的微观结构同时含有多孔的聚交酯基质和玻璃颗粒，对玻璃进行硅烷预处理，可使玻璃与基质更好地结合，玻璃含量的增加会提高复合物的弹性模量，但却降低了它的拉伸强度和断裂韧性。Roether 等[46] 也曾把生物玻璃颗粒灌注到微孔聚 DL-丙酸酯中，在模拟体液中的浸泡研究结果表明，复合物表面有 HA 形成，HA 层厚度随浸泡时间延长而迅速增加，其表面部分在水溶液中形成富含氧化硅及钙磷离子的胶样层，有利于 HA 的形成和沉淀，然后 HA 晶体又可吸附胶原、黏多糖和糖蛋白，从而在 BG 与骨和软骨之间形成一层无机-有机界面。这种化学结合方式非常强烈而稳定，有利于新骨在 BG 表面直接形成，复合物的生物活性表明它是一种潜在的骨组织替代材料。另外，生物活性玻璃陶瓷烧结体颗粒间含有许多孔隙，能为组织细胞间新陈代谢及营养交换提供良好的空间，有利于肉芽组织的生长及原始骨小梁的爬行替代。Eberhard 等[47] 的研究报道指出，生物活性玻璃在充当支架的同时还能够改善牙龈炎相关的炎症。BG 植入机体后，最显著的变化就是富含非晶型磷酸钙表面的形成，可选择性地吸收诸如纤维蛋白等血清蛋白，有利于细胞吸附的成骨细胞表型表达，BG 还能直接促使干细胞转化为成骨细胞，而且在 BG 部分降解后，形成一个袋状保护腔，骨祖细胞在其中分化为成骨细胞，于是成骨现象不仅发生于 BG 的表层非晶型磷酸钙表面，整个 BG 填充的骨缺损范围内均有新骨形成。Xynos 等[48] 将人成骨细胞种植于 BG 上进行体外培养，结果能显著增殖、分化、表达碱性磷酸酶（alkaline phosphatase, ALP）和骨钙素，产生矿化结节。Price 等[49] 则将 MG63 人成骨细胞与 BG、钛、钴、铬合金进行体外复合培养，发现成骨细胞在 BG 上类成骨形态和细胞分化很好。综上，BG 植入机体后的最显著变化是富含非晶型磷酸钙表层的形成，此表层可选择性地吸收如纤维蛋白等血清蛋白，有利于吸附的成骨细胞表型表达和矿化基质的沉积。

4. 展望

生物陶瓷在骨组织工程技术中，虽显示了作为细胞支架的优越性，但生物陶瓷存在着力学方面的缺点。较高的刚性和脆性使其难以加工成特殊形状；与人体骨骼相比，化学组成和构型不同，降解及生物活性迥异；孔隙率虽有利于细胞增殖，但孔隙多会使其抗压强度下降。陶瓷的生物活性较脆弱，只能应用于非负重或低负重部位的骨缺损填充治疗。为克服这些缺陷，进一步提高和改善材料的骨传导和骨诱导作用以及形成可降解的骨修复材料，许多研究者将生物陶瓷与高分子材料进行了复合，形成各种各样的基于生物陶瓷的复合材料。

6.3.5 生物陶瓷材料发展热点及发展趋势

为提高生物陶瓷材料的力学性能、稳定性和生物相容性，许多材料研究者在复合生物陶瓷材料方面做了大量的研究[50]，常用的基体材料有生物高分子材料、碳质材料、生物玻璃、磷酸钙基生物陶瓷等，增强材料有碳纤维、不锈钢或钴基合金纤维、生物玻璃陶瓷纤维、陶瓷纤维等纤维增强体，还有氧化锆、磷酸钙基生物陶瓷、生物玻璃陶瓷等颗粒增强体。在生物活性陶瓷方面，目前研究主要以模拟精细天然骨结构为主。由于纳米材料具有表面效应、小尺寸效应及量子效应等独特的性能，使纳米陶瓷在人工骨、人工关节、人工齿等硬组织替代材料制造及临床应用领域有广阔的应用前景。

生物陶瓷材料虽然得到了各国的高度重视并取得了巨大的发展，但是在韧性以及生物的相容性等方面仍存在不足，今后，生物陶瓷材料发展方向主要有：

1）研究与人体组织结构具有相同有机和无机成分的复合材料，提高现有生物陶瓷的可靠性、强度，改善韧性，使之与人体内部组织具有相似的力学性能。

2）开展人工骨应用基础理论研究，开发与人体组织力学适应性好，又具有促进组织生长的生物陶瓷材料。

3）研究在人体内可生物半降解的无机生物材料，可根据人体在恢复过程中所需物质，研究含人体生理活性物质和有效微成分的无机生物材料。

4）在移植陶瓷应用范围不断扩大基础上，人工血管和人工气管等软组织材料的应用将是今后的重点研究课题。

6.4 胶原纳米骨修复材料

自然造物赋予世间生物体令人惊叹的复杂性和精密度,丰富的层次和多材质的融合体现着极高的适应性和承受力,物竞天择形成的基本元素组合和构建法则为我们提供了最可信最有效也更易为环境所吸纳的材料设计构想。在自然进化过程中,有机体用少数几种成分要素构建出功能多样的矿化物质。与物质成分同样重要的是结构因素,包括不同的尺寸梯度和结构取向。对这些矿化物质及结构进行深入研究,不仅可了解其结构与功能间的关系,还为我们设计和探索条件温和的生物材料制备方法提供模板。现代材料学和生物医学研究利用纳米技术手段,使纳米尺度构建的生物材料相对于其他硬组织替代材料具有更多优点,如更好的生物相容性、生物活性、生物力学行为和降解吸收等性能。在这些研究中,材料科学工作者总是试图尽可能模拟精致的骨结构,虽然目前制备出的材料,与天然矿化物质各个层次的微观结构相比都比较粗浅,但正是这种模拟的不断推进以及制备技术和研究方法的不断更新,促使性能更优异的骨修复替代材料层出不穷。

6.4.1 矿化生物材料和骨的纳米结构

矿化生物材料(mineralized biological material)是生物复合材料的重要分支。虽然自然界中存在大量的生物复合材料,但只有大约60种矿物质能被有机体利用,其中一半矿物质由钙元素组成。这些矿化生物材料由小到大依序层叠组装而成,这种自下而上的纳米组装方式由细胞因子进行调控。值得注意的是,天然复合材料中的硬质矿化成分至少有一维为纳米尺寸,表现出一种各向异性的几何学特征,并被柔软的有机基质所包裹。如牙釉质(enamel)主要由长约100 mm,宽15~20 mm的磷灰石晶体组成,其间有少量的基质蛋白;牙本质(dentin)中无机质和骨晶(bone crystal)则由长40~60 mm,宽3~20 mm的针状或片状磷灰石弱结晶体组成,无机质含量约为有机基质蛋白的2倍;珍珠质(nacre)由宽200~500 mm的板状碳酸钙晶体构成,仅含极少的软性有机质。

天然骨基质由矿化的胶原纤维构成,磷灰石矿晶在胶原纤维中紧密排布的纳米结构和精密的三维空间结构,为生物体提供了坚强的支撑,胶原纤维的高张力强度与抗压的纳米矿晶巧妙地结合决定了骨骼独特的负载性质。磷灰石矿晶因为胶原层与层的重叠,构成了骨盐的框架结构,这一取向结构的结合力强,不易产生位错及层错,有利于提高机体的稳定性和性能。从骨的结构分析来看,存在两个不同结构层次的复合,即羟基磷灰石增强胶原纤维构成 3~7 μm 的同轴层环状结构和在毫米到微米尺度上的骨小管增强间隙骨。骨基质这种微妙的结构与排列方式，既能满足结构的稳定，又能满足正常的生物吸收与交换。Wolff[51] 指出，骨内部组成和结构的任何变化，都影响其外在生理功能和机械强度。这一定律不仅奠定了骨科疾病的临床研究基石，也指导着骨修复材料的设计。在骨痂、胚胎骨结构研究的基础上，清华大学崔福斋教授研究组[52] 按仿生思路设计了纳米复合多孔材料。以胶原分子为模板，调制钙磷盐在液相中沉积到有序排列的胶原纤维上，自组装成具有天然骨层片结构的纳米晶钙磷盐-胶原复合材料。这种材料由于是从微观结构上仿造天然骨，具有层片结构和纳米晶两大特点，因而有着更好的综合性能，包括骨细胞传导性和生物相容性。

6.4.2 纳米骨修复材料的制备

从材料学角度来看，自然骨可认为是取向分布在胶原纤维表面或间隙的纳米磷灰石微晶增强高分子聚合物的复合材料，也是一种弹性的高分子聚合物增韧磷灰石的复合材料，又可以认为是一种纤维自增强的纳米复合材料。这对设计骨及其他硬组织替代材料提供了非常重要的启发，促进了骨修复替代材料的研究和发展。随着人们对骨结构以及复合材料结构进一步的认识，利用分子生物学的技术原理方法来对材料进行仿生设计和合成，可望设计出真正智能化的生命材料，以满足临床对骨损伤修复日益增加的需求。

1. 材料设计

在经历了第一代生物惰性材料和第二代生物活性材料阶段后，第三代生物材料的设计开始考虑如何在生物体内更好地实现生物学响应，直接与生物系统作用的骨修复材料除必须有良好的生物或组织相容性和理化性能外，无论体外增殖培养，还是体内在位生长，保证细胞能很好地黏附于支架材料表面，对于新生骨组织的重建和修复均至关重要。因此，仿生设计制备微观与骨组成相似、细观模拟骨组织表面、宏观具有良好力学性能的新型生物材料，有助于引导骨细胞的黏附(adhesion)，促进细胞的伸展(spreading)、迁移(migration)、增殖(proliferention)和分化(differentation)，加速骨修复和重建。由模仿骨组织的无机和有机复合构造而发展起来的纳米磷灰石增强复合材料，因其仿生性而成为骨修复材料研究的热点。生物活性粒子或纤维减小到纳米尺寸后，复合到高分子有机质中，形成了一类新的纳米结构生物材料家族，由此表现出一些有趣的生物学现象，也展示出一些新的应用前景。

2. 纳米羟基磷灰石晶体的人工合成

羟基磷灰石(HA)的组成和结构与自然骨的无机矿物非常近似。大量的体内实验表明，HA 植入骨缺损区有很好的修复效果，新骨与其可产生直接的生物性连接，HA 植入体与骨界面的结合强度等于甚至超过植入体或骨的自身强度。断裂往往发生在植入体或骨的内部，而不是在界面上。近年的研究表明，磷灰石晶体的许多特性与其粒径大小密切相关。当粒径为 1~100 mm 时，纳米磷灰石晶体与普通的磷灰石颗粒相比具有不同的理化性能，如溶解度较高、表面能更大、吸附性更强、生物活性更好等。纳米磷灰石还可作为药物载体用于疾病的治疗，是一种生物相容性良好的医用材料，纳米磷灰石晶体制备方法较多，通常有物理方法、化学方法和综合方法等。

（1）物理方法

HA 纳米粒子的物理制备多采用高能球磨法。将大块物料放入高能球磨机或气流磨中，利用介质和物料之间相互研磨和冲击使物料细化。由于粒子受到多次变形硬化和断裂，会有大量缺陷存在，因而表面缺陷多。高能球磨法工艺简单，成分可连续调节，但晶粒尺寸不均匀，球磨及氧化会带来污染。

（2）化学方法

化学方法有多种，多由温法制备发展而来。

1）酸碱法。

在酸碱法中通常采用两种或更多种磷酸盐进行反应，其中一种偏碱性，一种偏酸性，如 Moreno 和 Varughese[53] 采用 $Ca_4(PO_4)O$ 和 $CaHPO_4 \cdot 2H_2O$ 反应，可在较低的温度下制备出 HA 纳米粒子。Zuo 等对比研究了在水和非水介质中，$Ca(OH)_2$ 和 H_3PO_4 中和反应制备的纳米磷灰石晶体的形貌结构差异，结果表明醇类介质作为纳米磷灰石晶体合成的分散剂，可制得分散性更好且晶粒细小均匀的纳米级磷灰石晶体[54]。

2）水热法。

Liy 等[55] 用磷酸氢二铵和硝酸钙反应，先合成磷灰石沉积物，然后在 140 ℃，0.3 MPa 水热处理 2 h，可得到尺寸在 20 mm×90 mm 范围内的纳米针状或棒状晶体，在常压下也合成了纳米针状磷灰石晶体。

3）水解法。

Monma 和 Kamiya[56] 通过 $CaHPO_4 \cdot 2H_2O$ 在 60~70 ℃ 和 pH 为 8 的条件下，水解合成出纳米 HA 晶体，利用 β-TCP 在近似的条件下也可水解制备出 HA 纳米粒子。

4）共沉淀法。

共沉淀法与水热法相似。Tasac[57] 使 HA 在模拟体液（smulated body fluid，SBF）中发生共沉淀，也得到含微量 Na 和 Mg 离子的纯度超过 99% 的 HA 纳米粒子。Kong 等[58] 制得了平均粒径在 60 mm、比表面积为 62 m^2/g 的 HA 粒子。Bouyer 等[59] 对不同添加剂和反应速率下生成的 HA 纳米粒子的形貌、相组成和流体力学性质也进行了研究。

5）溶胶凝胶法。

制备方法同常规法一样，不同的是生成的 HA 溶胶应不能在体液或组织中絮凝，因此加入溶胶稳定剂是技术关键。Panda 等[60]利用醇胶在 80 ℃下得到平均尺寸为 20 mm×50 mm 的 HA 粉末。郭大勇等[61]通过改善溶胶凝胶法工艺，加入不同螯合剂，以抑制 HA 粉末的团聚，制备出纳米尺度的羟基磷灰石粉体。Pierrel 等[62]则利用无水乙醇作为反应介质合成出纳米 HA 粒子。溶胶凝胶法也可用来制备纳米薄膜，其方法是金属基底制成后，将衬底浸入溶胶，以一定的速度进行提拉，在衬底上附着一层溶胶，经一定温度干燥即可得到纳米微粒的薄膜。膜的厚度可通过提拉次数来控制。溶胶凝胶法具有反应条件温和，成分容易控制，工艺设备简单，产品纯度高的优点，但原材料价格昂贵，产物干燥时收缩大，另形成无法再分散的硬团聚。

6）气溶胶分解法。

该法是通过将前驱溶液在超高频喷雾中，瞬间形成气溶胶并分解来制备 HA 粉体，Vallet-Regim 等[63]采用的前驱溶液为 $CaCl_2 \cdot 2H_2O$ 和 $(NH_4)H_2PO_4$ 的混合物，制备出的 HA 粉末是空心的球形颗粒。

7）微乳液法。

Lim 等[64]进行了利用微乳液制备 HA 纳米粒子的研究，将 $CaCl_2$ 与 $(NH_4)_2HPO_4$ 分别制成微乳液，油相为环己醇，表面活性剂为 HP5+NP9，将两种微乳液混合后放置一定的时间，乙醇洗涤沉淀物，获得粒径为 20～40 mm 的 HA 微晶。

（3）综合方法

沉淀法和超声振荡技术相结合是近年来兴起的一种先进的合成技术，目前已有人用该法合成出纳米级 HA 粉粒[65]，研究表明超声振荡法能有效地促进晶核的共生成，避免晶体团聚发生。Shuk 等[66]将高能球磨法和水热法结合，制备出纳米级的 HA 微晶。Katsuki 等[67]混合熟石膏和磷酸氢二铵，在 100 ℃条件下用微波进行水热处理，在极短的时间内得到了 30～300 mm 的 HA 晶体。

3. 纳米复合骨修复材料的制备

制备纳米复合材料的目的在于模拟天然骨组织组成或结构，在保持无机组分强度性能和生物活性的同时，维持高分子基质固有的韧性特征和吸能特性，粒状或纤维状的无机组分均可加入高分子基质，但这些添加物的尺寸大小是影响复合材料力学性能的重要因素。由于纳米级与微米级添加物形成的复合物微观结构差异很大，在这些添加粒子和高聚物基质间存在显著不同的界面形态。纳米粒子在高聚物中的结构也更接近天然骨的组织构造，由此可获得更为理想的力学性能。相对于微米粒子，纳米级充填物的引入可更好地实现复合材料的力学强度和刚性的增强。对比研究结果表明，加入纳米粒子显著地增强了复合材料有机相的模量，有利于其植入后与自然骨实现力学性能的匹配，有效避免了金属植入物可能造成的应力刺激吸收和应力屏蔽问题。浙江大学化学系课题组运用仿生学的方法制备了一种新型有机-无机复合弹性晶体材料，其物理和化学性能都逼近天然骨骼。晶体中无机单元的厚度几乎达到了生物材料中同类晶体的最小尺度，基本实现了在纳米尺度上类骨结构的仿生制备[68]。

纳米粒子更大的比表面积可促进界面作用的增强，从而提高材料的力学性能和生物活性。相对于微米粒子和纯有机质而言，这些高表面活性的纳米材料不仅能提供更快的粒子释放率，还可更多地吸附蛋白。Webster 等[69]报道，纳米材料比微米材料蛋白吸附性更高，成骨细胞黏附更多。相关研究也被 Loher 等证实，PLGA 复合纳米磷酸钙材料的生物活性降解率和力学性能，均得到纳米填充物的增强[70]。也有证据表明[71]，当牙或骨接触这些纳米粒子后，能实现比微米尺寸更快的骨矿质沉积。模拟骨表面的纳米特征，可表现出更快的骨形成细胞黏附和增殖。目前报道较多的有以下几种纳米复合生物材料制备方法。

（1）直接分散法

Liu 等[72]将预先合成好的纳米磷酸钙粒子直接滴加入强烈搅拌的 PEG/PBT[poly(ethylene glycol)/poly(butylenes terephthalate)]三氯甲烷溶液中，得到机械性能较好的纳米复合材料。Wang 等[73]将纳米 HA 浆液在溶剂 DMAC 存在的情况下于 $100\sim120$ ℃脱水，然后加入具有类胶原酰胺基元的聚酰胺高分子(polyamide66，PA66)，在 PA66 逐渐溶解的过程中，纳米 HA 晶体均匀分布于聚合物基体中，复合材料组成均一，纳米 HA 晶体和 PA66 间由大量氢键结合，表现出与皮质骨相似的力学性能。Du 等[74]制备出纳米 HA 胶原复合物，并对其植入骨髓腔后与组织的反应进行了分析。

（2）原位生成法或纳米模板法

Chen 等[75]用控制析出法使 HA 晶体均匀沉淀于 I 型胶原上，冷冻干燥后制备得到圆柱形层状纳米 HA 胶原仿生骨。Kikuchim 等[76]使 Ca(OH)$_2$ 和 H$_3$PO$_4$在猪胶原上自组装生成纳米 HA 晶体，然后复合材料在 200 MPa 压力下冷等静压制备仿生骨，该替代材料具有同自然骨相似的纳米 HA 晶形和组成。Rhee 和 Tanaka[77]用同样的钙磷原料在硫酸软骨素模板上自组装纳米复合材料，硫酸软骨素对纳米 HA 晶体的 c 轴生长起促进作用。

（3）共沉淀法

Wei 等[78]采用原位共沉淀法成功制备了在 PA66 的 DMAC 溶液中均匀分

散的针状纳米 HA 晶体，不仅提高了纳米 HA 在复合材料中的含量，同时还保持了复合材料机械力学性能。Yamaguchi 等[79]在用共沉淀法制备 HA 壳聚糖纳米复合材料时发现，柠檬酸会导致产物粒径增大，并且柠檬酸的离子作用对壳聚糖的影响比对 HA 大。动物实验结果表明，共沉淀法制得的纳米 HA 壳聚糖胶原复合材料，有希望作为软骨和骨的再生替代材料使用。

（4）机械化学法

Nemoto 等[80]通过球磨制得纳米 HA 和蚕丝蛋白直接复合的低黏度溶胶，并获得以玻璃为基底的均匀凝胶涂层。由于球磨过程极易破坏有机分子长链，导致材料力学性能降低，故此法制备的骨修复用纳米复合材料相关研究甚少。

6.4.3　骨组织工程支架的构建

相对于自体和异体骨移植，骨组织工程是最具潜力的大尺寸骨缺损修复替代解决方案，可提供比目前常规移植手术更佳的选择性，减少应力屏蔽和血管损伤，以及骨质减少和再次骨折的发生。临床对修复大尺寸缺损生物材料的需要，以及对更适于生理环境的植入物的大量需求，促进了组织工程修复材料的发展。作为组织工程研究的重要分支，骨组织工程的发展与材料技术的变革直接相关。作为细胞生存基质的生物支架占据着非常重要的地位，它不仅起支撑作用维持原有组织的形状，还要起到模板作用，为细胞提供赖以寄宿、生长、分化和增殖的场所，从而引导受损组织的再生和控制再生组织的形态结构。近年来的发展主要聚焦于材料的仿生设计构建，通过调控材料参数的设计变化，以激发特定的细胞反应，并利用生物因子识别介导新组织的形成。

设计用于组织工程的支架，关键在于赋予支架相应的生物信息编码，以表达骨细胞应有的反应。为实现这一目标，纳米技术（nanotechnology）、固体自由成型（solid free-form fabrication，SFF）技术以及基于分子自组装的自下而上设计法（bottom up approaches based on molecular self-assembly）等技术途径均扮演了重要的角色。对于骨支架材料而言，尤其需要精确地平衡其典型的结构特征、孔隙率、理化力学及生物学性能。因此，以模拟天然骨细胞外基质（ECM）引发的细胞行为为终极目标，设计类 ECM 材料，使之可以释放出单一或多种生物化学信号，介导干细胞或骨细胞的分化增殖行为，从而实现骨组织工程诱导骨再生修复的研究目的。

1. 微纳米结构支架的设计与控制

模拟骨组织的细胞外基质拓扑结构和微观结构，最关键的因素是多孔支架的微观结构，如孔径及孔径分布、孔隙率、孔间连通性等，且支架应具备一定机械强度和解剖学外形，并与所要修复的组织相吻合。孔径大小是影响硬组织修复材料组织相容性的重要参数，一般认为，微孔可允许体液组织液、营养物质和氧气的进入、代谢产物的排出；$1 \sim 50 \ \mu m$ 的小孔有利于纤维组织长入；$50 \sim 100 \ \mu m$ 的小孔允许非矿物类骨组织长入；大于 $10 \ \mu m$ 的孔隙允许骨组织长入，其中 $100 \sim 600 \ \mu m$ 的孔结构更有利于骨细胞和骨组织长入。

对骨组织工程支架而言，无论用何种方式制备何种形貌的支架，支架所承担的生物学角色，都应是介导骨细胞反应的类 ECM。一种成功的骨组织工程支架结构，必定是形貌特征和力学性能的平衡，并在后续的转化中能维系再生组织和支架降解之间的平衡。因此，在骨组织工程支架材料的制备过程中，除了原材料选择和后处理外，制备工艺对于多孔支架的力学性能影响最大。不同的制备工艺决定了支架的宏观结构、微观结构以及部分力学性能和降解性能。因此，能使富含活性物质的高聚物基质产生理想孔径和有序结构的技术就成为骨修复支架构建的基础，而另一种利用纳米级高聚物纤维织构具一定空间结构的支架也成为目前研究的热门技术。

多种技术可用于制备有序孔径结构，如利用热力学原理处理高分子溶液，采用气体发泡法、相分离法或冻干法可制得设计的孔隙结构，孔的大小和贯通性能在制孔过程中精确调控。特别是气体发泡技术，可获得高孔隙率的三维支架，该技术的优点在于可以保持加载的生物因子和蛋白的生物活性。

固体自由成型(SFF)技术的优势在于计算机辅助下的高重复性，包括三维打印(3D printing)和三维绘制(3D plotting)。SFF 是一种基于三维电脑图像的层叠组装技术，不同于传统成型工艺，这种层叠组装模式可构建内部形态复杂的支架结构，也易于实现外观尺寸的可控。该技术以 CT 或 MRI 的解剖学数据源为模板，制备符合临床预期的支架形态结构。还可在制备过程中增减材料成分，便于实现支架性能的梯度变化。最新的研究包括利用中空纤维构建支架，以及制备内外组分不同的三维多孔结构。

纳米技术是支架构建的重要工具之一，非常适于制备类 ECM 形态结构，从纳米水平构建复杂的空间结构，有利于精细控制生物活性信号的释放。自下而上的垒砌式分子自组装技术是常用的支架制备术，由两性肽分子通过自组装或自补形成纤维的方式也可构建具纳米孔隙高贯穿率的支架。借助肽序的变化，这类自组装支架极易实现功能化，赋予支架特异性的生物识别机制以及介导黏附于其上的细胞行为。含特定序列氨基酸的多肽既可形成凝胶，也能自组装为纳米纤维，可广泛用于软骨、骨、心脏瓣膜的修复，是一项极有前途的组织工程技术。

静电纺丝法制备的纳米纤维可构成一种高孔隙率的无纺结构支架，再现 ECM 的纤维态结构。静电纺丝是一种非机械技术，利用高压静电场为高分子小液滴表面带电，通过喷嘴喷射而下形成丝状挤出物，在静电斥力作用下喷射挤出物分成若干细丝，在收集器上形成固化的超细纤维。该技术也可与其他技术联用，如相分离法等，以获得具有独特几何学特性的材料。与泡状材料相比，纤维支架结构具有以下优势：

1）组织长入所必需的空间贯通性是非常完善的，而泡状支架的部分孔洞会因弥散到基质中而封闭。当然这些纤维支架也可能因相邻孔洞过于细小而无法让细胞渗透长入。

2）静电纺丝制备的超细纤维可提供极大的比表面积，这是其他方法制备支架无法实现的。其重要意义在于可负载和表达大量的信号分子，并促进支架的降解。

3）静电纺丝纤维可提供一种新的三维支架，该支架可混合纳米和微米两种尺度特征的纤维。

总之，静电纺丝是一种制备类 ECM 的有效技术手段。

2. 生物因子缓释支架

天然 ECM 可提供丰富的多功能信号，包括纤维粘连蛋白、层粘连蛋白和玻璃粘连蛋白等，可控制组织内细胞功能维护和发展的生物因子。整联蛋白作为跨膜蛋白，是细胞骨架和细胞外基质连接的桥梁，可以激发特殊的信号通道。通过这一激发过程，整联蛋白可以穿越细胞膜传达信息，调控细胞的黏附和迁移。

而在组织工程中，支架材料被细胞的生物因子识别只能依赖于生物材料块材或表面的改性。也就是说，通过化学或物理方法，借助生物活性因子，引导类 ECM 与细胞感受器特异性结合是可以实现的，无论是否含有精氨酸（arginine glycine aspartic acid，RGD）序列。精氨酸、甘氨酸和天门冬氨酸基因序列是细胞黏附受体的配体，可与 11 种整合素特异性结合，能有效地促进细胞对生物材料的黏附。大量多肽被用于修饰支架研究，以获得良好的细胞黏附性能。Harbers 和 Healy[81] 考察了无论二维还是三维配体的密度纳米空间组织、共同调控性相对梯度以及材料基质对细胞黏附行为的影响，促进了支架设计新理念的形成。这类基质可极大地提高支架性能，释放或激发有利于复杂组织形成的生物信号。

目前临床局部应用生物因子时容易被内环境稀释和代谢，难以持续发挥作用。而反复注射价格昂贵，并有可能引起毒副作用。因此，结合多孔支架成型技术与药物控释理念，构筑生物因子缓释系统，在位释放生长因子，可调控再生组织的形态形成，并加速组织修复，从而满足材料降解与组织再生匹配的临床要求，物理支架与有生命特质的生物因子结合，可有效促进骨组织工程支架生物学功能的表达：促进新生血管形成，促进软组织、软骨、骨组织及神经组织损伤的修复。

除用上述方法制备多孔支架外，堆积成型的微球或纳球、纳米粒子、微流体等均可用作载体，这些新技术的开发促进了不同形态的载体材料与各类缓释物以更有序的方式进行整合，这些被缓释物不仅有生长因子，如骨形态发生蛋白（bone morphogenetic protein，BMP）、转化生长因子（transforming growth factor-β，TGF-β）等组织诱导活性因子，还包括激素和基因物质、具有治疗功用的药物分子，以及对骨生长钙化有促进作用的离子。

近年来，一些先进的空间精控技术也被用于在支架上加载分子信号，如扫描探针微影术和原子力显微术（atomic force microscopy，AFM）。这些技术的采用，使直接在基质表面"写"信息成为一种可能。自组装单分子层（self-assembly monolayer，SAM）也被证明是一种将生物信号修饰到材料上的有效和可信的工具。这些研究表明，利用纳米技术设计和实现在位控释已经进入了分子水平。

6.4.4 取向骨修复材料的研究

同其他天然材料一样，骨组织的基本组成形状、尺寸和空间位置决定了骨内在结构和性能的各向异性。Tai 等[82]的研究结果证实，正常骨比脱钙骨拥有更高抗压强度的根本原因在于：取向排列的纳米磷灰石晶体间的摩擦力比晶粒间的滑动更有利于抗压承力。量化分离胶原纤维的空间分布后，实验和模拟计算也证明这种纳米粒子的各向异性促进了骨受力时的能量耗散。这种各向异性结构和组成对材料性能的影响，已引起研究者的高度关注，目前主要集中于取向磷灰石晶体的合成和三维多孔取向结构的研究。取向磷灰石晶体研究多见于牙釉质晶体和金属表面活性涂层的设计和制备，合成的纳米磷灰石晶体呈六方柱体成簇生长，在牙釉蛋白与氟的调控下，有研究者利用饱和磷酸钙溶液在玻璃陶瓷基上成功制备了高度为 150~250 mm 的取向纳米氟磷灰石晶体，蛋白的浓度和 pH 严重地影响着磷灰石纳米层的高度和形状，仅有较窄范围的适宜浓度和 pH 能合成出棒状氟磷灰石晶体簇。不借助细胞和蛋白的作用，Chen 等[83]在水热条件中不同的基质上（铁、钛、云母、玻璃硅钢片）合成出棱柱状的氟磷灰石晶体，研究表明，随着纳米氟磷灰石晶体在高压釜中的时间延长，完善的六边棒状结晶结构逐步形成，其化学组成和结构尺寸与自然牙釉质相似，Müller 等[84]利用浸涂化学法制备的钛基仿生磷灰石涂层中含有不同含量的 HCO_3^-，横切片 TEM 分析表明，纳米晶粒在 c 轴方向的尺寸随 SBF 中 HCO_3^- 含量的增加而减少。近年来，有实验室在非蛋白诱导条件下于高聚物基质上成功生长了取向纳米羟基磷灰石晶体，相关研究仍在深入进行中。而更多的研究人员在材料表面获得了片状磷灰石晶体构成的疏松多孔结构[85]。

在这些取向纳米磷灰石晶体的研究中，部分研究涉及了矿化机理的探讨。Iijima 和 Moradian-Oldak[86]的研究表明，牙釉蛋白和氟离子协同作用时才能生成取向和结构与牙釉晶体相似的纳米磷灰石棒晶。Wang 等[87]认为，在磷酸八钙胶原蛋白改性钛基表面上，模拟体液(SBF)中较低的钙磷比能促进晶体在 c 轴方向取向生长。Hoang 等[88]利用计算机模拟分析了猪骨钙素对磷灰石晶体结构的影响，发现蛋白对晶面的识别是生物矿化过程的重要因素。Wang 等[89]采用相转移法制备的各向异性纳米 HA/聚酰胺(nano-hydroxyapatite/polyamide，nHA/PA)支架结构，细胞和动物实验均表明取向性孔道结构比各向同性结构具有更好的骨传导性。文献还报道了采用冻干法和层叠组装法等方法[90]，成功制备出取向的三维多孔结构，但这些方法很难提供与骨基质类似的微观纤维结构，而 ECM 是介导细胞所有活动——黏附、迁移、增殖以及表型的重要物质。研究表明，类似基质的材料更能激发有助于细胞分化生长的生物化学信号。

6.4.5　展望

为模拟天然骨基质结构，大量的新技术、新手段被用于构建骨修复材料和骨组织工程支架，其中纳米技术、固体自由成型技术和基于分子自组装的自下而上设计法扮演着重要角色，极大地促进了骨修复材料的研究。体内骨折愈合的自然过程是从纤维骨痂向骨性骨痂逐渐衍化的过程，从材料学角度分析，则是纳米纤维逐渐矿化的过程，然而，人们对纤维支架纳米结构与生物矿化(即骨形成)间的关联性的认识还十分模糊，因此，模拟骨组织的纤维结构与组成，设计利用类细胞外纤维基质提供矿化位点，仿生体内的矿化过程，在纤维上取向诱导生长纳米磷灰石晶体，在体外实现矿化物质的构建，将获得高性能高生物适应性的材料，可为进一步的组织工程提供物质基础。

纳米生物材料独特的比表面特性和丰富的表面悬键可为组织细胞的黏附、迁移提供优异的生物学性能。材料植入后，产生于材料和组织界面的生物化学反应，可形成一种时间依赖性的表面特性变化，与周围组织形成生物性键合，刺激或诱导新组织形成。但需要强调的是，在设计材料组成结构和功能时应考虑到，植入物处于一个非常复杂的生理环境，在整个组织再生的过程中，材料空间结构的变化和各种信号的释放都应被仔细地定位，包括生物信号的传递、材料降解成分的监控、材料体积变化对性能的影响、材料变化与组织新生是否实现时间与功能的平衡等。此外，这些结构和组分复杂的修复材料包含了各种尺寸的基元构件，如何有效、系统和公正地评价修复体中加载的各类纳米尺寸物质的生物安全性问题也将是今后生物材料研究的重点。

6.5 骨水泥

关节是人体运动的枢纽，由于创伤或病变，可能"报废"，变得僵硬、强直，出现疼痛症状，活动范围减少或无法活动，因而医生常"以旧换新"。将"废旧"关节切除，安上人工新关节。给机器更换零部件，通过螺钉或焊接就可以做到。而人体关节是具有活力的器官，换上的人工关节，无论材料是金属、陶瓷或塑料，均为无活力的假体。如何以死代生，"弄假成真"，将两者牢固连接，并保持日久天长也不松动，就要动一番脑筋了。医生需要一种特殊材料，专门用来固定人工关节。骨水泥是一种用于骨科手术的医用材料，由于它的部分物理性质及凝固后的外观和形状，颇像建筑装修用的白水泥，便有了如此通俗的名称(图 6.2)。其实，它的正名是骨黏固剂或骨固着剂，其主要成分是聚甲基丙烯酸甲酯，主要用于人工关节置换术。

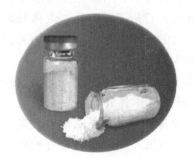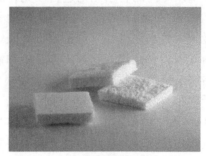

矿化胶原骨泥

图 6.2 临床上骨水泥或骨泥产品

经过多年研究反复实验，20 世纪 60 年代初骨水泥终于问世。为了便于保存、运输，骨水泥由白色粉末和无色带刺激气味的液体两部分制剂组成。使用时，只要按一定比例，将它们倒在一起调和，即可在室温下发生聚合反应。开始像砂浆，进而如同稀粥，接着变成面团一样，可以揉捏、挤压成任意形状，最后逐步固化。整个过程约十几分钟。医生在其固化前，将其置于准备更换关节的部位，随即安上人工关节。等到反应结束，局部温度稍微升高，摸上去有些发烫。此时，与优质建筑水泥同样坚固的骨水泥便成功地将人工关节与人体骨骼镶嵌，牢牢固定。手术经过短期康复，换上的关节即可发挥作用，如为人工髋关节置换，这时便可下地行走。这种固定相当牢靠，可保持十几年，甚至二十几年。

骨水泥作为人工关节手术的配套材料，其出现被看作是人工关节发展史上的重要里程碑。它大大促进了人工关节手术广泛开展，提高了治疗效果，帮助数以百万计的病人解除了痛苦。骨水泥除了用于固定人工关节外，在其他骨科疾病的治疗方面也颇为见长。如良性骨肿瘤引起的骨质缺损，可用骨水泥填充。骨骼恶性肿瘤，发生病理骨折，可去除肿瘤组织后，用骨水泥加钢针进行内部固定，以减轻病人痛苦，早期起床活动，锻炼关节功能，并便于护理，提高生存质量。有些伴有皮肤损伤的严重骨折，复位困难，常用的石膏、夹板无法固定，又不宜切开复位再做钢板固定，可经皮肤打入多根粗钢针，进行复位，然后将皮外粗钢针尾部相互连接，此时用骨水泥固定，又快又牢，十分方便。

当然，骨水泥也有一些缺点，如填充时偶可引起骨髓腔内高压，致使脂肪滴进入血管，引起栓塞。另外，它毕竟与人体骨骼不同，时间过久，人工关节仍可能发生松动。为了克服缺点，更好地为病人造福，医生与工程技术人员合作，可对其改进提高。一方面改进材料配方，另一方面改进调配技术。如采用专门的骨水泥枪进行填充，放置减压管，可以减少并发症，更为安全。再如在骨水泥中加入适当比例的骨粒，日后骨粒吸收，人体骨骼组织即慢慢长入骨水泥内部，可达到自身固定目的，不易松动。相信随着科学技术不断发展，骨水泥会受到更多医生和病人的青睐。

临床上由各种原因引起的骨缺损很常见，骨缺损的修复方式也有多种。自体骨移植是骨缺损治疗的"金标准"，但是自体骨骨源有限，且需开辟第二术区，因此临床应用有限；同种异体骨及异种骨移植虽然骨源较多，但存在免疫排斥反应，其应用也受到很大限制。因此，研制具有良好的成骨能力及生物相容性较高的人工生物材料是医学和材料学领域的一个重要课题。

磷酸钙骨水泥(calcium phosphate cement，CPC)是近年来应用较广的一种生物材料，被广泛应用于颅骨缺损的修复、椎体成形术、颌骨缺损的修复、填塞拔牙创以保持牙槽嵴高度等领域。CPC又称羟基磷灰石骨水泥(hydroxyapatite cement，HAC)，由两种以上磷酸钙盐的粉末和固化液组成，其固化过程为磷酸钙在水溶液系统中溶解，产生钙离子和磷离子，然后磷离子以羟基磷灰石(HA)形式沉淀。CPC主要由钙、磷等元素组成，与骨基质中的无机盐成分相似，能被机体接受，植入骨断端易形成骨性结合，被认为是生物相容性最好的骨组织替代材料之一。

6.5.1 CPC 的优点

1. 良好的生物相容性及生物安全性

具有良好生物相容性的骨移植材料要对人体无毒，无热源，对周围组织无刺激作用，植入后不引起溶血反应和免疫排斥反应，无致癌性和致畸作用，能逐渐被降解吸收和被机体组织替代。CPC 的主要成分为钙、磷，其结构和组成与人体硬组织的无机成分非常接近，CPC 中单一成分的生物相容性直接决定了整个骨水泥体系的生物相容性。Tañag 等[91] 将 CPC 作为眶骨充填材料应用于小白鼠，3 个月后处死动物做眶骨移植物样本的组织学检查，证实动物机体对该材料有良好的耐受性，无感染及排斥现象。赵晓伟[92] 采用浸提法制备 CPC 培养液浸提液，应用细胞培养及流式细胞仪观察技术观察 CPC 对 L929 细胞的细胞周期、DNA 倍体、bcl-2 基因表达的影响，结果表明，CPC 对其无明显影响。以上结果均证实，CPC 是一种具有高度生物相容性的材料。

2. 骨传导性和生物降解性良好

CPC 在修复骨缺损时，新骨形成的过程主要是"爬行替代"过程，而不是由纤维组织转化为骨组织的过程。CPC 本身并无成骨性，但它能作为一个支架引导骨组织长入缺损区。Mai 等[93] 将 I 型胶原与 CPC 复合材料植入动物体内，发现 CPC 具有良好的骨传导性，骨吸收开始于缺损区边缘，随后为内植物，12 个月后骨重建完成。在用 CPC 充填修复牙种植体周围骨缺损区的实验研究中，实验组 CPC 随时间延长而逐渐发生降解，新生骨组织沿裂隙长入，与种植体发生直接的接触，表明 CPC 在修复牙种植体周围骨缺损中展示了较好的引导骨再生性质。CPC 植入体内后，材料的生物降解和新骨形成同时进行，机理在于：一方面交界部位的骨水泥与体液接触后发生溶解，产生 Ca^{2+}、PO_4^{3-} 等离子参与骨形成，且材料在体液的冲蚀、磨耗作用下局部碎裂或崩解；另一方面成骨细胞、破骨细胞、巨噬细胞等通过细胞外降解和细胞内吸收两种方式使材料发生降解，两方面的共同作用逐步形成了新的骨组织。苗军等[94] 制作羊胫骨平台压缩性骨折模型，植入 CPC 充填骨缺损，3 个月后进行组织学观察，镜下可见多个骨水泥吸收骨形成单位，骨水泥吸收后的空间由新骨形成充填，看不到纤维组织，表明 CPC 在体内的降解速度与新骨形成速度基本持平。

3. 操作方便，可塑性强

CPC 在室温(25 ℃)及冷藏温度(5 ℃)条件下可较长时间不固化，而在体温(37 ℃)条件下凝结较快，其固化时间为 15~30 min，此特性为骨水泥的临床操作提供了有利的条件。骨水泥的可塑性决定了其可被塑造成各种形状用于修复骨缺损，甚至可采用注射器和针头经皮穿刺注射的方式对一些窄而深的骨缺损进行修复。近年来，CPC 的可塑实验证实，通过添加多糖类、多元醇及其衍生物、多羟基的蛋白质等增塑剂物质，能改善骨水泥的流动性和可操作性。Roemhildt 等[95]在 CPC 中加入铝酸钙，CPC 的流动性、可塑性提高，而且具有较好的可注射性和较高的抗压强度。在临床应用中需注意，骨水泥聚合反应可能会引起骨水泥-骨界面的温度升高，从而造成临界面的骨细胞损害。在塑形时骨水泥的厚度越大，其机械性能越强，但反应时释放的热量也越大，不利于成骨。研究证明，当骨水泥的厚度小于 10 mm(以 3~4 mm 为佳)时成骨效果最为理想。一般认为，5 mm 厚的骨水泥聚合反应在骨和骨水泥周围产生的温度为 41 ℃，不会对周围组织产生明显的副作用，大于 10 mm 时骨水泥聚合反应产生的温度超过 56 ℃，会造成周围骨的灼伤甚至坏死。

4. 黏结力强，界面结合强度高

自体骨、人工颗粒骨移植后，在新骨形成后期会偶尔发生新骨松动现象，这主要与骨结合界面的微动现象、应力遮挡等力学因素，磨损颗粒引发的溶解等生物学因素有关。骨水泥与骨的结合强度主要取决于骨水泥与骨的嵌合程度。骨水泥具有一定的流动性、良好的黏结力，能促进骨水泥颗粒进入骨小梁间隙，一方面增加两者之间的结合力，避免了骨结合界面的微动现象；另一方面增加骨水泥-骨界面的结合强度，减少骨水泥磨屑的产生，避免了磨损细颗粒引发的新骨溶解现象。此外，骨水泥-骨界面形成一个稳定封闭的界面，阻止引起炎症反应、骨溶解及骨松动的磨损颗粒进入此界面，防止异物炎症反应及融骨反应的发生。

5. 良好的药物载体作用

骨缺损并发感染是临床治疗上较为棘手的难题，不合理的治疗容易使病情迁延，甚至进展为感染性骨不连。抗生素无论是口服还是静滴，均很难进入感染深部杀灭细菌；而以 CPC 作为抗生素载体的局部缓释系统，能在局部持续释放高浓度抗生素，发挥强大的局部抗感染作用，在骨折感染防治方面有潜在的广阔临床应用前景。张月荣等[96]局部应用万古霉素 CPC 链珠治疗慢性骨髓炎 30 例，除 1 例车祸意外死亡外，27 例效果优良，2 例复发，经二次手术后治愈，无不良反应，认为局部应用万古霉素 CPC 链珠操作简单、安全有效，可以作为治疗慢性骨髓炎的手段之一。抗生素/CPC 载药缓释系统理论上具有修复局部骨缺损同步抗感染的作用，但是目前得到的资料数据来源限于实验研究。

6.5.2 CPC 的缺点及改进

1. 孔隙率低，不利于新骨长入

磷灰石类移植物的孔径在 100 μm 以上时有利于缺损骨的重建。CPC 孔径为 8~12 μm，骨水泥凝结后孔隙率为 43%。较低的孔隙率导致 CPC 材料在体内长期存留，影响新骨的长入。增加孔隙率可明显加速 CPC 的吸收。近年来，致孔技术的出现和发展已经证明，多孔结构的存在有利于成骨细胞的迁移及骨组织的向内生长，对新骨的生长、重建以及骨水泥材料在人体内的快速吸收十分有益。目前 CPC 成孔的方法主要有三种：① 掺入可溶性物质。如甘露醇及蔗糖等，这些物质在体内环境中溶解而致孔。② 发泡成孔。如加入碳酸氢钠，与固化液反应，在固化过程中产生二氧化碳成孔。③ 掺入可降解的多聚物微球，微球在体内逐步降解成孔。目前掺入填充剂增加 CPC 孔隙的方法仍存在两个问题：① 当 CPC 以固定的固液相比例混合时，填充剂的添加会改变 CPC 的理化性质和生物学性能。② CPC 与填充剂混合物植入人体后，填充剂的快速溶解可导致 CPC 初始阶段力学性能急剧下降，且其结构也不稳定。这些问题有待今后进一步研究解决。

2. 降解速度较慢

一般认为骨水泥的降解机制为：在体内体液的作用下，骨水泥先从材料表面开始溶解、膨胀，使结构疏松，粒子被分散，表面积迅速扩大；然后多核细胞、巨噬细胞和破骨细胞聚集于骨水泥表面，吞噬分解后的粒子，并随体液循环进入体内钙库，降低体液局部的 pH。通常情况下，植入材料的体内环境难以人为控制，可以通过改变材料的组分来改变材料在体内的降解性能。常用的有以下几种方式。

（1）掺杂锶（Sr）

李峰[97] 将含 0.1%、5%、10%（质量分数）的 Sr 的 Sr-CPC 材料植入新西兰兔的背部脊柱两侧 4 个区域肌肉内，并与纯 CPC 对比，结果表明：Sr 含量在 5%~10% 之间的 Sr-CPC 在体内的降解速度要明显快于纯 CPC，Sr-CPC 在体内的降解速度随 Sr 含量的增大而增大。

（2）调节钙磷比

魏杰[98] 将等物质的量的磷酸四钙（tetracalcium phosphate，TTCP）和无水磷酸氢钙（dicalium phosphate anhydrous，DCPA）混合形成钙磷比为 1.67 的 CPC，调节 TTCP 和 DCPA 的物质的量形成钙磷比为 1.63、1.60、1.57、1.54、1.51 的类钙 CPC，计算不同材料的最终失重率，并与钙磷比为 1.67 的 CPC 对比，结果表明：随着钙磷比的降低，CPC 的降解率上升。

（3）CPC 碳酸化

唐佩福[99]研究了碳酸根的存在对 CPC 溶解性的影响，结果显示：碳酸根可以抑制 CPC 晶体的增长，使晶体形态从针状或棒状转化成球状，改变 CPC 内部的化学张力和稳定性，使其具有更小的结晶度和更高的溶解性。

3. 强度较低，韧性较差

CPC 原始固化后的机械强度为 30~50 MPa，其抗压强度还达不到密质骨的要求，同天然骨相比仍然存在韧性不足、脆性较大、抗压强度不高等缺点，极大限制其在临床上的广泛应用。为了拓展其应用领域，使其能够在负重部位发挥作用，研究人员尝试了多种方法对 CPC 的性能进行改进，其中效果最为显著、目前临床应用最多的是通过与有机或无机物的混合，或加入某些添加物以达到增强骨水泥强度的效果。常用的添加物有纤维类、有机生物活性物质（明胶、壳聚糖及丙交酯-乙交酯共聚物等）等。其中，可降解型纤维材料可以在骨水泥复合体植入人体的初期起到稳定和增强的作用，而随着纤维的逐步溶解，其产生的柱形孔道又有助于营养物质的传递及血管、细胞的快速长入。将 Polyglaction 910 加入 CPC 后可以在短时间（2~4 周）内显著加强 CPC 的韧性和强度。将壳聚糖或可吸收缝线与 CPC 混合后明显加强其韧性，并增大孔隙率，促进细胞黏附，有利于保持植骨区的空间结构，尤其在降解早期为骨细胞的长入提供了较好的空间支持。应该指出，这种通过添加可吸收纤维而增加的骨水泥机械强度，还要依赖于骨水泥机制自身机械强度的提高，两者存在线性相关。

4. 材料容易出现稀散现象

在临床手术操作过程中，骨水泥混合浆体在同血浆和体液接触后容易被冲刷而稀散，原因是 CPC 在植入人体时，血液渗入材料的内部，影响了 CPC 的正常固化反应，因此要求骨水泥在固化前能保持较好的完整性。目前已有研究将藻酸钠、羟甲基纤维素等加入到 CPC 中，用于提高 CPC 材料的抗稀散性能。就目前研究的情况来看，通过添加凝胶剂来增强 CPC 抗水溶性能的效果还是十分明显的，但多数骨水泥体系抗水溶性的研究是在静态模拟体液中进行的，而在体内动态的含有细胞及其他多种溶质的血液中，其抗水溶性能还有待于进一步深入研究。

6.5.3　展望

随着医用材料科学的发展和边缘学科的渗透，修复骨缺损的材料及方法也在不断改进，人们一直在探索着寻找理想的骨缺损修复材料，但现阶段应用于临床的各种材料都有其优缺点。CPC 也一样，它虽然是一种有良好的生物相容性的生物材料，具有无毒、无刺激、无热源的优点，但也存在一些缺陷，如强度较低、韧度较差等。但随着对 CPC 改性研究的深入，其理化性能和生物性能也将不断提高，其必将成为骨组织修复领域中理想的骨替代材料。

6.6　膜材料

膜引导组织再生（membrane guided tissue regeneration，MGTR）技术是一种新型促骨再生技术。其机械性地阻止成纤维细胞等非骨结缔组织成分向缺损处内生长，对缺损组织起一个屏障作用，为新骨生长提供空间，引导具有成骨潜能的周围骨细胞进入伤区，使这些细胞大量增殖，完成早期组织修复。MGTR 技术是利用膜来引导组织再生，包括膜技术和引导组织再生（guided tissue regeneration，GTR）技术两部分。20 世纪 80 年代初，Nyman 最早研究膜技术，利用膜来阻止牙龈结合上皮和结缔组织长入牙周，把牙周韧带细胞引到膜下间隙内增殖并对牙根产生新附着。这种膜技术所导致的组织再生和修复现象称为引导组织再生[100]。实际上，早在 20 世纪 50 至 60 年代，就有学者经实验研究证实过这一现象。Melcher 和 Dreyer 曾描述覆盖塑料笼的空腔内有新骨生长[101]。可以认为，塑料笼可阻止骨外结缔组织长入，并能很好维持血肿形状，决定着骨组织再生形状。GTR 的理论依据是：愈合期间，不同组织细胞向伤区移行速度不同，在缺损上放置一次性膜，与骨组织表面密切接触，在骨与膜之间制造一隐蔽空间，借助于机械屏障，防止成纤维细胞和其他疏松结缔组织细胞向缺损区生长，使周围骨表面具有成骨潜能的慢移行细胞填充缺损，在无其他组织干扰下出现成骨，达到早期骨再生与修复的目的。

MGTR 技术的膜材料一般分为两大类，即非降解材料和可降解材料。各有其不同的理化特性和特殊应用。

6.6.1　非降解膜材料

这类材料是用无生物毒性的化学物质按照一定的要求制作的，其主要特征是：无细胞毒性，与组织细胞生物相容性好；有一定韧性，以免受组织压迫后减小空间；材料厚度一般为 0.5 mm 左右；不易与基质糖蛋白结合，且能减少上皮附着和移动。这类材料的共同特征是不能被组织吸收，需要二次手术取出。

非降解膜材料主要包括以下几种。

（1）聚四氟乙烯（teflon 或 expanded polytetrafluoroethylene，e-PTFE）

聚四氟乙烯是目前使用最多的非降解材料。这种膜已经商品化，如

Gooe-Tex，Sartoriue，Biopone 等。聚四氟乙烯膜惰性很大，不易与组织发生反应。聚四氟乙烯膜也有一定的缺点，如价格昂贵，固定欠佳，当血凝块机化后，需二次手术取出。

（2）微孔滤膜（milipone filters）

微孔滤膜是最早研究的膜。微孔滤膜有多种孔径可供选用，现在多数应用的是孔径为 0.22 μm 的滤膜。现在认为，滤膜的孔径以 3 μm 为好，因为结缔组织可穿过的最小孔径为 3 μm，孔径越小，上皮的移动就越快。尽管如此，0.22 μm 甚至 0.1 μm 孔径的滤膜的动物实验和临床试验证实是可以达到牙周 GTR 的要求的。微孔滤膜的应用前景看法不一。与 e-PTFE 相比，其价格低廉，但在研究中缺乏韧性，易脆，并有细胞毒性。

（3）生物膜（biobrane）

生物膜是一种半透性的聚硅氧烷（俗称硅酮）膜，由三层结构组成，内层为硅酮，中间层为尼地材料，外层为一层亲水性胶原肽（hydrophileli collagen peptidea）。Aukhil 等利用生物膜材料进行动物实验，结果显示：实验组有大量的新生牙骨质生成，并伴有纤维组织附着的生成，而对照组几乎没有新牙骨质的生成[102]。

6.6.2　可降解膜材料

可降解材料是近年来发展起来的。非降解材料虽有一定的优点，但由于需要二次手术，故不易为人所接受，因此利用可降解材料代替非降解材料已成为一个趋势。可降解材料的主要特点是：无细胞毒性及免疫原性；可在一定的时间内降解；可有效地抑制上皮移动；从发展的角度看，可降解膜不应只具有物理屏障作用，还应具有一定的生物诱导活性。

可降解膜材料主要包括以下几种。

（1）胶原类材料

胶原类材料是目前 GTR 膜材料中研究较多的一种，胶原广泛存在于人、牛、鼠等哺乳动物的皮肤、肌腱、韧带和骨骼中。胶原分为五类，其中 I 型胶原研究得最为广泛。胶原具有以下优点：胶原是结缔组织的主要成分，可参与组织代谢；对成纤维细胞有较高的诱导力；可抑制上皮移动，抗原性弱；有止血作用。根据不同需要，可把胶原制成膜、管状、海绵状。胶原膜经紫外线消毒后，可在-20 ℃下贮存。胶原在体内降解迅速，完全降解为 6~8 周。Bio-Oss 是目前应用较多的异种骨移植膜材料，可以为骨组织的生长提供理想的框架结构，成骨效果比较肯定。但与自体骨相比，吸收较慢，且容易传播疾病，感染风险大，容易出现异体排斥反应。随着人们对矿化胶原及其形成过程的深入理解，许多研究都致力于制备模仿天然骨的仿生矿化胶原膜材料。

矿化胶原膜[103]是北京奥精医药科技有限公司基于崔福斋等发明的矿化胶原仿生骨修复材料理论生产的，是采用体外矿化技术制备的 I 型胶原和非陶瓷纳米羟基磷灰石的人工骨修复复合材料，该材料在成分和纳米结构上都十分接近人体骨，有利于人体细胞和大分子对其识别，从而提高利用率（图 6.3）。这种膜材料具有低结晶度且含碳酸根，能与骨键合，是一种可降解材料，其表面可提供适宜的环境，促进胶原和矿物沉积以及成骨细胞黏附，具备优异的骨传导性，并参与人体骨代谢，与人体骨有相似的重塑过程。矿化胶原膜作为可降解膜的一种，在植入体内初期可以起到良好的屏障效果，但当体内的胶原膜开始降解时，它们的生物力学性能立刻明显降低。而对于屏障膜而言，膜应该具备足够的强度去创造并保持预期的引导骨再生的适合空间，并能对抗外界压力而不变形和崩解（例如颌骨的咀嚼运动）。由于大多数生物可降解膜非常柔软，所以需要增加屏障膜的硬度并且在手术过程中附加额外的固定。

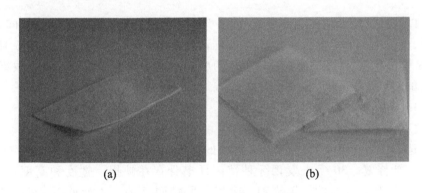

(a)　　　　　　　　　　　　　(b)

图 6.3　北京奥精医药科技有限公司的矿化胶原膜：（a）人工骨膜；
（b）矿化引导骨（组织）再生膜

（2）聚乙醇酸（polyglycolic acid，PGA）

聚乙醇酸（PGA）和聚乳酸（polyglcolic acid，PLA）是可吸收性 α-多脂聚合物。PGA 和 PLA 材料在骨组织中能够完全被吸收。随着聚合物的不断降解，在 PGA 和 PLA 材料中可见到新骨沉着。这两种材料在体内降解缓慢，降解期比胶原膜的降解期长，多为 3~4 个月。此外，氧化纤维素纱布是一种可被组织吸收的止血纱布，在体内可转化成凝胶状与血块相融合。Galgut 的研究表明，氧化纤维素在牙周 GTR 中取得了一定的效果[104]。其被认为是一种有潜力的材料，但由于吸收快（1 周左右）目前研究尚较少。可降解膜材料在使用时，应特别注意，必须掌握好膜吸收时间，膜最好在组织再生完成后吸收。此外，组织再生过程必须不受膜水解或酶解产物的破坏。生物材料研究的一个重要的趋势，将是可降解材料的迅速发展。可以预言，可降解材料会逐渐代替非降解材料。

作为一种新型促骨再生的膜技术，许多动物和临床研究已证实这种技术具有潜在的应用价值。这种技术也是骨生物学、整形和重建外科学的一大发展。目前，其涉及的研究领域相当广泛，如生物医学、工程学、骨科学、口腔颌面外科学等。但这种技术发展至今并非很完善，膜材料改进变得十分重要，将来可能会应用一种质量优良，组织相容性好，作用持久的可降解膜材料。另外，在技术方面，MGTR 技术应与多种技术相结合，综合应用，如与骨移植术、内固定术、关节置换术等。最近，有学者倡导把 MGTR 技术与生长因子相联用，来研究骨再生，获得了比单纯使用 MGTR 技术更好的效果。显然，在今后的研究中，把骨传导和骨诱导结合在一起，会更加丰富 MGTR 技术。

6.6.3　膜材料的应用一例

口腔种植技术的成熟和广泛应用，成功地解决了牙齿缺失的修复问题。近年，引导骨再生技术在临床上得到广泛的应用。本例对 2006 年 6 月—2008 年 6 月 36 例骨缺损、骨量不足的患者采用钛膜进行引导骨再生取得了良好的效果。

1. 资料与方法

（1）一般资料

选取患者 36 例，均为要求牙种植的患者。6 例为即刻拔牙后患者，要求作种植牙修复。30 例未发现牙种植床牙槽骨存在缺损，宽度和高度不足。其中男 24 例，女 6 例，年龄 21~48 岁，平均 34.5 岁，无严重心、肝、肾及血液系统并发症及全身感染。

牙槽骨宽度不足：牙槽骨顶部宽度小于 5 mm。

牙槽骨高度不足：可用于牙种植的牙槽骨高度小于 8 mm。

牙槽骨骨缺损类型：上颌前牙区骨宽度不足 18 例；下颌后牙区骨高度不足 8 例；即刻拔牙后新鲜牙槽窝 6 例；上颌后牙区骨高度不足 4 例。

（2）材料

屏障膜采用不可吸收钛膜，大小为 2 cm×2 cm，厚度为 10 μm，外形薄、柔软，易成形且与骨缺损区贴合后不回弹复形。采用 Frialit-2 型螺纹根状种植体，直径分别为 3.4 mm、4.8 mm、4.5 mm 及 5.5 mm，表面喷砂加酸蚀处理。种植机由德国 Friadent 公司生产。配备 1/20 减速手机头，种植钻具采用配套的钻具。

（3）手术方法

1）术前应检查种植区的一般状况。

了解咬合关系、牙周及两侧余留牙健康情况。通过常规 X 线牙根片和颌骨全景片，了解种植区骨质和骨密度，观察骨缺损区骨质的高度有否足够，骨质密度是否致密及均匀分布。然后常规消毒，局部浸润麻醉。

2）局部麻醉下，在牙槽嵴顶和唇颊侧做"角形"或"梯形"切口，切口过缺损区边缘 2~3 mm，在切口的两侧由骨缺损自外下向内上做两条侧切口，切开黏骨膜直达骨皮质，按正常种植程序和骨膜分离器翻瓣，暴露牙槽骨顶部的缺损区，植入种植体，牙种植体与受植床局部骨组织接触高达 2/3 以上。在种植体周围牙槽骨缺损、骨裂及骨穿孔区植入 Bio-Oss 小牛骨粉，将缺损区填满，增大，而后骨粉上覆盖屏障膜（不可吸收钛膜），用球钻在皮质骨上钻孔，以利于成骨细胞生长及血供，先通过潜行分离对周围组织减张，盖膜时要保证膜稳定，盖钛膜者须用螺钉固定，盖膜后对周围软组织做充分的潜行松解及分离，保证在松弛、无张力下严密缝合关闭创口，对于即刻种植的病例，要小心拔除患牙，避免损伤周围骨壁，刮除拔牙创内异物和肉芽组织并冲洗干净。于术后 3~5 个月后做二期手术，观察成骨情况并接入种植体上部结构，覆盖钛膜者取出钛膜、钛钉。所有病例术后 1 周、1 个月、2 个月左右连接上部结构时拍 X 线片观察钛膜引导骨再生和种植体骨融合情况。

2. 结果

该组 36 例患者，共植入超薄钛膜 38 片，牙种植体 56 个，骨缺损区植入牙种植体同期植入 Bio-Oss 骨粉后，覆盖超薄钛膜 3~4 个月后，X 线片显示自体骨间改建形成了新骨，所形成的新骨能与植入的种植体形成紧密的骨性结合，牙槽骨变宽，厚度大于 5 mm，生成的骨组织达牙槽嵴顶部，平滑、结实，38 片超薄钛膜就位良好，6 片超薄钛膜小部分暴露。二期手术时发现种植体原骨缺损部位的 Bio-Oss 小牛骨粉间已被新骨渗入并融为一体。无平常的牙槽骨因拔牙后吸收而缺损高低不平，尖削，变狭窄，无感染发生，31 例患者无伤口裂开，牙种植体植入后 3~4 个月后做义齿修复，牙种植体全部愈合，36 例患者骨缺损修复满意。

3. 讨论

为扩大口腔种植的适应范围，提高临床种植效果，膜引导骨再生技术越来越受到口腔种植学界的重视，被认为是种植学科的前沿研究课题。引导骨再生的基本原理是利用外科手术的方法选择性地阻挡上皮和成纤维细胞进入拟成骨空间，促进成骨组织的充分再生。其主要适用于以下几个方面：局部骨质缺损（水平缺损及一定限度内的垂直缺损）；骨移植材料放置后需要固定时；皮质骨穿通；上颌窦黏膜穿通的修复；种植失败后的骨缺损。其中采用钛膜屏障膜材料的应用疗效较好，钛膜具有极好的组织相容性，价格便宜，能满足帐篷效应、稳定作用、细胞屏蔽等屏障基本要求，能有效地屏蔽软组织，引导骨组织再生，重建牙槽骨外形，术后并发症少，值得临床推广。

6.7　骨形态发生蛋白

6.7.1　骨形态发生蛋白与骨代谢

骨形态发生蛋白（bone morphogenetic protein，BMP）是一种确切的具有诱导成骨活性的生长因子，其主要生物学作用是诱导未分化的间充质干细胞分化形成软骨和骨，BMP 属于 TGF-β 超家族成员，该家族已经发现 40 多个成员，包括 BMP、生长分化因子（GDF）、活化素（activin）、抑制素（inhibin）、米勒管抑制物（Müllerian tube inhibitor substance，MIS）和 TGF-β。TGF-β 超家族成员是以前体大分子的形式合成，经过蛋白水解酶切割，从前肽区释放出的成熟蛋白。迄今为止，通过基因重组技术分离和克隆的 BMP 成员已有 30 多种，并且这一数量还在不断增加。研究结果发现[105]，BMP 是由骨细胞合成的，但它们并不只限于骨中，原因是它们有各种非骨细胞表达。在非骨细胞中 BMP 也有重要作用，如脑膜中的表达和信号转导、身体发育和疾病过程中的神经突触调节功能及在癌症的发生发展和治疗方面的作用等。由于 BMP 能够诱导促进软骨和骨的形成，并可与多种不同性质的载体复合，组成各种类型的有生物诱骨活性的骨修复材料，所以目前的研究大多主要集中在 BMP 对人和动物骨代谢方面的影响。

1. BMP 的作用

骨形态发生蛋白（BMP）作为唯一能够单独刺激间充质干细胞向软骨细胞和成骨细胞方向分化的生长因子，与硬组织的形成和改建有密切的关系。体外实验结果均已表明，Cbfα1/Osf2 是间充质干细胞向成骨细胞分化和骨发育所必需的特异性转录因子。BMP 的基本功能是诱导间充质干细胞向造骨细胞系分化，并促进造骨细胞成熟。抑制 BMP 活性不仅限制了造骨细胞的分化，而且防止了细胞凋亡。在临床上运用 BMP 治疗严重骨折和非连接性骨折的方法很有效，将 BMP 运用于人类和动物骨折治疗均具有促进作用。在治疗中发现，BMP 能缩短骨折愈合时间并可增强愈合骨骼的柔韧度，BMP 对抗物的研究结果发现，其可调整正常脊椎动物发育过程中多数组织和系统不同发育时期及关键途径的 BMP 活动。最新研究已经开始着眼于 BMP 对抗物在骨骼发育和骨折愈合中的作用，更好地理解一些对抗物在骨折愈合中的效应，将其选择性地同 BMP 一起运用于骨折治疗中，效果可能会更加明显。在对培养的人类造骨细胞的研究中发现，BMP 具有独立诱导细胞凋亡的机制，且在凋亡过程中，BMP 的效应不仅限制于成熟的造骨细胞，BMP 也诱导发育限制的凋亡。此外，不同 BMP 在造骨细胞中的效果是不同的，在细胞凋亡过程中的效果也是不同的。

2. BMP 和骨代谢

（1）部分 BMP 在造骨细胞中的表达

Groeneveld 和 Burger[106] 研究结果发现，BMP 在除了骨骼以外的组织中也有表达，并不仅限于骨中，在这些组织当中它们在细胞发育和细胞功能方面都有关键性的作用。BMP-1、BMP-2、BMP-3、BMP-4、BMP-5、BMP-8 和 GDF-10 均由造骨细胞系表达，且除 BMP-1 外，每个成员都有骨诱导的功能。在造骨细胞的培养物中 BMP-2、BMP-4 和 BMP-6 是最容易发现的 BMP，且 BMP-2 和 BMP-4 的氨基酸序列有 92% 的相似活性，由此推断二者具有相似的生物活性。造骨细胞和软骨细胞中 BMP 表达的转录调节和转录后调节细胞系还没有建立起来。Sato 等[107] 研究结果发现，造骨细胞中 BMP 表达自身调节很明显，BMP-4 mRNA 表达水平是依赖 BMP 的，BMP 过多造成造骨细胞中 BMP-4 mRNA 的抑制效应，说明这是一个自身调节。

（2）BMP 对骨骼发育的影响

为了解不同 BMP 在骨骼发育和非骨骼发育中的作用，有学者对其分别进行了同源重组基因失活实验，结果发现，缺失 BMP-2 的小鼠不能存活，原因是胚膜和绒毛膜发育不良，BMP-4 基因敲除小鼠在 6.5~9.5 天死亡，虽然 BMP-6 基因敲除小鼠表现出胸骨的推迟骨化，但比较而言，BMP-2 和 BMP-4 基因敲除在骨骼发育中的影响更大。如前述及，BMP-2 和 BMP-4 氨基酸序列高度接近且具有相似活性，且 BMP-4 在多种脏器中均有表达，其主要作用于未分化间叶组织细胞，对多种细胞的增殖分化具有调控作用。BMP-4 的生物学作用是诱导未分化的间充质干细胞分化增殖，形成软骨和新生骨，这种骨诱导作用无种属特异性，它们还可以诱导牙本质、牙骨质的形成，可能具有牙周修复再生作用，并可与多种不同性质的载体复合，组成各种类型的有生物诱导骨活性的骨修复材料；此外，它们对神经组织起调节保护作用，同时在胚胎发育过程中也起着重要作用。国外有学者在构建腭部缺损的动物模型的基础上，利用牛松质骨复合 BMP 形成的复合植骨体成功修复了腭裂骨缺损，此类实验在国内尚未见报道[108]。

（3）BMP 和其他生物调节

虽然 BMP 属于乙型转化生长因子（TGF-β）超家族成员，但在造骨细胞中并不具有完全相同的生物活性，且在造骨细胞分化和成熟过程中的作用也不相同。Gallea 等[109]研究结果发现，尽管 BMP-2 诱导基质细胞向造骨细胞系转化，但 TGF-β 并不是这样的，其在造骨细胞成熟过程中具有与 BMP 相反的效果。任何一种生理机能的调控都不是独立的，同样，BMP 的作用需要其他生长因子的协同，Li 等[110]研究结果发现，在造骨细胞培养过程中，BMP 增加 IGF-Ⅰ和 IGF-Ⅱ的 mRNA 水平，由此 IGF-Ⅰ和 IGF-Ⅱ通过促进造骨细胞分化与功能协同增加造骨细胞的功能。在骨细胞中 BMP 也调节 IGFBPs 的水平，虽然这些过程中细胞系也发生一些改变，可是它们可能发挥着调整 BMP 和 IGF-Ⅰ在骨中生化代谢活性的作用。

3. 转录因子对 BMP 的调节

随着对 BMP 诱导成骨研究的深入，一些与 BMP 相关的转录因子日益受到关注，对它们的研究也成为热点。根据目前的研究结果发现，调节 BMP 诱导成骨的相关转录因子可分为两类，包括正调节因子(如 Cbfα1、Osterix 等)和负调节因子(如 CIZ、AJ18 等)。

(1) 正调节因子与 BMP

1) 核心结合因子 α1 与 BMP。

核心结合因子 α1(core binding factor alpha1，Cbfα1)属于 Runt 结构域基因家族成员，能特异识别成骨细胞特异性的顺式作用元件(OSE2)中的序列 5′-(Pu/T)ACC-PuCPu-3′或 5′-PyGPyGGT(Py/A)-3′，并通过其 Runt 结构域与 OSE2 样元件连接。在许多成骨细胞特异性基因的启动子区域都存在这种 OSE2 样元件，Cbfα1 通过其 Runt 结构域与这些基因启动子的 OSE2 样元件结合，激活成骨细胞的特异性转录过程。最近研究结果表明[111]，Cbfα1 是与 BMP 信号转导的下游分子 Smad1 和 Smad5 相互作用，将信号从细胞表面受体传导至细胞核，从而调节成骨细胞的分化。临床结果发现[112]，Cbfα1 在 BMP 激活成骨的 Smad 信号途径中起着非常重要的作用，在此信号途径中，Smad 泛素调节因子 1(Smurf1)近来被证实参与 Smad 分子和 Cbfα1 的降解，从而抑制成骨细胞分化。另有研究结果表明[113]，BMP-7 和 BMP-2 均增加 Cbfα1 mRNA 的表达水平，Cbfα1 与 BMP 在促成骨作用上有协同性；在 C3H10T1/2 多能干细胞中单独转染 BMP-2、BMP-4、BMP-7 或 Cbfα1 腺病毒，升高碱性磷酸酶活性的程度均不及共转染 BMP 腺病毒和 Cbfα1 腺病毒。同样，两种腺病毒对骨钙素 mRNA 的表达促进作用也是在共转染的情况下更明显。

2) 转录因子 Osterix(Osx)与 BMP。

Lim 等[114]基因敲除实验结果表明，Osx 基因敲除小鼠的间充质干细胞表达 Cbfα1，但 Cbfα1 基因敲除的小鼠却不能表达 Osx，表明 Osx 是 Cbfα1 的下游基因。此外，Osx基因敲除小鼠的前成骨细胞表达Ⅱ型及X型胶原，表明Osx是特异性调节成骨细胞分化的转录因子，也是软骨细胞分化的抑制性调节因子。杜令倩等[115]发现软骨细胞经BMP-2处理后，其Osx转录产物增加，且BMP-2对Osx基因的这种作用是剂量依赖性的。

（2）负调节因子和BMP

BMP的负调节因子有多种，如CIZ、AJ18等，其中AJ18可抑制细胞Cbfα1的表达，但对于其对BMP的调节机理尚不明确，可能是AJ18与Cbfα1共同竞争骨桥蛋白和骨钙素基因启动子上的Osx元件，从而抑制Cbfα1的转录激活，进而调控BMP的作用。转录因子CIZ表达于间充质干细胞（如成骨细胞）中，其对于BMP的调节主要机理是能特异性识别并结合Smad的MH2结构域，从而抑制Smad介导的BMP信号转导。另外，研究结果发现，CIZ单独过表达能增强Cbfα1的表达[116]，与BMP-2共同作用却抑制Cbfα1的表达，说明CIZ是一个抑制成骨细胞的转录因子。参与调控BMP的转录因子有很多种，目前对于BMP诱导成骨细胞的机理的认识是，BMP首先与骨形态发生蛋白受体（BMPR）结合，使得Smad蛋白激活而将信号转导入细胞核内，进而在如Cbfα1、Osx、CIZ、AJ18等一系列转录因子的调控下促进或抑制向成骨方向分化。BMP作为诱导并促进软骨和骨形成的调节因子，其与骨代谢之间的关系已受到广泛关注；对BMP调节的基因和调节BMP的基因的研究的进一步发展，将有助于阐明骨代谢性疾病发病机制并为相关治疗提供新的方法。

6.7.2　骨形态发生蛋白与骨缺损的修复

现代医学的发展，使骨生长因子的相关研究得以深入，骨形态发生蛋白及其人工骨的研究和局部基因治疗的进展为治疗骨缺损提供了新途径。1965年Urist将经盐酸处理后脱钙的骨基质移植至肌肉时，发现其具有特异性的成骨作用，认为骨基质中存在着特异性的成骨因子，从而提出了骨形态发生蛋白的概念，其来源于骨及骨源细胞，是骨代谢的旁分泌物，也是特异性的骨生长因子，它的靶细胞为血管周围具有潜在分化能力的间充质干细胞。之后，人们在纯化脱钙骨基质移植物活性成分的研究中发现了骨形态发生蛋白家族。Gallea等[109]复制了BMP-2和BMP-4的cDNA，发现BMP以二聚体形式存在，其化学结构表明BMP是转化生长因子超家族的成员。另据有关研究[117]，BMP的成骨作用还具以下特点：不同种族的BMP有高度的同源性，具有跨种族诱导成骨能力，但其在诱导成骨时的用量和时间在不同种族动物间存在较大差异性，说明某些种族在基质中含有较多量的BMP，并且其活性也强于其他种族，这些种族对BMP的反应性也相对敏感。有研究证实其在灵长类动物中应用的质量(达数毫克)要明显多于啮齿类动物[118]，并且该过程需要某些激素和生长因子的参与；间充质干细胞对 BMP 的反应与动物年龄呈负相关；BMP 剂量与效应呈明显正相关；BMP 等生长因子不能耐受 37 ℃ 的体内环境，骨诱导时间短，30 min 左右即被代谢。

BMP 分子生物学特性及成骨活性决定了其在矫形外科具有潜在广泛应用前景。目前已将 BMP 用于一系列临床前期动物实验和临床试验中，并证明其具有治疗骨缺损的功能。骨缺损发生后，骨的生理连续遭严重破坏，在利用外源性骨形态发生蛋白治疗时，必须有适合的载体，通过该载体，将外源性骨形态发生蛋白及其他生长因子释放到骨质缺损部位，诱导新骨形成达到治疗目的。针对这种情况，许多学者设计了动物模型来研究 BMP 复合人工骨疗效，其中以兔桡骨模型多见[119]。经过手术，在兔桡骨中段制造出骨缺损模型(缺损区长度为 1.0~2.0 cm)，再以液态或固态骨形态发生蛋白复合人工骨材料植入，之后在不同的时间段以不同的评价指标对其进行研究。据有关研究，骨折块间或骨端间距离超过 1 cm 时将有骨不连发生[120]。因此，在对象选择和处理上较慎重，多以病变不太复杂之普通骨缺损作为研究对象，骨缺损区较大(大于 2 cm)时，一般均配合自体植骨甚至其他复杂手术如骨瓣移植等来进行治疗，单纯人工骨治疗大块骨缺损多见于动物实验中。

1. 骨形态发生蛋白复合人工骨的制备及应用

骨形态发生蛋白的稳定、缓慢、持久释放是其成骨作用的前提条件。理想的载体应具备以下条件：能承载骨形态发生蛋白并保持其活性；良好的生物相容性；无免疫原性并具有缓释作用；可被新生骨组织爬行替代，具有支架作用；无细胞毒性；具有生物降解性；与骨形态发生蛋白复合简便；易获取、消毒、储备。当前研究较多的载体材料包括无机材料、高分子聚合材料、生物性材料以及这些材料的复合物。

(1) 骨形态发生蛋白复合无机材料

目前常用的有羟基磷灰石、磷酸钙骨水泥、磷酸三钙、珊瑚、天然型无机骨、煅烧骨、微孔纯钛、预制微孔煅石膏等。Yang 等[121]的动物实验表明，α-磷酸三钙有良好的水合性、机械强度等，其与骨形态发生蛋白复合后有更强的骨诱导能力，组织学观察发现骨形态发生蛋白/α-磷酸三钙与自体骨有很好的整合能力，随着材料的降解，内部形成新骨，大的颅骨缺损用骨形态发生蛋白/α-磷酸三钙可以取得良好的愈合。Seeheman 等[122]制造了猕猴腓骨缺损的模型，将骨形态发生蛋白/磷酸钙骨水泥经皮注射入骨缺损区，结果显示其促进了骨缺损的愈合。王丹等[123]以不同降解率的 β-磷酸三钙与 BMP-2 复合成人工骨在肌肉内诱导形成具有形态可控性的带血管蒂的供自体植骨利用的骨组织，为治疗骨缺损提供了理想替代物。

（2）骨形态发生蛋白复合高分子聚合材料

主要有聚乳酸、聚乙醇酸等。高分子聚合材料的延伸性好，可以制造成多孔三维支架、纤维状、板状、微球状等，可降解性能好，并且不会造成疾病的传播。Kokubo 等[124]制备了犬胫骨缺损模型，分别植入 PGS［聚乳酸聚乙醇酸多聚体（PLGA）-凝胶海绵］和 PGS/BMP-2，前者在 16 周时 X 线片显示为骨不连，后者在 8 周时已经形成骨连接，32 周时生物力学性能和正常骨相近，这些结果证明骨形态发生蛋白诱导形成的新骨长期稳定性良好。Saito 和 Takaoka[125]将不同分子量的聚乳酸和骨形态发生蛋白复合后植入小鼠的背部肌肉中，发现只有分子量为 650 的组有新骨形成，且骨块较小，考虑可能和分子量为 650 的聚乳酸降解快有关。Murakami 等[126]以网状钛笼为支架结合聚合物凝胶（200 mg）和 BMP-2（120 μg）修复兔胫骨骨缺损，发现植入 6 周后植入体表面及网眼中已有新骨形成，而未加 BMP 的对照组的缺损未被修复，认为复合植入物可促进骨缺损的修复。

（3）骨形态发生蛋白复合胶原类生物性材料

目前常见的有 I 型胶原、可溶性胶原海绵、纤维蛋白、脱钙骨基质、同源松质骨、可溶性非胶原蛋白、胎儿骨、骨基质明胶等。同种异体骨有很强的免疫原性，不能直接用于骨缺损的修复，但经脱脂、脱钙处理后，免疫性大大降低。有学者将其与骨形态发生蛋白复合移植修复动物尺骨、颅骨缺损，效果明显优于单纯的脱钙骨基质或同种异体脱钙骨[127]。赵廷宝等[128]观察了骨形态发生蛋白与脱钙骨基质、骨水泥复合后修复犬腰部椎板缺损的效果。表明缺损被复合材料覆盖修复，内部有新骨形成和血运重建，易塑形，可适宜于不同部位的骨缺损的需要。Cook 等[129]以牛骨 I 型胶原为 rhOP-1（BMP-7）载体制成人工骨治疗猴尺骨缺损，植骨术后 1 周在缺损边缘观察到细胞，术后 3 周，影像学可看到新骨形成，组织学可确认增殖，12 周时，新骨质量和矿化度明显上升，在植骨部位组织中观察到丰富软骨细胞和成骨细胞的钙化组织及成熟编织骨，并可见到少量残余载体物质。这一时期可确认板骨和编织骨区。Arosarena 和 Collins[130]制造了小鼠下颌骨缺损的模型，分别植入胶原/羟基磷灰石/磷酸三钙、透明质酸与 BMP-2 的复合物，6 周后组织学检查发现后者比前者有大量的新骨和类骨质形成，表明 BMP 在骨缺损修复中起了极其重要的作用。Peel 等[131]对骨形态发生蛋白/脱钙骨基质的体外实验的结果提示，脱钙骨基质不仅可以和骨形态发生蛋白分子结合使其缓慢释放到周围环境中，还可以和细胞表面的受体结合提高其对骨形态发生蛋白的反应性。

在研究中，为优化载体性能，使骨形态发生蛋白更好发挥作用，许多学者综合无机材料、高分子聚合材料、生物性材料的特点，把几类材料进行组合配制成复合载体，如胶原-磷酸三钙、胶原-羟基磷灰石、磷酸三钙-纤维素、胶原-聚乳酸，以发挥它们的优点。Keskinds 等[132]将胶原-硫酸软骨素作为骨形态发生蛋白的载体，再将聚乳酸和糖异丁基乙酸酯（SAIB）作为其缓释系统，通过组织学方法和 X 线检查，表明该系统有良好的生物相容性和诱导骨形成能力。Murakami 等[133]以聚乳酸和聚乙烯组成共聚物作为重组人骨形态发生蛋白的载体，并同钛纤维网丝共同制成圆柱状人工骨来治疗成兔肱骨缺损，植入术后 6 周，植入物表面即有新骨形成并桥接，最终获得完全修复。

2. 骨形态发生蛋白与其他生长因子、骨髓间充质干细胞复合人工骨的疗效

骨缺损的修复有多种细胞、生长因子、载体的参与，同时受局部和全身众多因素的影响。近年的研究表明，生长因子在骨愈合过程中起重要作用。赵栋和刘强[134]研究了骨形态发生蛋白、血管内皮生长因子复合异种骨修复大段骨缺损的作用，结果表明骨形态发生蛋白和血管内皮生长因子联用有明显促进骨缺损修复的作用，效果明显优于单纯应用骨形态发生蛋白、血管内皮生长因子和松质骨载体。贺小兵等[135]探讨外源性骨形态发生蛋白和转化生长因子对骨折愈合后生物力学性能的影响，证实骨折周围局部应用外源性转化生长因子和骨形态发生蛋白可促进骨痂形成，增强骨折愈合后骨组织的生物力学强度，联合应用优于单用一种生长因子。用组织工程学再造组织为骨缺损的修复提供了新的材料和方法，而为了满足人工骨组织种子细胞的获取，选择、培养和增殖是骨组织工程的重要环节。商红国等[136]将可吸收性聚乳酸、重组人骨形态发生蛋白以一定方式复合，种植体外培养扩增的犬骨髓间充质干细胞后，植入颌骨缺损区。采用放射学、形态学、碱性磷酸酶检测等方法对其成骨效应进行研究。结果表明实验组具有高效的骨诱导活性，其成骨量显著高于对照组和空白对照组，重组人骨形态发生蛋白载体系统复合骨髓间充质干细胞，具有高效的骨诱导活性，能修复颌骨缺损。

3. 骨形态发生蛋白的局部基因治疗

基因治疗是把治疗基因转入靶细胞，该基因由靶细胞转录成 mRNA 并且翻译成蛋白质。依靠基因产物的作用，靶细胞可被刺激分化，产生基质或改变生物学特征。骨形态发生蛋白为一类多肽类物质，其合成受到基因的调控。应用骨形态发生蛋白基因治疗的优点在于：基因产物可以局部和靶向释放；局部基因转导可以最大程度地增加局部治疗效果，减小全身副作用；可以获得持续或缓释的基因产物；多种基因可以分别转导，并分别调控；内源性合成的蛋白可能比外源重组蛋白具有更大的生物学活性。杨在亮等[137]观察 BMP-2 和血管内皮生长因子转染脂肪源性干细胞后的体外表达情况，并

以含该转染体系的组织人工骨进行大动物负重骨缺损的修复研究，结果表明，BMP-2和血管内皮生长因子转染脂肪源性干细胞后可获得4周内的稳定表达，携带该缓释体系的新型组织工程骨是一种具有显著成骨能力的优良骨缺损修复材料。Tsuchida 等[138]采用大鼠同种异体转染 BMP-2 的骨髓间充质干细胞修复股骨缺损，在接受短期免疫抑制治疗后，获得和自体移植同等程度的修复效果，免疫抑制剂对骨愈合无明显影响。Abe 等[139]首次研究了助手依赖型产腺病毒媒介在局部基因治疗中的成骨效能，发现助手依赖型产腺病毒媒介 BMP-2 在体内能增加 W-20-17 细胞的碱性磷酸酶活性，当把助手依赖型产腺病毒媒介 BMP-2 转染鼠骨髓细胞移植入 SCID 鼠的后肢后 2 周即有新骨形成。Lee 等[140]以间接体内基因转移法，把携有腺病毒和逆转录病毒并能表达 BMP-2 的骨骼肌细胞进行分离后植入 SCID 鼠的不愈合颅骨缺损区，术后 4~8 周，骨缺损闭合且断骨明显重塑。陈安威等[141]研究腺病毒介导的 BMP-2 对兔下颌骨骨折愈合的影响。结果实验组动物骨折处新骨形成量及骨小梁密度显著优于对照组（$P < 0.05$），结论为 BMP-2 可明显促进兔下颌骨骨折愈合。Gysin 等[142]创造了一种可表达 BMP-4 的鼠白血病病毒基因的逆转录病毒系统，并在把转导基质细胞埋入凝胶基质中后植入鼠的严重颅骨缺损部，4 周后，缺损已为新骨完全充填，而且其骨矿密度是未转导细胞组的 5 倍多。

4. 小结

骨愈合是一个极其复杂的过程，这一过程包括骨的结构和功能重建并受多种因素的影响。自骨诱导理论建立以来，骨形态发生蛋白的基础理论研究和临床应用研究已取得重大进展。从目前的研究成果来看，应用前景乐观。骨形态发生蛋白将继续在骨缺损修复中起主要作用。随着新型骨形态发生蛋白载体等研究的深入，骨形态发生蛋白将是骨缺损和骨折愈合治疗中不可取代的。有关骨形态发生蛋白及其人工骨的研究还有待深入，骨形态发生蛋白在骨愈合过程中与各种生长因子的相互作用有待进一步阐明，局部基因治疗也仅限于临床前期研究中，相信随着有关研究的进一步深入，骨形态发生蛋白治疗骨缺损有望获得更大的进展。

6.8 基因治疗

随着技术发展，组织工程学开始应用于颌骨再生领域。颌骨组织工程学通过调节缺损部位细胞生物活性，加强骨、血管新生能力，有效促进新骨形成。组织工程化的颌骨再生技术包括多种技术，基因治疗技术就是其中之一。

6.8.1　基因治疗

生物的形态、生理特征、代谢类型等是由遗传基因决定的。人体某些基因缺陷会引起遗传疾病，随着医学研究的发展，科学家发现的遗传疾病将近七千种。20 世纪 80 年代，科学家开始考察利用基因技术治疗遗传疾病，进入 20 世纪 90 年代，一种崭新的治疗方法，即基因治疗，在英、美、日等国开始了临床试验。

基因治疗（gene therapy）是将某种形式的核酸转入患者体细胞内以减轻疾病的过程。就是把一个或几个基因及其调控序列转移到靶细胞并发挥遗传物质的作用以治疗疾病。在基因治疗中，具体实施的步骤包括目的基因的选择、载体的选择、基因转移方法的选择及靶细胞基因位点的选择等。目前常用的基因载体包括病毒和非病毒两大类。病毒载体由于对导入基因的大小有限制，其转基因的效率虽较高，但有免疫原性，运用于人体治疗有较大的危险性；常用的病毒基因载体有 RNA 逆转录病毒和 DNA 腺病毒。非病毒载体不存在类似病毒载体的安全性问题，尤其是目前发现的多价阳离子脂质体转染效率较高，几乎无免疫排斥，毒性低且方法简单；主要的不足是基因不能长期表达；非病毒基因载体包括脂质体-DNA 复合体、DNA 质粒、裸 DNA 和基因枪。

1. 直接基因治疗

直接基因治疗是将需要的外源基因直接导入人体细胞内，以补充患者体内缺失的基因及其表达产物，或者恢复失去正常功能的基因。这一方法主要用来治疗单基因遗传病。例如，腺苷脱氨酶（ADA）在人体免疫系统中有极重要的作用，体内缺乏 ADA 时，T 细胞会中毒，身体不能抗感染。人体内如缺乏制造 ADA 的基因，就会引起重症联合型免疫缺陷病。美国洛杉矶儿童医院对三名患 ADA 缺乏症的新生儿实施了基因治疗[143]。医生从新生儿的脐带血液中提取出细胞，用载体将能产生 ADA 的基因导入细胞中，然后将细胞输入新生儿体内，使免疫系统的功能得到了增强。血友病 B 患者缺少凝血因子基因，因此有着严重的凝血功能障碍。复旦大学遗传学研究所曾对此开展研究，构建了由不同启动子和不同载体骨架组成的逆转录病毒载体[144]，使人的凝血因子在多种靶细胞中产生了高效表达。在数例患者进行的临床试验中，也取得了安全有效的结果。直接基因治疗的应用是以识别、精确定位和成功分离致病的缺陷基因为基础的。近来，美国纽约大学的学者发现了"苗条"基因[145]，并认为肥胖是由体内缺乏"苗条"基因引起的。这一发现为直接基因治疗医治肥胖症开辟了新的道路。随着对遗传疾病缺陷基因识别的增加，直接基因治疗的应用会越来越广泛。

2. 免疫基因治疗

免疫基因治疗主要用于治疗肿瘤等疾病。它是通过向患者体内导入目的基因，借助这些基因来抑制体内的某些基因的过表达，增强人体的免疫能力，从而达到治疗疾病的目的。例如，美国科学家用小巧的"基因枪"将携带特定基因的 DNA 注射到患肿瘤老鼠的细胞中，让这些细胞去抗癌，结果有 30%~70% 的老鼠癌变不了[146]。他们使用的基因枪，能将含特定 DNA 的质粒射入皮层内，并在皮下 2 mm 处促使细胞产生一种增强身体免疫力的蛋白质。免疫基因治疗仍处于深入研究阶段。德国正在研究从癌症患者身上取出癌细胞培养抗癌蛋白，然后将抗癌蛋白注入人体以激发抗癌能力[147]。英国伦敦史密斯医院还利用癌细胞内导入自杀基因的办法来治疗乳腺癌，医生们把目的基因导入患者的皮肤内，再向患者体内注入 5-氟胞嘧啶[148]，经目的基因修饰的癌细胞会激发出一种能将药物转变成"毒素"的酶，然后杀死癌细胞，但对正常细胞无害。对于癌症患者，还可以利用免疫基因治疗提高他们对化疗的敏感性，或是提高他们的造血系统对大剂量化疗药物的承受能力。

3. 调控基因治疗

调控基因治疗通过基因功能调控，有目的地抑制异常基因表达或开启关闭目的基因以达到治病的目的。美国哈佛大学和斯坦福大学的两位科学家研究出在患者的细胞中导入一个能开关的基因[149]，并根据患者病情的需要选服药剂，这样就能自由地决定基因的工作状态。例如，一个糖尿病患者，在身体的细胞中导入能开启或关闭分泌胰岛素基因的"开关"，他就能通过服药随时开启或关闭产生胰岛素的基因。由此可见，调控基因治疗需与药物治疗相结合。目前，仍处于临床研究阶段。

6.8.2 基因治疗在口腔再生医学领域中的研究进展

颌面部的创伤、炎症、肿瘤、先天性畸形等均可造成牙齿、牙周组织、颌骨等口腔颌面部组织器官的缺损。现有的修复手段均存在一定的局限性，难以完全满足临床需要。1995 年，Baum 和 O'connell 首次描述了基因治疗在口腔领域的应用前景[150]。十几年来，随着分子生物学、基因重组技术及再生生物学等基础学科的迅猛发展，基因治疗技术在口腔再生医学领域的应用取得了较好的研究进展，已经成为国际口腔生物学和转化医学研究关注的热点问题。

1. 基因治疗的途径和常用载体

基因治疗技术作为一种新的治疗策略在口腔再生医学领域中的应用，发展非常迅速。基因治疗通常采用两种途径，体外(ex vivo)间接基因治疗和体内(in vivo)直接基因治疗。无论间接还是直接基因治疗，都需要借助载体才能将外源基因转入靶细胞内。目前载体系统主要分为病毒和非病毒两种，常用的病毒载体有腺病毒(AV)、腺相关病毒(AAV)、逆转录病毒(RV，包括慢病毒载体)、单纯疱疹病毒(HSV)、杂合病毒等。非病毒载体有裸 DNA、脂质体与脂质体复合物、纳米颗粒等。

2. 基因治疗在口腔再生医学中的应用

(1) 颌面骨组织再生

用于治疗颌骨缺损的靶基因很多，作用机制和环节不尽相同，目前的研究主要集中于骨形态发生蛋白(bone morphogenetic protein，BMP)基因。Park 等[151]应用脂质体和腺病毒载体分别将 BMP-2 基因导入大鼠骨髓间充质干细胞，比较了两种载体的体外体内成骨能力。体外实验结果显示腺病毒组的转染效率是脂质体组的 2 倍。将基因修饰细胞复合明胶海绵植入大鼠下颌骨的骨缺损区，BMP-2 可以在体内表达 2 周以上，促进了下颌骨缺损的修复，其中腺病毒组 4 周后骨缺损几乎完全愈合，而脂质体组新骨形成速度相对较慢，6 周后颌骨缺损基本愈合，阴性对照组 8 周时仍未见骨愈合。Zhao 等[152]用腺病毒介导的 BMP-2 基因转染 BMSC 细胞，结合磷酸三钙支架材料可以修复下颌骨的缺损，获得矿化密度较高的新生骨。Chang 等[153]应用腺病毒载体携带 BMP-2 基因，体外修饰 BMSC，并植入小型猪的上颌骨缺损区，实验组的骨缺损在 3 个月后完全修复，组织学观察显示新生骨为成熟的编织骨且钙化良好。Ke 等[154]应用安全性较好的 AAV 病毒载体介导 BMP-2 基因体外修饰 BMSC，并将其植入兔子的上颌骨缺损，颌骨缺损的修复能力显著提高。Ashinoff 等[155]研究通过腺病毒介导的 BMP-2 基因对大鼠下颌骨牵张成骨的影响。结果表明，实验组在牵张成骨部位新骨形成量显著增加。

BMP 基因治疗在促进颌骨组织再生中的应用非常广泛，近来也有一些研究报道了其他治疗基因的应用，例如碱性成纤维生长因子(basic fibroblast growth factor，bFGF)、音波刺猬因子(sonic hedgehog factor，SHHF)等。Jiang 等[156]将腺病毒介导的 bFGF 基因修饰的骨髓间充质干细胞移植入兔子下颌骨牵张成骨区域，可以有效地促进更多的新骨形成。Edwards 等[157]将逆转录病毒介导的 SHHF 基因修饰的三种细胞(牙龈纤维细胞、间充质干细胞、脂肪源性干细胞)复合型胶原植入兔的颅骨缺损处，6 周后通过 X 线检查、组织学观察发现，骨组织缺损区域几乎完全修复，同时机体没有出现任何不良反应。

(2) 颞下颌关节组织再生

颞下颌关节的组织工程需要促进功能性骨和软骨组织再生，并需要建立适当的骨软骨交界区。Schek 等[158]将分化的猪软骨细胞和 Ad BMP-7 基因修饰的人牙龈纤维细胞复合到生物支架中，并将复合物移植到免疫缺陷小鼠的皮下，4周后构建了一种骨软骨组织，包括血管化骨、成熟的软骨以及清晰的矿化界面。另一项研究将基因直接导入下颌髁突，Kuboki 等[159]用腺病毒载体携带 β-半乳糖苷酶基因直接体内法注射到豚鼠颞下颌关节上腔，4周后发现，关节软骨表面和滑膜均有 β-半乳糖苷酶的稳定表达，从而证明了腺病毒介导基因治疗颞下颌关节疾病的可行性。Rabie 等[160]用 AAV 病毒载体介导了治疗基因 VEGF 并感染了大鼠的髁突组织，体内实验证明 VEGF 的表达增强，促进了下颌髁突的软骨内成骨进程。Li 等[161]用 AAV 病毒载体携带 Vastatin 基因，局部注射到颞下颌关节后区，进一步证明转基因不仅表达在髁突软骨，而且在关节盘和关节窝都有持续的表达。这些研究为生理性骨软骨结构的构建以及颞下颌关节局部基因治疗的应用前景提供了实验依据。

（3）牙周组织再生

牙周病造成牙周支持组织破坏及牙周附着丧失，是导致牙齿缺失的最主要原因。牙周病治疗的目的不仅在于控制炎症，更在于使已经破坏的牙周组织再生以形成新附着。牙周组织再生包括因炎症破坏吸收的硬组织（牙槽骨与牙骨质）和软组织（牙周膜与牙龈）。Jin 等[162]将携带血小板衍生生长因子-B(plateletderived growth factor-B，PDGF-B)基因的腺病毒直接注射于牙周缺损处，结果显示病毒感染组牙槽骨的修复4倍于对照组，而牙骨质的修复则6倍于对照组，提示应用 PDGF-B 基因治疗可以促进牙周的修复。Chang 等[163]的进一步研究证实在牙周骨缺损处直接局部注射腺病毒介导的 PDGF-B 基因是安全可靠的，没有发现治疗引起的机体不良反应。尽管2周内在缺损局部可以检测到病毒载体的 DNA，随着时间的推移病毒载体的量会逐渐衰减。可见 PDGF-B 基因转染可有效地促进细胞增殖和缺损的充填，证实了基因转入牙周细胞可以为牙周再生提供一个便捷的途径。

（4）牙体组织再生

牙再生的研究是口腔再生医学研究中最为活跃的领域。Rutherford[164]采用了体外间接基因转染方式，用携带 BMP-7 基因的腺病毒载体感染培养的成体纤维细胞，然后将修饰后的细胞与胶原复合植入白鼬炎性牙髓组织中，研究发现 BMP-7 的基因转染促进了修复性牙本质的形成。Nakashima 等[165]用电穿孔(electroporation)的方法将生长分化因子(GDF-1)转染到培养的小鼠牙髓细胞中，可以在体外促进其向成牙本质细胞转化。Nakashima 等[166]又用超声波的方法转染 GDF-1，发现其还可以促进犬的自体牙髓干细胞分化为成牙本质细胞，同时在犬的模型上修复性牙本质的形成增加，其中管状牙本质的再生最为明显。可见，通过转染特异性基因和生长因子进入成体牙细胞，为促进组织工程牙的形态发生提供了新的思路。

6.8.3 基因治疗在骨科中的应用

基因治疗基本上通过三个途径达到治疗疾病的目的：一是替代缺损基因；二是加强常规基因的功能；三是在 DNA 或 RNA 水平阻断致病基因的作用。无论是通过体外或体内进行靶细胞转导，遗传物质都须通过基因载体（vector）的帮助导入到能使其发挥正常功能的靶细胞的特定位点上。基因治疗的根本点是使内源细胞产生特殊蛋白，其包含四个关键步骤：转导、转录、翻译、表达。转导是把目的基因导入靶细胞的过程，目的基因可整合到靶细胞的 DNA 上，随靶细胞 DNA 的复制而倍增，从而达到远期治疗目的。或者，导入的目的基因滞留在显性染色体位置，不能进行复制，治疗有效期较短。转录是以导入的目的基因为模板产生 mRNA 的过程。翻译则以目的基因的 mRNA 为模板合成蛋白质。表达是指靶细胞实际分泌目的基因产物的情况。目前骨科已成为基因治疗研究最有前途的领域之一，其主要原因是：① 能采用基因治疗的骨科疾病种类增加，不像传统的基因治疗只限于肿瘤及严重基因遗传病；② 基因治疗骨科疾病时，目的基因的表达无需精确调控，这对许多其他专科疾病的基因治疗来说是不允许的。

1. 骨缺损

骨缺损的治疗一直是骨科的难点，目前较为理想的治疗方法是自体骨移植，但存在着来源受限、影响供区功能、增加手术痛苦及感染等缺点，使临床应用受到限制。近年来，研究发现，骨形态发生蛋白及红骨髓均有骨诱导作用，可修复骨缺损，但二者在体内均易被降解和破坏其生物学活性，但应用基因转导技术将 BMP 或红骨髓导入骨缺损处，取得较好的治疗效果；利用基因治疗技术，以肌原细胞（如 C2C12 及 mc13 细胞系等）作为 BMP-2 载体诱导骨祖细胞可治疗骨缺损。Liberman 等[167]制作大鼠股骨缺损模型，收集自体骨髓细胞，采用体外基因转导方法治疗骨缺损。腺病毒基因载体携带重组骨形态发生蛋白-2（BMP-2）基因，体外转导扩增后的自体骨髓细胞应用脱钙骨基质承载，组成混合物植入骨缺损处。重组 BMP-2 治疗组作阳性对照，骨髓细胞治疗组作阴性对照，术后 2 个月，组织学及 X 线检查发现转导 BMP-2 基因骨髓细胞治疗组（实验组）与阳性对照组结果一致，组织形态学分析表明骨缺损愈合有质和量的差别，实验组形成的骨小梁粗大，单位面积上骨形成较多。阳性对照组形成骨小梁细而呈线形，骨皮质较实验组薄，生物力学显示二者差异无显著意义。此研究采用组织工程与基因工程相结合方法治疗骨缺损，结果显示：① 局部基因治疗能原位产生足够量的骨诱导蛋白，促进大面积骨缺损愈合；② 短期自体细胞培养体外转导目的基因是有效的、可用于人体的基因治疗手段；③ 局部基因治疗可持续产生高于生理剂量的骨诱导蛋白,骨诱导作用有质和量的差别。Einhorn 等[168]在大鼠股骨骨折模型中研究了单一剂量的 rhBMP-2 的效果,发现单一地经皮注射 rhBMP-2 可大大加速骨折的愈合,伤口愈合时间缩短了 20%~50%,显示了用 rhBMP-2 的优势:可缩短骨折愈合时间,并使骨折正常愈合的病患恢复功能。Friedlander[169]做了 BMP-7 治疗胫骨骨不连的研究。他将 120 例患者随机分成两组,一组用标准的骨不连切除术加自体骨移植,另一组除了同样的骨不连切除术外,加上应用 I 型胶原为载体。两组都用髓内钉固定。在术后 9 个月的随访中,81% 用 OP-1 治疗患者和 85% 自体骨移植治疗患者达到临床愈合标准,不同治疗组间不存在显著差异。

2. 周围神经损伤的修复

周围神经损伤的治疗经历了三个时期:神经外膜缝合期、神经束膜缝合期、分子生物学修复期。20 世纪 80 年代,随着分子生物学的发展,周围神经损伤的修复进入了细胞分子水平,在周围神经损伤的治疗中,所采用的都是基因添加方法,即通过非定点整合的外源目的基因所表达的正常产物发挥治疗作用。目前较常用的目的基因包括 NGF、CNTF、BDNF、NT-3、GDNF 等神经营养因子基因以及与施万细胞(曾称雪旺细胞)增殖、髓鞘生长有关的因子,如周围磷脂蛋白 PMP22、PO 蛋白的基因。这些神经生长因子对运动、感觉及交感神经元均有营养支持和保护作用,在一定程度上可预防轴突离断后神经元的凋亡。Schnell 等[170]通过坐骨神经内直接注射重组腺病毒载体,把 NT-3 基因转运到脊髓前角运动神经元内,并能发现其有高效表达。实验结果发现过表达 NT-3 的运动神经元呈现更富有分支的突起。NT-3 通过细胞的自分泌或旁分泌作用,对受损伤神经元起保护作用,同时促进其突起进一步分支。这为进一步采用目的基因重组腺病毒作为中枢和周围神经损伤的基因治疗策略提供理论支持。朱锦宇等[171]应用腺病毒介导的 NT-3 基因直接注入大鼠损伤修复的坐骨神经内,结果显示施万细胞表达 NT-3 明显增加。

3. 脊髓损伤

神经营养因子的发现为脊髓损伤的治疗带来了新的希望,脊髓损伤后早期局部给予神经营养因子具有神经保护作用,但由于其分子量较大,不能透过血脑屏障到达作用部位,且半衰期短、生产成本较高,神经营养因子一直不能应用于临床;但近年的研究采用转基因方法将神经营养因子导入脊髓中,发现神经营养因子在局部可获得短暂表达,并能促使脊髓轴突生长。贺民[172]采用脊髓损伤动物模型,1 周后将 NGF 和 BDNF 基因修饰的施万细胞和胚胎脊髓细胞悬液联合移植植入脊髓损伤部位,结果显示施万细胞增多,有髓神经纤维增加,NGF、BDNF 脊髓基质蛋白表达显著增加,提示转基因在治疗脊髓方面有巨大的潜在价值和广阔的前景。

4. 骨性关节炎

骨性关节炎的主要形态学改变是软骨的破坏及不同程度的滑膜炎症。目前研究显示生化因子及蛋白酶等是主要原因，白介素-1β（IL-1β）是引起这些变化的主要细胞因子，IL-1 受体拮抗剂（IL-1Ra）产生缺陷亦是原因之一，它可以使 IL-1 受体水平增加，增强 IL-1 分解软骨细胞的作用。调节 IL-1 活性是减少骨性关节炎发生的较有前途的策略之一，应用 IL-1Ra 可显著降低 IL-1 介导的软骨破坏，基因治疗对控制 IL-1β 活性提供了新方法，在体外实验中已可将 IL-1Ra 基因通过逆转录病毒介导转入滑膜细胞中，可增强软骨抵抗 IL-1 介导的软骨破坏的作用。在切除内侧半月板的兔骨性关节炎模型中，向关节内注入带有犬 IL-1Ra 基因序列的质粒复合物，4 周后，可观察到克隆化犬 IL-1Ra mRNA 的表达。

5. 创口愈合

创伤造成大面积软组织缺损及骨质外露临床治疗较困难，血管内皮生长因子（vascular endothelial growth factor，VEGF）是一种能刺激血管增生，提高血管通透性的生长因子，具有较强的促肉芽组织形成和伤口愈合的作用。但直接将 VECF 应用于伤口，易被组织中的酶类分解，作用时间短暂，基因治疗可克服上述缺点，用 VEGF 基因转染的方法可促进难治性伤口的愈合。杨述华等[173]将 200 μg 重组质粒 PCD-VEGF165 吸附于明胶海绵内，贴于兔耳伤口上，同时进行自身对照及异体对照，结果显示，实验组肉芽组织的血管面积及肉芽组织厚度与对照组相比均有显著差别，提示伤口局部应用 VEGF 基因治疗可有效、持久地表达 VEGF，促进血管增生及伤口愈合。

另外，也有对基因治疗在脊柱融合、骨折及骨骼肌生长等方面的治疗的研究。

6.8.4　问题及展望

骨缺损基因治疗是分子生物学在骨修复领域的重要应用，是极有前途的一种治疗方法，但仍在实验室阶段，距离临床大量应用尚有一段距离，仍有许多问题需要解决。

1. 外源基因的研究

外源基因在体内过度表达或表达不足均会影响基因治疗效果，外源基因在体内必须接受机体生理信号的调控。目的基因要靠外源启动子的驱使而表达，与基因组基因结构不同，很难像天然基因一样有效地工作，只有构建具有调控序列的基因才能改善基因治疗的疗效。

2. 基因载体系统的研究

逆转录病毒主要存在浓度不高、靶向性不强及安全性风险等问题；腺病毒主要存在免疫原性太强的问题。理想的载体应具有以下性能：选择性结合于靶细胞；可导入分裂或不分裂细胞；能有效将目的基因整合到宿主基因组 DNA 上；能长期或短期在可调控、有利于治疗的范围内表达目的基因；高浓度制造目的基因产物；治疗成本不能太高。目前还没有理想的基因载体，现有的基因载体仅部分符合上述条件。基因治疗在骨修复领域的应用日益增加，可为临床提供全新的治疗方法，尽管临床应用前景广阔，但目前仍处于临床前期研究阶段，仍有大量工作要做，基因治疗的方法和条件目前还很复杂，有待优化，其危险性尚未完全消除。

6.8.5 基因治疗的前景展望

成功的基因治疗必须包括选择适当的治疗基因、适当的转导，使其在体内获得安全、持续和可调控的表达。口腔再生医学领域的基因治疗，虽然在动物实验上取得了一些初步进展，但是离真正的临床推广应用还有相当长的一段距离。未来的研究将着眼于以下几个方面：① 对于目的基因，仍需进一步明确何种基因或多种基因的联合应用；② 选择与构建一个安全、高效、可调控的，甚至是具有组织特异性的靶向基因载体仍是基因治疗面临的重要问题；③ 在基因转导方法上，仍需决定最佳基因载体或者靶细胞的数量、最佳转入体内的时机，以及减少不良反应，以达到最佳治疗效果。随着现代分子生物技术的日趋成熟和基因工程研究的逐渐深入，相信这些问题在不远的将来都会得到解决。

参考文献

[1]　胡蕴玉，孙磊，刘建，等．建立同种异体骨库与骨制备的临床应用[J]．中华外科杂志，1996，34(8)：464-468．

[2]　胡汝麒，周健生，沈跃良，等．冷冻保存异体活骨移植实验研究与临床应用[J]．中华显微外科杂志，1994，17(2)：120-123．

[3]　陈学英，李宝兴，李靖，等．异种骨移植材料制备及其诱导活性实验室研究[J]．中国修复重建外科杂志，2009，23(3)：362-365．

[4]　王兴，刘洪臣．自体骨移植修复种植位点骨缺损的研究进展[J]．口腔颌面修复学杂志，2016，17(1)：49-52．

[5]　CAMELO M，NEVINS M L，LYNCH S E，et al. Periodontal regeneration

with an autogenous bone-Bio-Oss composite graft and a Bio-Gide membrane[J]. The International Journal of Periodontics & Restorative Dentistry, 2001, 21(2): 109-119.

[6]　王常勇, 毛天球, 李锋, 等. 新型复合异种骨的研制及其修复骨缺损的免疫组化观察[J]. 中国骨与关节损伤杂志, 1996, 6: 7-9.

[7]　KIM Y K, YUN P Y, LEE H J. Ridge preservation of the molar ex-traction socket using collagen sponge and xenogeneic bone grafts[J]. Implant Dentistry, 2011, 20(4): 267-272.

[8]　田智慧, 陈敏房, 付春, 等. Bio-Oss 联合 Bio-Gide 治疗牙周炎垂直型骨吸收的临床疗效观察[J]. 北京口腔医学, 2012, 20(2): 90-93.

[9]　TONETTI M S, CORTELLINI P, LANG N P, et al. Clinical outcomes following treatment of human an in trabony defects with GTR/bone replacement material or access flap alone. A multicenter randomized controlled clinical trial[J]. Journal of Clinical Periodontology, 2004, 31(9): 770-776.

[10]　SCHMITZ J P, HOLLINGER J O. The critical size defect as an experimental model for craniomandibulofacial nonunious[J]. Clinical Orthopaedics, 1986, 205(205): 299-308.

[11]　BAGHER Z, RAJAEI F, SHOKRGOZAR M. Comparative study of bone repair using porous hydroxyapatite /β-tricalcium phosphate and xenograft scaffold in rabbits with tibia defect[J]. Iranian Biomedical Journal, 2012, 16(1): 18-24.

[12]　BIGHAM A S, DEHGHANI S N, SHAFIEI Z, et al. Experimental bone defect healing with xeogenic demineralized bone matrix and bovine fetal growth plate as a new xenograft: Radiological, histopathological and biomechanical evaluation[J]. Cell Tissue Bank, 2009, 10(1): 33-41.

[13]　丁真奇, 石玲玲, 康两期, 等. 异种脱蛋白骨管移植修复大段骨缺损的力学评估[J]. 临床骨科杂志, 2010, 13(2): 200-203.

[14]　毕龙. 抗感染组织工程骨的实验研究[D]. 西安: 第四军医大学, 2004.

[15]　杨铁军, 李良栋. 重组合异种骨的临床应用[J]. 医学临床研究, 2008, 25(4): 610-612.

[16]　万东东, 李铁津, 潘子翔, 等. 复合羧甲基纤维素重组合异种骨骨泥的制备[J]. 中国矫形外科杂志, 2011, 19(23): 2003-2006.

［17］ 顾汉卿，徐国风．生物医学材料学［M］．天津：科技翻译出版公司，1993．

［18］ DUCHEYNE P. Bioceramics：Material characteristics versus in vivo behaviour［J］. Journal of Biomedical Materials Research，1987，21（A2 Suppl）：219-236．

［19］ 徐政，倪宏伟．现代功能陶瓷［M］．北京：国防工业出版社，1998：134．

［20］ HYAKUNA K, YAMAMURO T, KTURA Y, et al. Surface reactions of calcium phosphate ceramics to various solutions［J］. Journal of Biomedical Materials Research Part A，1990，24（4）：471-488．

［21］ HENCH L L, ETHRIDGE E C. Biomaterials：An Interracial Approach［M］. New York：Academic Press，1982：384．

［22］ YUAN H P, DE BRUIJN J D, LI Y B, et al. Bone formation induced by calcium phosphate ceramics in soft tissue of dogs：A comparative study between porous α-TCP and β-TCP［J］. Journal of Materials Science：Materials in Medicine，2001，12（1）：7-13．

［23］ 张灏，陈峰，蔡筑韵，等．磷酸钙生物陶瓷在骨及软骨组织工程中的应用［J］．中国矫形外科杂志，2015，23（13）：1195-1198．

［24］ BOKROS J C, LAGRANGE L D, SCHOEN F J, et al. Chemistry and Physics of Carbon［M］. P. L. Walker. Jr，1972．

［25］ 党莹，李月，李瑞玉，等．骨组织工程支架材料在骨缺损修复及3D打印技术中的应用［J］．中国组织工程研究，2017，21（14）：2266-2273．

［26］ RETZEPI M, DONOS N. Guided bone regeneration：Biological principle and therapeutic applications［J］. Clinical Oral Implants Research，2010，21（6）：567-576．

［27］ SHOKOUHINEJAD N, NEKOOFAR M H, RAZMI H, et al. Bioactivity of EndoSequence root repair material and bioaggregate［J］. International Endodontic Journal，2012，45（12）：1127-1134．

［28］ 何文丹，陈建钢，帅李娅．可吸收型羟基磷灰石生物陶瓷的临床应用评估［J］．临床口腔医学杂志，2011，27（3）：171-174．

［29］ JONES D W. Development of dental ceramics：An historical perspective［J］. Dental Clinical North America，1985，29（4）：621-644．

［30］ ROSENBLUM M A, SCHULMAN A. A review of all-ceramic restorations［J］. Journal of the American Dental Association，1997，128（3）：297-307．

[31] RORIZ V M, ROSA A L, PEITL O, et al. Efficacy of a bioactive glass-ceramic (Biosilicate) in the maintenance of alveolar ridges and in osseointegration of titanium implants[J]. Clinical Oral Implants Research, 2010, 21(2): 148-155.

[32] MARCHI J, DELFINO C S, BRESSIANI J C, et al. Cell proliferation of human fibroblasts on aluminaand hydroxyapatite-based ceramics with different surface treatments[J]. International Journal of Applied Ceramic Technology, 2010, 7(2): 139-147.

[33] 张光磊, 张久兴, 钟涛兴. 牙科陶瓷的发展与全瓷修复技术的应用[J]. 北京生物医学工程, 2006, 25(1): 109-112.

[34] 周辉, 梁瑜. 多种生物材料细胞生物相容性及其安全性的系统评价[J]. 中国组织工程研究与临床康复, 2009, 13(38): 7559-7562.

[35] 禹立强, 李金源. 二氧化锆全瓷冠与传统冠修复体对牙周健康的影响[J]. 河北联合大学学报, 2012, 14(4): 485-486.

[36] ASMUSSEN E, PEUTZFELDT A, HEITMANN T. Stiffness, elastic limit, and strength of newer types of endodontic posts[J]. Journal of Dental, 1999, 27(4): 275-278.

[37] BRUDER S P, KRAUS K H, GOLDBERG V M. The effect of implants loaded with autologous mesenchymal stem cells on the healing of Ca-Nine segmental bone defects[J]. The Journal of Bone and Joint Surgery, 1998, 80(7): 985-996.

[38] 傅荣, 杨志明. 骨膜成骨细胞培养与生物活性陶瓷复合的实验研究[J]. 中国修复重建外科杂志, 1996, 10(4): 197-201.

[39] ZHOU C, HONG Y, ZHANG X. Applications of nanostructured calciumphosphate in tissue engineering[J]. Biomaterials Science, 2013, 1(10): 1012-1028.

[40] 郭昭庆, 党耕町, 王志国, 等. 种植骨髓基质细胞的骨组织工程学研究[J]. 中华外科杂志, 1999, 37(7): 395-398.

[41] 曾怡, 朱明华, 彭蔷, 等. 生物活性陶瓷人工骨材料生物安全性评价研究[J]. 北京生物医学工程, 2003, 22(3): 205-209.

[42] 谢苗苗, 赵保东, 王维英, 等. 口腔修复膜材料在牙种植中引导骨再生的效应[J]. 中国组织工程研究与临床康复, 2010, 14(16): 2911-2915.

[43] BOSETTI M, CANNAS M. The effect of bioactive glasses on bone marrow stromal cells differentiation[J]. Biomaterials, 2005, 26(18): 3873-3879.

［44］ LASTUMAKI T M, KAILIO T T, VALLITTU P K. The bond strength of light-curing composite resint of inally polymerized acidaged glass fiber-rein forced composite substrate［J］. Biomaterials, 2002, 23（23）: 4533-4539.

［45］ ZHANG K, WANG Y B, HILLMYER M A, et al. Processing and properties of porouspoly（1-lactide）/bioactive glass composites［J］. Biomaterials, 2004, 25（13）: 2489-2500.

［46］ ROETHER J A, BOCCACCINI A R, HENCH L L, et al. Development and in vitro characterization of novel bioresorbable and bioactive composite materials based on poly-lactid foams and bioglass for tissue engineering applications［J］. Biomaterials, 2002, 23（18）: 3871-3878.

［47］ EBERHARD J, REIMERS N, DOMMISCH H, et al. The effect of the topical administration of bioactive glass on inflammatory markers of human experimental gingivitis［J］. Biomaterials, 2005, 26（13）: 1545-1551.

［48］ XYNOS I D, HUKKANEN M V J, BATTEN J J, et al. Bioglass 45S5 stimulates osteoblast turner and enhances bone for mation in vitro implications and applications for bone tissue engineering［J］. Calcified Tissue International, 2000, 67（4）: 321-329.

［49］ PRICE N, BENDALL S P, FRONDOZA C, et al. Human osteoblast-like cell（MG63）prolife rate on a bioactive glass surface［J］. Journal of Biomedical Materials Research, 1997, 37（3）: 394-400.

［50］ TANG D, TARE R S, YANG L Y, et al. Biofabrication of bone tissue: Approaches, challenges and translation forbone regeneration［J］. Biomaterials, 2016, 83: 363-382.

［51］ WOLFF J. The law of bone remodeling［M］. Berlin: Springer-Verlag, 1986: 1-50.

［52］ 王学江, 李玉宝. 羟基磷灰石纳米针晶与聚酰胺仿生复合生物材料研究［J］. 高技术通讯, 2001, 11（5）: 1-5.

［53］ MORENO E C, VARUGHESE K. Crystal growth of calciumapatite from dilute solutions［J］. Journal of Crystal Growth, 1981, 53（1）: 20-30.

［54］ 赵呈智, 张悠, 付睿捷, 等. 骨组织工程中纳米羟基磷灰石复合材料现状、评价及展望［J］. 全科口腔医学电子杂志, 2018, 5（17）: 4-5.

［55］ LIY B, WIJN J, KLEIN C, et al. Preparation and characterization of nanograde osteoapatite-like rod crystals［J］. Journal of Materials Science: Materials in Medicine, 1994, 5（5）: 252-255.

[56] MONMA H, KAMIYA T. Preparation of hydroxyapatite by the hydrolysis of brushite[J]. Journal of Materials Science, 1987, 22: 42-47.

[57] TASAC. Synthesis of biomimetic Ca-hydroxyapatite powders at 37 ℃ in synthetic body fluids[J]. Biomaterials, 2000, 21(14): 1429-1438.

[58] KONG L B, MA J, BOEY F. Nanosized hydroxyapatite powders derived from coprecipitation process[J]. Journal of Materials Science, 2002, 37 (6): 1131-1134.

[59] BOUYER E, GITZHOFER F, BOULOS M I. Morphological study of hydroxyapatite nanocrystal suspension[J]. Journal of Materials Science: Materials in Medicine, 2000, 11(8): 523-531.

[60] PANDA R N, HSIEH M F, CHUNG R J, et al. FTIR, XRD, SEM and solidstate NMR investigations of carbonate - containing hydroxyapatiten a no-particles synthesized by hydroxide-geltechnique[J]. Journal of Physics and Chemistry of Solids, 2003, 64(2): 193-199.

[61] 郭大勇, 储成林, 林萍华, 等. 柠檬酸对溶胶-凝胶法制备羟基磷灰石粉体的影响[J]. 东南大学学报: 自然科学版, 2002, 32(3): 402-405.

[62] PIERREL, ATSUO I, TETSUYA T. Sol-gel synthesis of a morphouscal cium phosphate and sintering into microporoushy droxyapatite bioceramics [J]. Journal of the American Ceramic Society, 1998, 81(6): 1421-1428.

[63] VALLET - REGIM, GUTIERREZ - RIOSM T, ALONSOM P, et al. Hydroxyapatite particles synthesized by pyrolysis of an aerosol[J]. Journal of Solid State Chemistry, 1994, 112(1): 58-64.

[64] LIM G K, WANG J, NG S C, et al. Nanosized hydroxyapatite powders from microemulsions and emulsions stabilized by a biodegradable surfactant [J]. Journal of Materials Chemistry, 1999, 9(7): 1635-1639.

[65] PATWARDHAN S, SHYAM A K, MODY R A, et al. Reconstruction of bone defects after osteomyelitis with nonvascularized fibular graft: A retrospective study in twenty - six children[J]. The Journal of Bone and Joint Surgery, 2013, 95(9): e561-e566.

[66] SHUK P, SUCHANEK W L, HAO T, et al. Mechanochemical - hydrothermal preparation of crystalline hydroxyapatite powders at room temperature [J]. Journal of Materials Research, 2001, 16 (5): 1231-1234.

[67] KATSUKI H, FURUTA S, KOMARNENI S. Microwave-versus conventional-hydrothermal synthesis of hydroxyapatite crystals from gypsum [J]. Journal of the American Ceramic Society, 2004, 82(8): 2257-2259.

[68] 左健, 康建敏, 潘乐. 同种异体骨移植用于骨缺损修复的应用现状 [J]. 中国组织工程研究, 2012, 16(18): 3395-3398.

[69] WEBSTER T J, SIEGEL R W, BIZIOS R. Osteoblast adhesionon nanophase ceramics[J]. Biomaterials, 1999, 20(13): 1221-1227.

[70] 林开利. 纳米磷酸钙、硅酸钙及其复合生物与环境材料的制备和性能研究[D]. 上海: 华东师范大学, 2008.

[71] 张屹, 陈建常, 史振满. 异种骨支架及其衍生材料治疗骨缺损的研究现状与进展[J]. 中国矫形外科杂志, 2014, 22(14): 1277-1279.

[72] LIU Q, DE WIJN J R, VAN BLITTERSWIJK C A. Nano-apatite/polymer composites mechanical and physicochemical characteristics [J]. Biomaterials, 1997, 18(19): 1263-1270.

[73] WANG X J, LI Y B, WEI J, et al. Development of biomimetic nano-hydroxylapatite/poly (hexamethylene adipamide) composites [J]. Biomaterials, 2003, 23(24): 4787-4791.

[74] DU C, CUI F Z, FENG Q L, et al. Tissue response to nano-hydroxyapatite/collagen composite in-plants in marrow cavity [J]. Biomaterials, 2015, 42(4): 540-548.

[75] CHEN F, WANG Z C, LIN C J, et al. Preparation and characterization of nano-sized hydroxyapatite particles and hydroxyapatite/chitosannano-composite for use in biomedical materials[J]. Materials Letters, 2002, 57(4): 858-861.

[76] KIKUCHIM, ITOH S, ICHINOSE S. Self-organization mechanism in a bone-like hydroxyapatite/collagen nano composite synthesized in vitro and its biological reactioninvivo[J]. Biomaterials, 2001, 22(13): 1705-1711.

[77] RHEE S-H, TANAKA J. Self-assembly phenomenon of hydroxyapatite nanocrystals on chondroitin sulfate [J]. Journal of Materials Science: Materials in Medicine, 2002, 13(6): 597-600.

[78] WEI J, LI Y, CHEN W, et al. A study of nano-composite on hydroxyapatite and polyamide[J]. Journal of Materials Science, 2003, 38(15): 3303-3306.

[79] YAMAGUCHI I, LIZUKA S, OSAKA A, et al. The effect of citric acid addition on chitosan/hydroxyapatite composites[J]. Colloids and Surfaces A: Physicochemical and Engineering Aspects, 2003, 214 (1-3): 111–118.

[80] NEMOTO R, NAKAMURA S, ISOBE T, et al. Direct synthesis of hydroxyapatite-silk fibroin nano-composite sol via a mechanochemical route[J]. Journal of Sol-gel Science and Technology, 2001, 21(1): 7–12.

[81] HARBERS G M, HEALY K E. The effect of ligand type and density on osteoblast adhesion, proliferation, and matrix mineralization[J]. Journal of Biomedical Materials Research Part A, 2005, 75(4): 855–869.

[82] TAI K, ULM F J, ORTIZ C. Nanogranular origins of the strength of bone [J]. Nano Letters, 2006, 6(11): 2520–2525.

[83] CHEN H, TANG Z Y, LIU J, et al. Acellular synthesis of a human enamel-like microstructure[J]. Advanced Materials, 2006, 18(14): 1846–1851.

[84] MÜLLER L, CONFORTO E, CAILLARD D, et al. Biomimetic apatite coatings - carbonate substitution and preferred growth orientation [J]. Biomolecular Engineering, 2007, 24(5): 462–466.

[85] KIM H, SONG J, KIM C, et al. Combined effect of bisphosphonate and recombinant human bone morphogenetic protein 2 on bone healing of rat calvarial defects [J]. Maxillofacial Plastic and Reconstructive Surgery, 2015, 37(1): 16–22.

[86] IIJIMA M, MORADIAN-OLDAK J. Control of apatite crystal growth in a fluoride containing amelogenin-rich matrix[J]. Biomaterials, 2005, 26 (13): 1595–1603.

[87] WANG H, LIN C J, HU R. Effects of structure and composition of the CaP composite coatings on apatite for mation and bioactivity in simulated body fluid[J]. Applied Surface Science, 2009, 255(7): 4074–4081.

[88] HOANG Q, SICHERI F, HOWARD A, et al. Bone recognition mechanism of porcine osteocalcin from crystal structure[J]. Nature, 2003, 425(30): 977–980.

[89] WANG H N, ZUO Y, ZOU Q, et al. Nano-hydroxyapatite/polyamide66 composite tissue-engineering scaffolds with anisotropy in morphology and mechanical behaviors[J]. Journal of Polymer Science Part A - Polymer

Chemistry, 2009, 47(3): 658-669.

[90] 王天珏. 物质加载自固化磷酸钙复合材料用于即刻种植的可行性研究[D]. 西安: 第四军医大学, 2016.

[91] TAÑAG M A, MADURA T, YANO K, et al. Use of calcium phosphate cement paste in orbital volume augmentation [J]. Plastic and Reconstructive Surgery, 2006, 117(4): 1186-1193.

[92] 赵晓伟. 自制磷酸钙骨水泥生物相容性和安全性研究[D]. 福州: 福建医科大学, 2002.

[93] MAI R, REINSTORF A, PILLING E, et al. Histolngic study of incorporation and resorption of a bone cement-collagen composite: An in vivo study in the minipig[J]. Oral Surgery Oral Medicine Oral Pathology Oral Radiology & Endodontology, 2008, 105(3): e9-e14.

[94] 苗军, 王继芳, 郝利波, 等. 磷酸钙骨水泥复合去甲万古霉素后理化性质改变及药物释放规律的研究[J]. 中华创伤骨科杂志, 2004, 6(6): 648-656.

[95] ROEMHILDT M L, WAGNER S D, MCGEE T D. Characterization of a novel calcium phosphate composite bone cement: Flow, setting, and aging properties[J]. Journal of Materials Science: Materials in Medicine, 2006, 17(11): 1127-1132.

[96] 张月荣, 尹一然, 葛建华, 等. 脉式冲洗结合骨水泥链珠治疗长骨慢性骨髓炎[J]. 西南军医, 2009, 11(5): 858-859.

[97] 李峰. 含锶磷酸钙骨水泥物理性能及生物相容性评价[D]. 西安: 第四军医大学, 2006.

[98] 魏杰. 纳米类骨磷灰石晶体及其与聚酰胺复合骨修复材料研究[D]. 成都: 四川大学, 2004.

[99] 唐佩福. 多孔碳酸化羟基磷灰石骨水泥的实验研究[D]. 北京: 中国人民解放军军医进修学院, 2002.

[100] GOTTLOW J, NYMAN S, LINDHE J, et al. New attachment formation in the human periodontium by guided tissue regeneration case reports [J]. Journal of Clinical Periodontology, 1986, 13(6): 604-616.

[101] 张伟佶, 唐竹萍, 王和玉, 等. 实验动物塑料笼器具浸出液的细胞毒性试验[J]. 卫生毒理学杂志, 1991(3): 192-193.

[102] 姜虹. 聚乳酸口腔隔离膜在 Beagle 犬牙槽骨缺损修复中的实验研究[D]. 青岛: 青岛大学, 2020.

[103] 佚名. 崔福斋教授带领团队研发"纳米晶磷酸钙胶原基骨修复材料"获国家技术发明二等奖[J]. 中国组织工程研究与临床康复, 2009, 24: 4724.

[104] 崔智慧, 张雅菲, 田田, 等. 国产氧化纤维素可吸收止血纱布对大鼠皮肤伤口愈合影响的机制研究[J]. 河北医科大学学报, 2019, 40 (10): 1193-1196.

[105] 袁志, 胡蕴玉, 马平, 等. 新型植骨材料-复合 rhBMP2 的异种骨的实验研究[J]. 现代康复, 2000, 4(10): 1510-1511.

[106] GROENEVELD E H, BURGER E H. Bone morphogenetic protein in human bone regeneration[J]. European Journal of Endoerinol, 2000, 142(1): 9-21.

[107] SATO M, OCHI T, NAKASE T, et al. Mechanical tensionstress induces expression of bone morphogenetic protein (BMP)-2 and BMP-4, but not BMP-6, BMP-7, and GDF-5 mRNA, during distraction osteogenesis[J]. Journal of Bone and Mineral Research, 1999, 14(7): 1084-1095.

[108] NISHITA M, HASHIMOTO M K, OGATA S, et al. Interaction between Wnt and TGF-β signalling pathways during formation of Spemann's organizer[J]. Nature, 2000, 403(6771): 781-785.

[109] GALLEA S, LALLEMAND F, ATFI A, et al. Activation of mitogen-activated protein kinase cascades is involved in regulation of bone morphogenetic protein-2-induced osteoblast differentiation in pluripotent C2C12 cells[J]. Bone, 2001, 28(5): 491-498.

[110] LI G, BERVEN S, SIMPSON H, et al. Expression of BMP-4 mRNA during distraction osteogenesis in rabbits[J]. Acta Orthopaedica Scandinavica, 1998, 69(4): 420-425.

[111] CHEN T L, SHEN W J, KRAEMER F B. Human BMP-7/OP-1 induces the growth and differentiation of adipocytes and osteoblasts in bone marrow stromal cell cultures[J]. Journal of Cellular Biochemistry, 2001, 82(2): 187-199.

[112] 程少丹, 王拥军, 唐德志, 等. OPG 基因敲除小鼠骨质疏松情况的研究[J]. 中国骨质疏松杂志, 2008, 14(1): 16-19.

[113] 王锋. BMP2 调控成牙本质细胞分化经由 Dlx3-Osx-GCN5 信号通路介导[D]. 福州: 福建医科大学, 2014.

[114] LIM W H, LIU B, HUNTER D J, et al. Down regulation of Wnt causes root resorption [J]. American Journal of Orthodontics and Dentofacial Orthopedics, 2014, 146(3): 337-344.

[115] 杜令倩, 杨丕山, 赵宁, 等. 人牙周膜干细胞的分离鉴定及骨形态发生蛋白-2对其趋化效应的研究[J]. 华西口腔医学杂志, 2012, 30(1): 13-17.

[116] 安新玲, 韩金祥, 王世立. BMPs及其在骨发生中的作用研究进展[A] // 华东六省一市生物化学与分子生物学会2008年学术交流会论文集. 南通: 江苏省生物化学与分子生物学学会, 2008.

[117] 郑军, 齐新生. 骨形态发生蛋白在骨缺损和坏死修复中的成骨机制和运用[J]. 中国矫形外科杂志, 2004, 12(23-24): 1888-1890.

[118] 尹战海, 王坤正, 张沈荣. 骨形成蛋白增强自体骨修复股骨头骨缺损的研究[J]. 中国修复重建外科杂志, 2002, 16(2): 93-96.

[119] 周华江, 聂林, 张琦, 等. 碱性成纤维细胞因子对兔股骨头坏死模型实验修复过程的影响[J]. 中国矫形外科杂志, 2002, 10(9): 895-897.

[120] SCIADINI M F, JOHNSON K D. Evaluation of recombinant human bone morphogenetic protein-2 as a bone-graft substitute in a canine segmental defect model [J]. Journal of Orthopaedic Research, 2000, 18(2): 289-302.

[121] YANG W Z, ZHOU D L, YIN S Y, et al. Osteogenesis capacity of a novel BMP/α-TCP bioactive composite bone cement[J]. Journal of Wu Han University of Technology-Materials Science Edition, 2004, 19(2): 30-34.

[122] SEEHEMAN H J, BOUXSEIN M, KIM H, et al. Recombinant human bone morphogenetic protein-2 delivered in an injectable calcium phosphate paste accelerates osteotomy-site healing in a nonhuman primate model[J]. The Journal of Bone and Joint Surgery, 2004, 86(9): 1961-1972.

[123] 王丹, 陈慧平, 胡蕴玉. β-TCP/rhBMP-2复合物的制备及其诱导成骨活性观察[J]. 山东医药, 2001, 41(7): 11-12.

[124] KOKUBO S, MOCHIZUKI M, FUKUSHIMA S, et al. Long-term stability of bone tissues induced by an osteoinductive biomaterial, recombinant human bone morphogeneticprotein-2 and a biodegradable carrier[J]. Biomaterials, 2004, 25(10): 1795-1803.

[125] SAITO N, TAKAOKA K. New synthetic biodegradable polymers as BMP carriers for bone tissue engineering[J]. Biomaterials, 2003, 24(13): 2287-2293.

[126] MURAKAMI N, SAITO N, HORIUEHI H. Repair of segmental defects in rabbit humeri with titanium fiber mesh cylinders containing recombinant human bone morphogenetic protein - 2 (rhBMP - 2) and a synthetic polymer[J]. Journal of Biomedical Materials Research, 2002, 62(2): 169-174.

[127] 王天胜, 滕寿发, 王法, 等. 生物陶瓷复合骨髓基质干细胞及骨形态发生蛋白修复兔大段桡骨缺损[J]. 中国组织工程研究, 2015, 19(3): 347-351.

[128] 赵廷宝, 范清宇, 张殿忠, 等. 骨形成蛋白复合材料修复狗椎板缺损的实验研究[J]. 中国组织工程研究, 2001, 5(10): 26-27.

[129] COOK S D, SALKELD S L, PATRON L P, et al. Healing course of primate ulna segmental defects treated with osteogenic protein - 1 [J]. Journal of Investigative Surgery, 2002, 15(2): 69-79.

[130] AROSARENA O A, COLLINS W L. Bone regeneration in the rat mandible with bone morphogenetic protein - 2: A comparison of two carriers[J]. Otolaryngology - head and Neck Surgery, 2005, 132(4): 592-597.

[131] PEEL S A F, HU Z M, CLOKIE C M. In search of the ideal bonemorphogenetic protein delivery system: In vitro studies on demineralized bone matrix, purified, and ecombinant bone morphagenetic protein[J]. The Journal of Craniofacial Surgery, 2003, 14(3): 284-291.

[132] KESKINDS, TEZCANER A, KORKUSUZ P, et al. Collagen - chondroitin sulfate-based PLLA-SAIB-coated rhBMP-2 delivery system for bone repair[J]. Biomaterials, 2005, 26(18): 4023-4034.

[133] MURAKAMI N, SATIO N, HORIUCHIH, et al. Repair of segmental defects in rabbit humeri with titanium fiber mesh cylinders containing recombinant human bone morphogenetic protein - 2 (rhBMP - 2) and a synthetic polymer[J]. Journal of Biomedical Materials Research Part A, 2002, 62(2): 169-174.

[134] 赵栋, 刘强. BMP、VEGF复合异种骨修复大段骨缺损的实验研究[J]. 山西医科大学学报, 2004, 35(6): 553-555.

[135] 贺小兵，卢卫忠，唐康来，等．骨形成蛋白和转化生长因子-β 对兔尺骨骨折愈合后生物力学性能的影响[J]．中国修复重建外科杂志，2003，17(3)：185-188.

[136] 商红国，李宁毅，唐建民．rhBMP 载体系统复合骨髓基质干细胞修复犬颌骨缺损[J]．现代口腔医学杂志，2006，20(1)：63-65.

[137] 杨在亮，张波，周继红，等．rhBMP-2 和 rhVEGF 转染 ADSCs 后体外表达及诱导骨缺损成骨修复的实验研究[J]．创伤外科杂志，2007，9(4)：296-300.

[138] TSUCHIDA H，HASHIMOTO J，CRAWFORD E，et al. Engineered allogenetic mesenchymal stem cells repair femoral segmental defect in rats [J]. Journal of Orthopaedic Research，2003，21(1)：44-53.

[139] ABE N，LEE Y P，SATO M，et al. Enhancement of bone repair with a helper-dependent adenoviral transfer of bone morphogentic protein-2 [J]. Biochemical Biophysical Research Communications，2002，297 (3)：523-527.

[140] LEE J Y，PENG H，USAS A，et al. Enhancement of bone healing based on ex vivo gene therapy using human muscle-derived cells expressing bone morpho-genetic protein-2[J]. Human Gene Therapy，2002，13 (10)：1201-1211.

[141] 陈安威，魏奉才，王克涛，等．Ad-hBMP-2 基因转染促进兔下颌骨骨折愈合的实验研究[J]．山东医药，2005，45(21)：11-12.

[142] GYSIN R，WERGEDALJ E，SHENG M H，et al. Ex vivo gene therapy with stromal cells transduced with a retroviral vector containing the BMP4 gene completely heals critical size calvarial defect in rats[J]. Gene Therapy，2002，9(5)：991-999.

[143] BOLITER N. 基因疗法全球研发进展[J]．药学进展，2017，41(5)：392-397.

[144] 卢大儒，邱信芳，郑冰，等．带有人凝血因子Ⅸ cDNA 的反转录病毒载体的构建及其在离体细胞中的高效表达[J]．中国科学化学：中国科学，1994，24(11)：1183-1189.

[145] 陈非．美科学家发现新基因治疗肥胖疗法减肥不用节食[J]．科技经济市场，2002，6(10)：27-28.

[146] 郭启燕．基因治疗的研究现状及进展[J]．世界最新医学信息文摘，2015，15(84)：28-29.

[147]　王福生. 临床肿瘤基因治疗的现状与存在的问题[J]. 中华医学杂志, 2003, 83(23): 2018-2020.

[148]　蔡冬坡, 呈易元. 肿瘤基因治疗现状问题和展望[J]. 中国肿瘤临床, 1994, 21(9): 712-714.

[149]　唐冬生, 夏家辉. 基因治疗载体及其基因转移技术的关键问题与研究现状[J]. 生命科学研究, 1997, 6(1): 16-22.

[150]　BAUM B J, O'CONNELL B C. The impact of gene therapy on dentistry [J]. Journal of the American Dental Association, 1995, 126 (2): 179-189.

[151]　PARK J, RIES J, GELSE K, et al. Bone regeneration in critical size defects by cell - mediated BMP - 2 gene transfer: A comparison of adenoviral vectors and liposomes [J]. Gene Therapy, 2003, 10(8): 1089-1096.

[152]　ZHAO J, HU J, WANG S, et al. Combination of beta-TCP and BMP-2 gene - modified bMSCs to heal critical size mandibular defects in rats [J]. Oral Diseases, 2010, 16(1): 46-54.

[153]　CHANG S C, CHUANG H L, CHEN Y R, et al. Ex vivo gene therapy in autologous bone marrow stromal stem cells for tissue - engineered maxillofacial bone regeneration [J]. Gene Therapy, 2003, 112 (7): 1841-1850.

[154]　KE J, ZHENG L W, CHEUNG L K. Orthopaedic gene therapy using recombinant adeno-associated virus vectors [J]. Archives of Oral Biology, 2011, 56(7): 619-628.

[155]　ASHINOFF R L, CETRULO C L, GALIANO R D, et al. Bone morphogenic protein-2 gene therapy for mandibular distraction osteogenesis[J]. Annals of Plastic Surgery, 2004, 52(6): 585-591.

[156]　JIANG X, ZOU S, YE B, et al. bFGF-Modified BMMSCs enhance bone regeneration following distraction osteogenesis in rabbits [J]. Bone, 2010, 46(4): 1156-1161.

[157]　EDWARDS P C, RUGGIERO S, FANTASIA J, et al. Sonic hedgehog gene - enhanced tissue engineering for bone regeneration [J]. Gene Therapy, 2005, 12(1): 75-86.

[158]　SCHEK R M, TABOAS J M, SEGVICH S J, et al. Engineered osteochondral grafts using biphasic composite solid free - form fabricated scaffolds[J]. Tissue Engineering, 2004, 10(9-10): 1376-1385.

[159] KUBOKI T, NAKANISHI T, KANYAMA M, et al. Direct adenovirus – mediated gene delivery to the temporomandibular joint in guinea-pigs[J]. Archives of Oral Biology, 1999, 44(9): 701-709.

[160] RABIE A B, DAI J, XU R. Recombinant AAV – mediated VEGF gene therapy induces mandibular condylar growth[J]. Gene Therapy, 2007, 14(12): 972-980.

[161] LI Q, DAI J, RABIE A B, et al. Recombinant adeno – associated virus serotype 2 (rAAV2) – An efficient vector for gene delivery in condylar cartilage, glenoid fossa and TMJ disc in an experimental study in vivo [J]. Archives of Oralbiology, 2009, 54(10): 943-950.

[162] JIN Q, ANUSAKSATHIEN O, WEBB S A, et al. Engineering of tooth – supporting structures by delivery of PDGF gene therapy vectors [J]. Molecular Therapy, 2004, 9(4): 519-526.

[163] CHANG P C, CIRELLI J A, JIN Q, et al. A denovirus encoding humanplatelet – derived growth factor – B delivered to alveolar bone defectsexhibits safety and biodistribution profiles favorable for clinical use [J]. Human Gene Therapy, 2009, 20(5): 486-496.

[164] RUTHERFORD R B. BMP – 7 gene transfer to inflamed ferret dental pulps [J]. European Journal of Oral Sciences, 2001, 109 (6): 422-424.

[165] NAKASHIMA M, MIZUNUMA K, MURAKAMI T, et al. Induction of dental pulp stem cell differentiation into odontoblasts by electroporation – mediated gene delivery of growth/differentiation factor 11 (Gdf11) [J]. Gene Therapy, 2002, 9(12): 814-818.

[166] NAKASHIMA M, IOHARA K, ISHIKAWA M, et al. Stimulation of reparativedentin formation by ex vivo gene therapy using dental pulp stemcells electrotransfected with Growth/differentiation factor11 (Gdf11) [J]. Humangene Therapy, 2004, 15(11): 1045-1053.

[167] LIBERMAN J R, DALUISKI A, STEVEN SON S, et al. The effect of regional gene therapy with bone morphogenetic protein-2-producing bone marrow cells on the repair of segmental femoral defects in rats[J]. The Journal of Bone and Joint Surgery, 1999, 81(7): 905-917.

[168] EINHORN T A, MAJESKA R J, MOHAIDEEN A, et al. A single percutaneous injection of recombinant human bone morphogenetic protein-2 accelerates fracture repair[J]. The Journal of Bone and Joint

Surgery, 2003, 85(8): 1425-1435.

[169] FRIEDLANDER G E. OP-1 clinical studies[J]. The Journal of Bone and Joint Surgery, 2001, 83 (Pt 2): 160-161.

[170] SCHNELL L, SCHNEIDER R, KOLBECK R, et al. Neurotrophin-3 enhances sprouting of corticospinal tract during development and after adult spinal cord lesion[J]. Nature, 1994, 367(6459): 170-173.

[171] 朱锦宇,朱庆生,黄耀添,等. 腺病毒介导的 LacZ 基因在大鼠坐骨神经的表达[J]. 中国矫形外科杂志, 2003, 11(10): 683-684.

[172] 贺民. 转 NGF、BDNF 基因对脊髓损伤修复作用的体外实验研究[D]. 成都:华西医科大学, 2000.

[173] 杨述华,周迎春,杨操,等. 血管内皮生长因子基因转染促进伤口愈合的实验研究[J]. 中华骨科杂志, 2001, 21(5): 301-304.

第七章
颌骨修复的回顾与展望

由于颌面部缺损带给患者的严重的生理和心理损害，人们从很早就开始探索进行颌面缺损的修复。

7.1 颌骨修复的回顾

人类最早是从何时开始颌面缺损的修复，现已无法考证，目前有史料记录的面部修复体出现在公元前 2613—前 2494 年间的第四古埃及王朝的贵族墓葬中，当时人们采用兽皮、陶土等制作鼻、眶、耳修复体。在英国大不列颠博物馆中，至今还保存着公元前 21 世纪带有金属眶修复体的木乃伊。在我国，从发掘出的春秋战国时期（公元前 200 年）的墓葬中，也发现了带有面部修复体的颅骨。1500 年，法国军医 AnbroisePar'e 在世界上首次记录并报道了"颌面修复"。当时频发的战争使颌面缺损患者显著增加，同时也促进了颌面修复学的发展。一系列的颌面修复方法被相继发明，1832—1833 年在伦敦出版的医学公报，正式将颌面缺损修复列入医学治疗的范畴，从此颌面缺损修复即作为一项医疗技术和一个医学研究领域，得到了较快的发展。1940 年，聚甲基丙烯酸酯（polymethacrylate）塑料的问世，为颌面缺损修复提供了一种新的修复材料和技术，是颌面修复学发展的一个里程碑。聚甲基丙烯酸酯兼具有较好的生物相容性和理化性能，特别是有良好的塑形性，加工技术简便，并有较好的着色性。它一出现很快就得到了广泛的应用，使颌面修复后的外观得到明显改善。此时期的修复体固位主要依靠一些机械式固定装置，如眼镜架、卡环、弹簧卡等。缺损修复的范围也从眼、耳等装饰性修复发展到颌骨缺损修复，出现了中空式上颌修复体，并逐步向功能性修复方向发展，出现了最早的颌面缺损分类法[1]。

20 世纪 60 年代起，聚氨酯弹性体（polyurethane elastomer）和硅橡胶（silicone elastomer）相继被引入颌面缺损修复领域，它们具有较好的生物相容性、柔软的质感、一定的强度以及良好的塑形性，使得利用它们实现颜面部缺损的仿真修复成为可能，因而受到了修复学医师的高度关注和欢迎，被迅速用作颜面部软组织的修复材料，进而完全替代了丙烯酸树脂，成为颜面缺损修复的主导材料。特别是硅橡胶，其具有更好的生物相容性和其他理化性能，这些年来，材料学家一直在对它进行改性，使其性能不断提高和完善，以充分满足颜面部缺损修复的需要。由美国研制的 Factor-II 等硅橡胶修复材料在多个理化指标上已与人体颜面部的皮肤相接近，通过修复学医师、技师的精心制作，已可以做出足以乱真的颜面修复体[2]。20 世纪 60 年代末期，修复学医师已开始将现代生物力学、材料力学的研究手段引入颌骨缺损的修复中，采用二维光弹法、电测法、机械加载法等研究上颌修复体的设计模式及应力分布，并提出了一些上颌缺损修复的改良设计，使得颌面缺损修复具有更强的科学性。

进入 20 世纪 70 年代后，颌面缺损的修复技术得到了较快的发展，除了材料学的进展以及先进的生物力学分析技术在修复体设计及应力分析中的应用外，修复体的固位技术也得到了迅速发展。Chalian 等[3] 将磁性附着体用于无牙颌患者的上颌骨缺损修复，制作了阻塞器与磁性固位式义齿的分段修复体，进而又将此技术用于鼻缺损等修复，显著改善了修复体的固位。1977年，瑞典学者 Brånemark 等[4] 研制出专门用于颌面部骨植入的钛合金骨融合式螺旋种植体，并首先用于耳缺损的修复，获得了成功，从此开创了颌面修复体固位的一条新途径——种植体固位，其可植入任何有足量骨组织的部位，并与骨组织形成牢固的骨性结合作为修复体固位和支持的基础，为修复体提供可靠的固位和支持，同时又可使颌面修复体具有取戴方便、利于组织及种植体清洁的优点。特别是种植体与磁性固位技术的结合，进一步拓宽了种植体与磁性附着体的应用范围，使得许多以前难以解决的修复体固位问题得以解决，并使颌骨缺损的功能重建成为可能。此技术已被广泛用于耳、眶、鼻及颌骨缺损的修复。赵铱民等[5] 在国际上首先报道了应用种植体环形支架和磁性固位技术修复双侧全上颌骨缺失，并实现了咀嚼功能重建，为解决全上颌骨缺失修复及功能重建这一重大难题开辟了新途径，并获得了良好的效果。Cheung 等[6]采用钛网植骨与种植体植入相结合的方法修复一侧上颌骨缺损获得成功。一些学者将种植体用于部分上颌骨缺失后的修复，有效地恢复了咀嚼功能。可以认为种植体技术是颌面缺损修复发展史上最有意义的进展之一。

近年，颌面缺损修复中的另一项重要进展是骨牵张成骨术的出现。应用此技术，可引导缺损区周围的余留骨组织向缺损区生长，通过调节骨传导的方向，使生成的骨组织达到所需的形状，进而修复骨缺损，这一技术的应用将显著提高颌骨缺损的修复水平，实现颌骨缺损后的咀嚼功能重建。进入20世纪80年代，随着计算机技术的发展，一些学者将计算机辅助设计与制造技术（CAD/CAM）引入了颌面缺损的修复领域。Maeda 等[7]采用激光面形扫描的方法制作面部及缺损区的"光学印模"将其数据化，在计算机上复制缺损区模型，并在其上设计修复体，再将其数据输入由计算机控制的机器人，由机器人准确地制备出修复体雏形。吕培军等也在此领域进行了较为深入的探索。计算机辅助设计与制造技术（CAD/CAM）简洁、准确，可显著提高工作效率和修复质量，将成为颌面修复技术的发展方向，但目前尚处于探索阶段，离临床应用还有一定的距离。

我国的颌面缺损修复始于20世纪50年代初，由于抗美援朝战争遗留了大量颌面战伤伤员等待救治与修复，以我国军队口腔修复学医师为主体，开创了我国的颌面缺损修复事业。其中周继林教授、高元教授、樊森教授等一批老一辈口腔医学家都在此领域中做出了卓越的贡献，成为我国颌面修复学的奠基人。50多年来，在他们的带领下，我国的口腔修复学医师在此领域里进行了艰辛的工作，使我国的颌面修复学从无到有，有了较快的发展，在颌骨缺损的种植修复、功能重建、仿真修复材料研制以及实现颜面缺损的仿真修复等方面，达到了国际先进水平，但是，必须清醒地认识到，无论在从事颌面缺损修复的医师人数方面，还是在颌面缺损修复技术方面，我国与发达国家都还有较大的差距，特别是我们面对着世界上最大的一个患者群体，因此，迫切需要更多的口腔修复学医师来学习、掌握颌面缺损修复技术，提高我国的颌面缺损修复水平，更好地为颌面缺损患者服务，提高他们的生存质量，这也是每位医者的根本目的。

7.2 颌骨修复的展望

随着磁性固位技术及种植体技术的发展、修复理论及力学分析系统的建立、多种仿真修复材料的研制成功以及计算机颌面修复体辅助设计及制造系统的问世，今天的颌面修复学已有了长足的发展，由简单的缺损修复向缺损区的功能重建和包括形态、色彩、质感、功能等整体仿真修复的方向迈进了一大步，已能够部分实现仿真性修复，显著地改善患者的面容，并恢复患者丧失的咀嚼、语言、吞咽等功能，提高患者的生存质量。但是在实现真正意义上的仿真修复、功能重建方面，无论是口腔修复学医师还是材料工作者，都还有漫长的路要走，特别是功能重建方面，我们还需做出巨大的努力。

　　大范围颌骨缺损是临床上亟待解决的难题。生物材料、干细胞及骨组织工程技术的发展，为颌骨再生提供了新的思路和希望。用于大块颌骨再生的支架除需满足骨修复材料的基本要求外，还需要具有调控干细胞参与骨再生的能力。支架材料的成分优化、孔隙结构设计、结合凝胶及微球体使用等方法能增加干细胞的体内投递量；通过药物缓控释、微纳米结构和离子成分改性，可以促进干细胞的成骨分化；三维打印技术和管道设计等方法在大支架制备中的应用有助于解决个性化精确修复及血管化的问题。只有通过各方面的协同优化，才有望获得适用大块颌骨再生的生物支架材料。

　　当代生物技术的发展，为颌面缺损的修复带来了更加光明的前景。科学家们采用基因工程、组织工程技术，已成功地在实验室里复制出了人类的耳廓、鼻、牙齿等器官，未来也有可能复制出颌骨、眼球、眼眶以及颜面部软组织，这就为应用移植方法来修复颌面部缺损，实现真正的生物性修复和功能重建打下了基础。这将是未来颌面缺损修复的主要发展方向，这个时代正在向我们走来。

参考文献

[1]　赵铱民. 颌面赝复学[M]. 西安：世界图书出版西安公司，2004.

[2]　邱蔚六. 口腔颌面外科理论与实践[M]. 上海：人民卫生出版社，1996.

[3]　CHALIAN V A, DRANE J B, STANDISH S M. Maxillofacial prosthetics：Multidisciplinary practice[M]. Baltimore：The Williams & Wilkins，1972：133-148.

[4]　BRÅNEMARK P I, HANSSON B O, ADELL R, et al. Osseointegrated implants in the treatment of the edentulous jaw. Experience from a 10-year period[J]. Scandinavian Journal of Plastic and Reconstructive Surgery. Supplementum，1977，16：1-132.

[5]　赵铱民，刘宝林，余绍明，等. 应用种植体和磁性固位体修复全上颌骨缺失[J]. 中华口腔医学杂志，1994，29(6)：381.

[6] CHEUNG L K, SAMMAN N, PANG M, et al. Titanium miniplate fixation for osteotomies in facial fibrous dysplasia—a histologic study of the screw/bone interface[J]. International Journal of Oral and Maxillofacial Surgery, 1995, 24(6): 401-405.

[7] MAEDA Y, MINOURA M, TSUTSUMI S, et al. A CAD/CAM system for removable denture. Part Ⅰ: Fabrication of complete dentures [J]. International Journal of Prosthodontics, 1994, 7(1): 17-21.

生物材料丛书

矿化胶原骨修复材料（英文版）
王秀梅，仇志烨，崔菡　主编

生物材料学
李晓明，郑丽沙　著

转化医学与生物材料（英文版）
杨磊，Sarit B. Bhaduri，Thomas J. Webster　主编

生物活性骨再生材料（英文版）
常江，张兴栋，戴尅戎　主编

颌骨修复技术与材料
刘凤珍，张彬　编著

即将出版

矿化胶原骨修复材料
仇志烨，王秀梅，崔云　主编